Kohlhammer

Die Herausgeber

PD Dr. med. Dr. h.c. Dipl.-Psych. Dipl.-Soz. Gerhard Dammann ist Ärztlicher Direktor und Spitaldirektor der Psychiatrischen Dienste Thurgau (Akademisches Lehrkrankenhaus) und der Psychiatrischen Klinik Münsterlingen, Schweiz. Er ist Facharzt für Psychiatrie und Psychotherapie sowie Facharzt für Psychosomatische Medizin und Psychoanalytiker (DPV, SGPsa/IPV) und hat Lehraufträge an den Universitäten Salzburg, Zürich, St. Gallen und Czernowitz.

Prof. Dr. med. Dr. h.c. mult. Otto F. Kernberg ist Direktor des Personality Disorders Institute des New York Presbyterian Hospital, USA, und Professor für Psychiatrie an der Cornell Universität und Lehranalytiker am Center for Psychoanalytic Training and Research der Columbia Universität. Er war Präsident der Internationalen Psychoanalytischen Vereinigung.

Gerhard Dammann
Otto F. Kernberg (Hrsg.)

Schizoidie und schizoide Persönlichkeitsstörung

Psychodynamik – Diagnostik – Psychotherapie

Verlag W. Kohlhammer

Dieses Werk einschließlich aller seiner Teile ist urheberrechtlich geschützt. Jede Verwendung außerhalb der engen Grenzen des Urheberrechts ist ohne Zustimmung des Verlags unzulässig und strafbar. Das gilt insbesondere für Vervielfältigungen, Übersetzungen, Mikroverfilmungen und für die Einspeicherung und Verarbeitung in elektronischen Systemen.

Pharmakologische Daten, d. h. u. a. Angaben von Medikamenten, ihren Dosierungen und Applikationen, verändern sich fortlaufend durch klinische Erfahrung, pharmakologische Forschung und Änderung von Produktionsverfahren. Verlag und Autoren haben große Sorgfalt darauf gelegt, dass alle in diesem Buch gemachten Angaben dem derzeitigen Wissensstand entsprechen. Da jedoch die Medizin als Wissenschaft ständig im Fluss ist, da menschliche Irrtümer und Druckfehler nie völlig auszuschließen sind, können Verlag und Autoren hierfür jedoch keine Gewähr und Haftung übernehmen. Jeder Benutzer ist daher dringend angehalten, die gemachten Angaben, insbesondere in Hinsicht auf Arzneimittelnamen, enthaltene Wirkstoffe, spezifische Anwendungsbereiche und Dosierungen anhand des Medikamentenbeipackzettels und der entsprechenden Fachinformationen zu überprüfen und in eigener Verantwortung im Bereich der Patientenversorgung zu handeln. Aufgrund der Auswahl häufig angewendeter Arzneimittel besteht kein Anspruch auf Vollständigkeit.

Die Wiedergabe von Warenbezeichnungen, Handelsnamen und sonstigen Kennzeichen in diesem Buch berechtigt nicht zu der Annahme, dass diese von jedermann frei benutzt werden dürfen. Vielmehr kann es sich auch dann um eingetragene Warenzeichen oder sonstige geschützte Kennzeichen handeln, wenn sie nicht eigens als solche gekennzeichnet sind.

Dieses Werk enthält Hinweise/Links zu externen Websites Dritter, auf deren Inhalt der Verlag keinen Einfluss hat und die der Haftung der jeweiligen Seitenanbieter oder -betreiber unterliegen. Zum Zeitpunkt der Verlinkung wurden die externen Websites auf mögliche Rechtsverstöße überprüft und dabei keine Rechtsverletzung festgestellt. Ohne konkrete Hinweise auf eine solche Rechtsverletzung ist eine permanente inhaltliche Kontrolle der verlinkten Seiten nicht zumutbar. Sollten jedoch Rechtsverletzungen bekannt werden, werden die betroffenen externen Links soweit möglich unverzüglich entfernt.

1. Auflage 2019

Alle Rechte vorbehalten
© W. Kohlhammer GmbH, Stuttgart
Gesamtherstellung: W. Kohlhammer GmbH, Heßbrühlstr. 69, 70565 Stuttgart
produktsicherheit@kohlhammer.de

Print:
ISBN 978-3-17-033467-0

E-Book-Formate:
pdf: ISBN 978-3-17-033468-7
epub: ISBN 978-3-17-033469-4
mobi: ISBN 978-3-17-033470-0

Die Reihe
»Psychotherapie in Psychiatrie und Psychosomatik«

Der psychotherapeutische Ansatz gewinnt gegenwärtig in der Psychiatrie und Psychosomatik neben dem dominierenden neurobiologischen und psychopharmakologischen Modell (»Biologische Psychiatrie«) wieder zunehmend an Bedeutung. Trotz dieser Renaissance gibt es noch vergleichsweise wenig aktuelle Literatur, die psychiatrische und psychosomatische Störungsbilder unter vorwiegend psychotherapeutischem Fokus beleuchtet.

Die Bände dieser neuen Reihe sollen dabei aktuelle Entwicklungen dokumentieren:

- die starke Beachtung der Evidenzbasierung in der Psychotherapie
- die Entwicklung integrativer Therapieansätze, die Aspekte von kognitiv-behavioralen und von psychodynamischen Verfahren umfassen
- neue theoretische Paradigmata (etwa die Epigenetik oder die Bindungstheorie und die Theorie komplexer Systeme in der Psychotherapie)
- aktuelle Möglichkeiten, mit biologischen Verfahren psychotherapeutische Veränderungen messbar zu machen
- die Entwicklung einer stärker individuellen, subgruppen- und altersorientierten Perspektive (»personalisierte Psychiatrie«)
- neu entstehende Brücken zwischen den bisher stärker getrennten Fachdisziplinen »Psychiatrie und Psychotherapie« sowie »Psychosomatische Medizin« und »Klinische Psychologie«
- eine Wiederentdeckung wichtiger psychoanalytischer Perspektiven (Beziehung, Übertragung, Beachtung der konflikthaften Biografie etc.) auch in anderen Psychotherapie-Schulen.

Die Bücher sind eng verbunden mit einer Tagungsreihe, die wir in Münsterlingen am Bodensee durchführen. Die 1839 gegründete Psychiatrische Klinik Münsterlingen, die heute akademisches Lehrkrankenhaus ist, hat, in der schweizerischen psychiatrischen Tradition stehend, eine starke psychotherapeutische Ausrichtung und in den letzten Jahren auch eine störungsspezifische Akzentuierung erfahren. Hier entwickelten und entdeckten der Psychoanalytiker Hermann Rorschach um 1913 den Formdeutversuch und der phänomenologische Psychiater Roland Kuhn im Jahr 1956 das erste Antidepressivum Imipramin.

Die Bände der Reihe »Psychotherapie in Psychiatrie und Psychosomatik« sollen jedoch mehr als reine Tagungsbände sein. Aktuelle Felder aus dem Gebiet der gesamten Psychiatrie und Psychosomatik sollen praxisnah dargestellt werden. Es wird keine theoretische Vollständigkeit wie bei Lehrbüchern angestrebt, der Schwerpunkt liegt weniger auf Ätiologie oder Diagnostik als klar auf den psychotherapeutischen Zugängen in schulenübergreifender und störungsspezifischer Sicht.

Gerhard Dammann, Bernhard Grimmer und Isa Sammet

Inhalt

Die Reihe »Psychotherapie in Psychiatrie und Psychosomatik« 5

Vorwort der Herausgeber 11

Teil I Konzeptuelle, psychiatriegeschichtliche und differential-diagnostische Aspekte

1 Das Schizoidie-Konzept im Lauf der Psychiatriegeschichte 15
   Hans-Peter Kapfhammer
   1.1 Einleitung 15
   1.2 Schizoidie und Autismus 17
   1.3 Schizoidie und Schizothymie 19
   1.4 Schizoidie und Desintegration der Persönlichkeit 20
   1.5 Schizoidie und Grundstruktur des Erlebens 22
   1.6 Schizoidie und Schizotypie 24
   1.7 Schizoidie und ihre operationalisierte Umsetzung in
        DSM-III und Folgeversionen 26
   1.8 Epidemiologische Befunde zur Schizoidie nach DSM 30
   1.9 Genetische Befunde zur Schizoidie nach DSM 31
   1.10 Umweltbezogene biologische und psychosoziale Befunde
        zur Schizoidie nach DSM 34
   1.11 Neurobiologische und neuropsychologische Befunde
        zur Schizoidie nach DSM 37
   1.12 Schlussbemerkungen 38

2 Die schizoide Persönlichkeitsstörung – eine psychodynamische
   Perspektive 45
   Gerhard Dammann
   2.1 Existentielle Einsamkeit 46
   2.2 Das »Schizoide« in der Schizophrenie 47
   2.3 Bedeutungswandel 48
   2.4 Ernst Kretschmers Konstitutionspsychologie 49
   2.5 Schizoidie und Schizophrenie – heute 50
   2.6 Phänomenologie und interpersoneller Stil 51
   2.7 Probleme der deskriptiven Diagnose 53
   2.8 »Sonderlinge« 55
   2.9 Prävalenz und empirische Forschungslage 56

2.10	Spezifische Diagnostik	58
2.11	Differentialdiagnosen	59
2.12	Schizoide Kinder	64
2.13	Fairbairn und die Objektpsychologie	65
2.14	Psychodynamische Aspekte der Schizoidie	67
2.15	Mutterbeziehung	75
2.16	Geschlechtsunterschiede und weibliche Schizoidie	76
2.17	Partnerschaft, Liebe und Sexualität	77
2.18	Körpererleben	79
2.19	Schizoidie bei Delinquenten	79
2.20	Berühmte Persönlichkeiten mit schizoiden Zügen	80
2.21	Therapeutische Aspekte	82
2.22	Zusammenfassung	84

3 Neue Autismus-Theorien – Bedarf es noch des Schizoidie-Konzepts? 95
Helene Haker Rössler

3.1	Einleitung	95
3.2	Was verstehen wir heute unter Autismus	95
3.3	Das Autismus-Spektrum in der Erwachsenenpsychiatrie	102
3.4	Eine integrative Sicht auf Schizoidie und Autismus	106

4 Emotionen und Schizoidie 114
Cord Benecke, Miriam Henkel und Steffen Müller

4.1	DSM-5/ICD-10 versus Psychodynamik	114
4.2	Einige empirische Daten	115
4.3	Ein Fallbeispiel	120
4.4	Fazit	123

5 Die distanzierte Bindungsrepräsentation und schizoide Erlebniswelten 125
Anna Buchheim

5.1	Einleitung	125
5.2	Forschungsbefunde	126
5.3	Klinische Implikationen	130
5.4	Einzelfallstudie	131
5.5	Fazit	135

Teil II Psychodynamik schizoider Phänomene

6   Henri Reys Überlegungen zu schizoiden Zuständen und das agora-klaustrophobe Dilemma des Borderline-Patienten 141
Heinz Weiß
6.1   Einleitung 141
6.2   Reys Beschreibung des agora-klaustrophoben Dilemmas 141
6.3   Die Entfaltung des inneren Raumes und die Entstehung der agora-klaustrophoben Situation 144
6.4   Die Konkretheit der Erfahrungen des schizoiden Patienten .. 146
6.5   Klinisches Beispiel 147
6.6   Zusammenfassung 153

7   Die Vermessung der Welt: Die inneren Objekte schizoider Menschen und das Ringen um eine gemeinsame Perspektive 155
Corinna Wernz
7.1   Krankengeschichte Herr F. 165
7.2   Spezifische Schwierigkeiten in der Therapie schizoider Patienten 166
7.3   Behandlungsprinzipien bei Patienten mit schweren schizoiden Zügen auf Borderline-Strukturniveau 168
7.4   Fazit 169

8   Die paranoid-schizoide und die depressive Position: Wechselnde Funktionsniveaus im Verlauf einer Psychotherapie 170
Bernhard Grimmer
8.1   Die paranoid-schizoide Position 171
8.2   Die depressive Position 173
8.3   Die Entstehung der paranoid-schizoiden Position: Der Schatten des Objekts oder unbewusste Phantasien? 174
8.4   Unterschiedliche Strukturniveaus oder wechselnde Positionen? 177
8.5   Falldarstellung 179
8.6   Schluss 185

9   Die Psychodynamik und Behandlung der schizoiden Persönlichkeitsstörung 187
Otto F. Kernberg
9.1   Der Fall Jennifer 189
9.2   Der Fall Sarah 192
9.3   Der Fall Robert 194
9.4   Psychodynamische Überlegungen und Behandlung 196
9.5   Weitere Anmerkungen zur Behandlung 199

Teil III Spezialfragen der Schizoidie

10 Schizoidie bei schwerer Delinquenz 205
Fritz Lackinger
- 10.1 Persönlichkeitspathologie und Delinquenz 205
- 10.2 Schizoide Faktoren 207
- 10.3 Der schizoide Faktor und die Delinquenz 208
- 10.4 Fall Georg R. 209
- 10.5 Fall Theodore Kaczynski 211
- 10.6 Fall Joel Rifkin 212
- 10.7 Fall Sebastian S. 214
- 10.8 Schizoide Gewaltdynamik 215
- 10.9 Fall Lenny 218

11 Schizoidie und Verbindungslinien zur Alexithymie und zur pensée opératoire 220
Harald Gündel
- 11.1 Einleitung 220
- 11.2 Der Begriff der Schizoidie 220
- 11.3 Der Begriff der Alexithymie 222
- 11.4 Unterschiede und Gemeinsamkeiten zwischen Schizoidie und Alexithymie 227

12 »Ich bin bange einen Körper zu haben, ich bin bange eine Seele zu haben« – Zur schizoid-weiblichen Weltverweigerung 231
Benigna Gerisch
- 12.1 Geschlecht, Gender und Schizoidie 231
- 12.2 Psychodynamische Aspekte zur geschlechtsspezifischen Ausgestaltung der Schizoidie 233
- 12.3 Falldarstellungen 237
- 12.4 Weibliche Selbstverweigerung in der Belletristik 241

Verzeichnis der Autorinnen und Autoren 247

Stichwortverzeichnis 249

Vorwort der Herausgeber

Unter den relevantesten Störungen der Persönlichkeit ist die schizoide Persönlichkeitsstörung die unbekannteste. Dies hat vielleicht mit der Schizoidie selbst zu tun, der etwas Verschlossenes und Verborgenes anhaftet. Schizoide Menschen suchen nur vergleichsweise selten Therapien auf und haben die Vorstellung, dass sich Beziehungen und die damit verbundenen Gefühle und Aufgaben letztlich nicht lohnen. Während in den letzten Jahren sehr viel für eine bessere Behandlung von emotional instabilen Borderline-Störungen und von narzisstischen Persönlichkeitsstörungen erreicht werden konnte, gibt es vergleichsweise wenig Literatur und Forschung zur schizoiden Persönlichkeitsstörung, die in diesem Buch zusammengefasst wird.

Dies hat auch mit der wechselvollen Theoriegeschichte dieses Konzepts in der Psychiatrie und Psychotherapie zu tun.

Das DSM-5 definiert die schizoide Persönlichkeitsstörung als eine Problematik, die durch Distanziertheit in sozialen Beziehungen und eine eingeschränkte Bandbreite des Gefühlsausdrucks im zwischenmenschlichen Bereich gekennzeichnet ist. Schnittstellen zur Schizoidie finden sich sowohl historisch zur Schizophrenie, zu den so genannten (exzentrischen) Cluster-A-Persönlichkeitsstörungen, zu den Autismus-Spektrum-Störungen, zur so genannten Psychopathie, aber auch zu dem psychoanalytischen Konzept der paranoid-schizoiden Position (Melanie Klein) oder dem des agora-klaustrophoben Dilemmas (Henry Rey) und der autistischen Barrieren (Frances Tustin), zum »vermeidenden Bindungsstil« in der Entwicklungspsychopathologie, zu den psychosomatischen Konzepten der Alexithymie und der sogenannten Pensée opératoire.

Es soll versucht werden, der inneren Objektwelt dieser Patienten nachzuspüren, die sowohl von intensiver Beschäftigung mit dem anderen wie auch gleichzeitigem Rückzug und von Verneinung geprägt ist. Dabei werden die spezifischen Affektdynamiken dieser Patienten wie auch mögliche entwicklungsbedingte Geschlechtsunterschiede diskutiert werden. Diesen Schnittstellen und den damit verbundenen Differentialdiagnosen wird in dem Buch nachgegangen.

»Jeder Mensch erfindet sich früher oder später eine Geschichte, die er für sein Leben hält ...« heißt es bei Max Frisch.[1] Wie kommt es zu dieser »Geschichte« vom »einsamen Wolf«? Wie kommt es zur übermäßigen Inanspruchnahme durch Phantasien und Introvertiertheit bei gleichzeitiger Bevorzugung des Alleinseins? Was ist der Unterschied zum Narzissmus? Warum findet sich nicht selten bei diesen Menschen eine höhere Kreativität und Unabhängigkeit?

---

1 Frisch, Max (1975) Mein Name sei Gantenbein. Roman. Frankfurt a. M.: Suhrkamp.

Das hier vorliegende Buch folgt einer psychodynamischen Perspektive, ist jedoch auch für Kliniker anderer Theorieausrichtungen gut lesbar. Von entscheidender Bedeutung erscheint es den Autorinnen und Autoren der Beiträge, einen tieferen Zugang zu bekommen zur inneren Objektwelt dieser Menschen und deren positiven Besetzung der »freundlichen Weiten« (Balint) und ein Verständnis für ihr interpersonelles Funktionieren in Beziehungen, im Liebesleben und in der Sexualität zu erlangen. Auch für diese Persönlichkeitsstörung gilt, dass sie auf sehr unterschiedlichen Funktionsniveaus organisiert sein kann, d. h. von hochfunktionalen und erfolgreichen Menschen mit schizoider Abwehr bis zu schwer eingeschränkten und randständig isolierten Personen reichen kann. Von größter Wichtigkeit ist es dabei, die Besonderheiten der Therapie dieser Patienten und die notwendigen Modifikationen in der Behandlungstechnik fallbezogen darzulegen.

Wir erhoffen mit dieser Veröffentlichung im Rahmen der Buchreihe »Psychotherapie in Psychiatrie und Psychosomatik« einer der interessantesten und unbekanntesten psychischen Störungen die notwendige Aufmerksamkeit zuteil werden zu lassen, damit Therapeutinnen und Therapeuten vermehrt und mit besonderem Interesse an die spezifische *condition humaine* von schizoiden Menschen denken.

Münsterlingen und New York, im November 2018
Gerhard Dammann und Otto F. Kernberg

Teil I Konzeptuelle, psychiatriegeschichtliche und differentialdiagnostische Aspekte

1 Das Schizoidie-Konzept im Lauf der Psychiatriegeschichte

Hans-Peter Kapfhammer

1.1 Einleitung

>»*Es läßt sich aus dem Charakter der Geistesabnormität auf die natürliche Anlage eines Individuums; sowie umgekehrt aus seiner Anlage und Bildungsstufe auf die Geistesabnormität schließen, derer ein bestimmtes Individuum fähig ist.*«
>(Haindorf 1811, S. 425)

Der allgemeine Zusammenhang von Persönlichkeit und psychischer Krankheit begleitet die Konzeptgeschichte der neuzeitlichen Psychiatrie seit ihren Anfängen im 19. Jahrhundert (Janzarik 1988). Dieser Zusammenhang wird in einem fortlaufenden Diskurs thematisiert. Es gilt zunächst die Annahme, dass ein Individuum die bestimmenden Merkmale seiner Persönlichkeit subjektiv in aller Regel als synton erlebt, auch wenn diese in einer objektivierenden Außensicht als auffällig beurteilt werden. Psychische Symptome hingegen erlebt es als dyston und leidet unter ihnen. Eine frühe wissenschaftliche Frage nach dem inneren Zusammenhang zielt darauf, ob und inwieweit bestimmte Merkmale der Persönlichkeit in ihrer quantitativen Ausprägung oder in ihrem qualitativen Gesamtgefüge zu definierten psychischen Symptombildungen prädisponieren können. Unter dem klinischen Eindruck der großen psychotischen Erkrankungen, wie sie in der Gegenüberstellung von »Dementia praecox« einerseits, von »manisch-depressivem Irresein« andererseits durch Emil Kraepelin erstmals klassifikatorisch erscheinen, stellt sich diese Frage spezifischer. Gehen bestimmte Persönlichkeitsstörungen oder Störungen der Entwicklung der Persönlichkeit mit einer erhöhten Wahrscheinlichkeit in diese psychotischen Erkrankungen über? Und was macht diese Disposition oder Vulnerabilität der prämorbiden Persönlichkeit aus, und wie gestaltet sich der Übergang zur jeweiligen psychotischen Erkrankung? Oder aber führt die psychotische Störung selbst zu einer grundlegenden Veränderung der Persönlichkeit, handelt es sich also bei der dann imponierenden Störung der Persönlichkeit um ein sekundäres Phänomen?

Den individuellen Spielarten der Persönlichkeit wird bereits in den frühen Systematiken psychischer Krankheiten aber auch ein eigenständiger Stellenwert eingeräumt. Es wird hier nach den Bedingungen gefragt, unter denen auffällig von einer sozialen Norm abweichende Persönlichkeiten die Qualifizierung des Krankheitswertigen erhalten sollen (Kahn 1928). Kurt Schneider (1950) vollzieht in seiner Klinischen Psychopathologie hierbei zwei aufeinandergesetzte Schritte, um jene Grenze zum Krankheitswertigen klarer aufzuzeigen. In einer Orientierung an einer nicht näher bestimmbaren »*Abweichung von einer uns vorschwebenden Durchschnittsbreite von Persönlichkeiten«* beschreibt er zunächst sogenannte *»abnorme Persönlichkeiten«*. Aus dieser Gruppe kennzeichnet er dann jene näher als *»psychopathische Persönlichkeiten«*, die unter ihrer Abnormität leiden, oder aber unter deren Abnormität die soziale Umwelt leidet. Die Kriterien für die Beschreibung des *»Psychopathischen«* sind bei ihm streng psychopathologisch deskriptiv. Er entwirft so eine Reihe von prototypischen Persönlichkeitsstörungen, die im Weiteren auch Modell stehen für die Liste der Persönlichkeitsstörungen in den späteren Klassifikationssystemen ICD und DSM. Innerhalb der ICD nehmen die Persönlichkeitsstörungen bis in die aktuell noch gültige Version ICD-10 und der zukünftigen ICD-11, die 2019 durch die Weltgesundheitsversammlung (World Health Assembly, WHA) verabschiedet werden soll, einen eigenständigen Platz unter den anderen, empirisch gestützten psychischen Störungen ein. Mit dem DSM-III werden Persönlichkeitsstörungen aus den psychischen Krankheitsgruppen, die in einer Achse I aufgeführt werden, herausgenommen und separat in einer eigenen Achse II erfasst. Die Persönlichkeitsstörungen in beiden psychiatrischen Klassifikationssystemen bilden fortan den Ausgang für je eigenständige, theoretisch und methodisch sehr unterschiedliche biopsychosoziale Forschungsansätze (Lenzenweger und Clarkin 2004). Bis zum DSM-IV-TR wird in der klassifikatorischen Ordnung nach drei Clustern von Persönlichkeitsstörungen auch eine implizite Orientierung an den schizophrenen, den affektiven und den ängstlich-gehemmten psychischen Störungen unterlegt. D. h., ein inhärenter Zusammenhang von Persönlichkeit und ihren Störungen einerseits und definierten psychischen Störungen andererseits wird in einer theoretischen Perspektive von Spektrumsstörungen konzeptuell vorgegeben. Eine schematische Übersicht hierzu bietet das Spektrum-Modell der Persönlichkeitsstörungen nach Gunderson und Philipps (1995) (▶ Abb. 1.1). Diese konzeptuelle Clusterbildung ist im DSM-5 aufgegeben (Herpertz und Bronisch 2016).

Die Gliederung nach definierten Clustern von Persönlichkeitsstörungen wird hier aber beibehalten. Ein spezieller Fokus auf das Cluster A, das die schizotypische[2], die schizoide und die paranoide Persönlichkeitsstörung versammelt, soll als Ausgang dienen, um in diesem Kapitel das *»Schizoidie-Konzept«* der Psychiatrie seit ihren Anfängen in einer Rückschau nachzuzeichnen. Hierbei erscheint grundlegend, dass aufeinanderfolgende Positionen nicht nur Etappen einer historischen Abfolge bilden, sondern durch die jeweils gewählten theoretischen und methodischen Zugangsweisen verschiedene Konzeptbildungen resultieren, die sich entweder vielfältig durchdringen und überlagern oder aber zu neuen konzeptuellen Auftrennungen führen (Parnas et al. 2005).

---

2 Im Unterschied zu DSM-IV und DSM-5 kennt das ICD-10 keine schizotypische Persönlichkeitsstörung, sondern führt eine schizotypische Störung im F2-Kapitel Schizophrenie, schizotypische und wahnhafte Störungen auf.

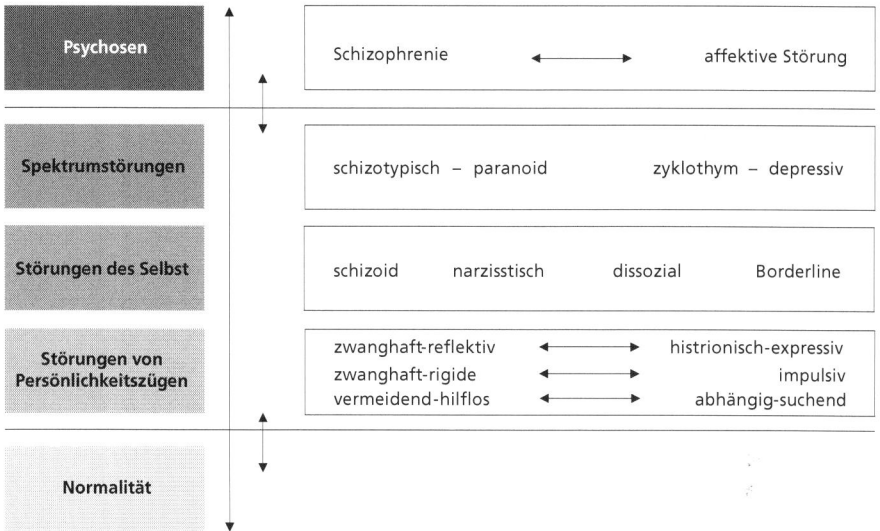

Abb. 1.1: Spektrum-Modell der Persönlichkeitsstörungen (Gunderson und Phillips 1995; modifiziert nach Herpertz und Bronisch 2017, S. 2369)

1.2 Schizoidie und Autismus

Der Begriff »*schizoid*« dürfte erstmals von Eugen Bleuler (1908) verwendet worden sein. Bleuler bezeichnete hiermit zunächst eine allgemeinpsychologische Tendenz, die jedem Menschen natürlich innewohne, nämlich seine Aufmerksamkeit weg von der Außenwelt verstärkt auf seine Innenwelt zu richten. Eine potentiell krankhafte Ausprägung in Form einer dauerhaften Ausrichtung der Aufmerksamkeit nach innen erblickte er in der »*schizoiden Persönlichkeit*«. Er hob bei ihr eine Merkmalskombination von ruhig, misstrauisch, dumpf und gleichzeitig sensitiv hervor und betonte als psychologische Grundlage einen Mangel an integrierter Affektivität, eine Koexistenz von widersprüchlichen emotionalen Bestrebungen. Bleuler deckte eine empirische Häufung dieser schizoiden Persönlichkeiten im familiären Umfeld von an Schizophrenie erkrankten Personen auf. Noch näher an den Grenz- oder Übergangsbereich von psychopathischer Persönlichkeit und schizophrener Erkrankung führte seine Bezeichnung »*latente Schizophrenie*« heran, die bei näherer klinischer Betrachtung alle wesentlichen Merkmale der Schizophrenie quasi in Miniaturausprägung zu erkennen gibt, ohne aber bereits das Stadium der akuten Erkrankung erreicht zu haben (Bleuler 1911). Kahlbaum (1890) hatte bereits früher über sehr ähnliche prämorbide Persönlichkeitsvarianten (Präkatatonie, Heboidophrenie) der nach ihm benannten Katatonie und Hebephrenie berichtet, bei denen der nosologische Zusammenhang zur Dementia praecox bzw. zur Gruppe der Schizophrenien aber noch nicht erkannt war. Seine Beschreibungen hoben vor allem jene Merkmale der Persönlichkeit hervor, die in der Sphäre der intersubjektiven Kontakte als exzentrisch und merkwürdig auffielen. Auch Kraepelin (1903/1904) war sich, ähnlich wie Kahlbaum und Bleuler, eines solchen Grenz- und Übergangsbereichs bewusst. Er verwies dabei auf eine wesentliche symptomatologische Entsprechung mit der »*Schizophrenia simplex*« nach Diem (1903).

Bleulers Konzept der Schizophrenie, als Referenzrahmen seines Verständnisses von Schizoidie, beruhte auf mehrfachen theoretischen Annahmen (Bleuler 1911). Schizophrenie ist in Übereinstimmung mit dem Postulat von Griesinger auch für ihn eine somatische Krankheit des Gehirns, deren biologische Ursachen nach naturwissenschaftlichen Erkenntnisstandards noch weitgehend unbekannt sind. In einer klinischen Manifestation imponieren zunächst sogenannte »*primäre Symptome*«. Sie stehen in ihrer vor allem körperlichen bzw. organisch anmutenden Ausformung (Lockerung der Assoziation, Benommenheitszustände, Disposition zu Halluzinationen, Tremor, Pupillendifferenzen, Ödeme, katatone Anfälle) dem unbekannten somatischen Krankheitsprozess am nächsten. Gleichwohl ist die Spaltung bzw. Desintegration auch bei ihnen bereits erkennbar. Auf diese primären Symptome reagiert die betroffene Persönlichkeit psychologisch mit sogenannten »*sekundären Symptomen*«, wie sie dem Psychiater in der Begegnung mit dem schizophrenen Patienten vertraut sind. Hat sich die schizophrene Erkrankung im weiteren Verlauf etabliert, ist eine psychopathologische Unterscheidung nach wesentlichen »*Grundsymptomen*« (Lockerung der gedanklichen Assoziationen, Affektstörung, Ambivalenz, Autismus) und nicht immer obligatorisch vorliegenden, sogenannten »*akzessorischen Symptomen*« (z. B. Wahnideen, Halluzinationen) möglich. Grundsymptome wie Zusatzsymptome der Schizophrenie sind nach Bleuler vorrangig psychologisch zu konzeptualisieren. Zugrunde liegende psychologische Mechanismen sind u. a. auch einem psychodynamischen Verständnis zugänglich. »*Schizoidie*« als charakteristisches Merkmal der prämorbiden Persönlichkeit eines zur Schizophrenie prädisponierten Menschen hat konzeptuell seine größte Nähe zum Grundsymptom des »*Autismus*« und seiner Kehrseite, der »*Spaltung*« (Bleuler M 1972). Autismus stellt weniger ein singuläres einfaches, sondern vielmehr ein komplexes Grundsymptom dar. Es beschreibt eine basale intersubjektive Distanziertheit eines Individuums im Kontakt mit seiner sozialen Umwelt. Intersubjektive Fertigkeiten sind hierbei nicht einfach reduziert, sondern vielmehr qualitativ verändert. Eine syndromale Beschreibung versammelt vielfältige Aspekte: Grundlegende Schwierigkeiten, mit anderen in Kontakt zu treten; sozialer Rückzug und persönliche Unnahbarkeit, in extremen Fällen sogar Negativismus; affektive Indifferenz, rigide Haltungen, Meinungen und Verhaltensweisen in Reaktion auf übliche Einflüsse der Umwelt; überwertige eigenartige Ideen, idiosynkratrische Logik, merkwürdige Denkweise, Neigung zu wahnhaftem Denken (Parnas et al. 2005, S. 9). Für Bleuler ist mit der Schizoidie als normaler Aufmerksamkeitsverschiebung in die Innenwelt eines jeden Menschen, als morbider habitueller und fixierter Aufmerksamkeitshaltung bei der schizoiden Persönlichkeit, als risikohafter Potentialität zur vollen Psychose in der latenten Schizophrenie und als Autismus, einem komplexen Grundsymptom der klinisch manifesten Schizophrenie, eine kontinuierliche Entwicklungsreihe gegeben. Hierin unterscheidet er sich sowohl von Kraepelin als auch von Kurt Schneider, die beide zwar ebenfalls einen Übergangsbereich von Persönlichkeit und Psychose annehmen, jedoch in dem Hervortreten der schizophrenen Psychose die fremdartige Manifestation eines vorrangig somatischen Krankheitsprozesses und eine hieraus resultierende Diskontinuität im Erleben der betroffenen Person betonen.

Auch wenn Bleuler im Autismus den dominanten Rückzug in die Innenwelt eines Patienten pathognomonisch herausstellte, formulierte er in erster Linie Symptome und Krankheitszeichen, nicht hingegen die subjektive Innensicht des autistischen Menschen. Erst Benedetti, klinisch-psychiatrisch geprägt von der Bleulerschen Schule, wird in einer eigenständigen psychoanalytischen Konzeptualisierung im Autismus das existentielle Dilemma des schizoiden, des zur Schizophrenie prädisponierten oder des an Schizophrenie erkrankten Menschen in seiner unverwechselbaren Sprache beschreiben: »*Der Autismus ist die Rettung der Individualität in eine die Individualität par excellence zerstörende Psychose*« (Benedetti 1983, S. 23). Es ist erst die lange und geduldige psychotherapeutische Arbeit, die dieses existentielle Dilemma in seinen ganzen Ausmaßen für das subjektive Erleben des betroffenen Individuums erschließt, nicht schon die übliche psychiatrische Exploration, die allenfalls zu verkürzten Deskriptionen kommt.

1.3 Schizoidie und Schizothymie

In guter Übereinstimmung mit den Überlegungen von Bleuler unternahm Ernst Kretschmer (1921) einen eigenständigen Forschungsansatz, um die Übergangsreihe von Persönlichkeit und Psychose näher zu erschließen. Er begründete eine Konstitutionstypologie, die Merkmale des Körperbaus mit Temperamentsunterschieden und Charaktereigenheiten empirisch zu verbinden suchte. Leptosomer und pyknischer Körperbau schienen so mit zwei Grundtemperamenten, nämlich der *Schizothymie* und der *Zyklothymie* einerseits und je typischen Stilen des Denkens und Fühlens andererseits einherzugehen. Kretschmer unterschied normale Manifestationen des schizothymen und zyklothymen Temperaments bei gesunden Menschen, übermäßig ausgeprägte, potentiell morbide Varianten bei schizoiden bzw. zykloiden Persönlichkeiten und schließlich deren intrinsische Fortbildungen zur schizophrenen Psychose einerseits, zur manisch-depressiven Psychose andererseits. Unabhängig von der methodenkritischen Beurteilung dieses konstitutionstypologischen Vorgehens (vgl. Boerner 2015, S. 128–141) erzielte Kretschmer in Anlehnung an das schizothyme Temperament eine vertiefende psychopathologische Differenzierung der Schizoidie. Weder eine dominante Hyposensitivität noch eine überwiegende Hypersensitivität sind für die Schizoidie charakteristisch. Vielmehr liegen beide Dimensionen stets zusammen in einem jeweils individuell zu bestimmenden Verhältnis vor. Kretschmer sprach von der »*psychästhetischen Proportion*« zwischen »*hyperästhetisch-empfindsam*« und »*anästhetisch-kühl*«. Gerade diese simultane spannungsgeladene Polarisierung macht das charakteristische Wesen des schizoiden Menschen aus. So können bei der Schizoidie folgende Merkmale in einer Reihe erscheinen: »*Ungesellig, still, zurückhaltend, ernsthaft (humorlos), Sonderling; schüchtern, scheu, feinfühlig, empfindlich, nervös, aufgeregt – Natur- und Bücherfreund; Lenksam, gutmütig, brav, gleichmütig stumpf, dumm*« (Kretschmer 1921, S. 115). Das psychische Tempo der schizoiden Person weist eine unharmonische Temperamentskurve auf, wechselt zwischen sprunghaft und zäh. Ganz analog gestalten sich auch das Denken und das Fühlen. In Ausdruck und Bewegung finden sich oft situationsinadäquate Reaktionsweisen des schizoiden Menschen.

Zwei Aspekte teilte Kretschmer mit Bleuler: Auch er betonte eine kontinuierliche Übergangsreihe von Persönlichkeit und Psychose, wobei letztere als eine quantitative Steigerung der Ausprägungsgrade von natürlichen Merkmalen ersterer erscheint. Und auch er erkannte einen genuinen Zugang des psychologischen Verständnisses psychotischer Erlebnisformen. Dieser psychologische Verständnisansatz erreichte bei Kretschmer eine frühe Meisterschaft. In seiner wegweisenden und subtilen Monographie über den »*sensitiven Beziehungswahn*« (1918) demonstrierte er das multidimensionale Zusammenspiel von Persönlichkeit, Biographie, Lebenssituation und Situationserlebnis in der Pathogenese einer speziellen Wahnentwicklung.

Im Anschluss an Bleuler und Kretschmer wurden aus den idealtypischen bzw. typologischen Beschreibungen der Schizoidie auch erste Operationalisierungen vorgelegt. So forderten z. B. Kasanin und Rosen (1933) für die Diagnose einer schizoiden Persönlichkeit als prämorbider Persönlichkeit der Schizophrenie das gleichzeitige Vorliegen folgender fünf Merkmale: Wenige Freunde, bevorzugte Beschäftigungen alleine, scheu und Mitläufer in Gruppen, verschlossen, extrem sensitiv. Kallmann (1938) differenzierte in seinen genetischen Untersuchungen von Kindern schizophrener Patienten einerseits sogenannte »*exzentrische Boderline-Fälle*«, aus der sich später das Konzept einer »*Borderline-Schizophrenie*« entwickelte, andererseits »*schizoide Psychopathen*«, aus der wiederum das Konzept der »*pseudopsychopathischen Schizophrenie*« entstand. Für letztere Gruppe formulierte er als kennzeichnende Merkmale: Verschlossenheit, sozialer Rückzug, impulsive, oft sinnlos und unlogisch erscheinende Delikte.

1.4   Schizoidie und Desintegration der Persönlichkeit

Eigenständige Fortentwicklungen des Schizoidie-Konzeptes hoben unter Beibehaltung der bereits früher beschriebenen Verhaltens- und Charaktermerkmale verstärkt das Kennzeichen der fehlenden Kohärenz, des Identitätsmangels in der Gesamtorganisation einer schizoiden Persönlichkeit hervor. Eine gewisse

Prominenz erlangte hierbei das Konzept der »*pseudoneurotischen Schizophrenie*« von Hoch und Polatin (1949). Es war bereits bedeutsam von psychoanalytischen Modellvorstellungen der amerikanischen Psychiatrie beeinflusst und mündete selbst über das sehr ähnliche Konzept der »*Borderline-Schizophrenie*« in die breite Konzeptentwicklung des »*Borderline-Spektrums*« während späterer Jahrzehnte ein (Meissner 1988). Die Autoren betonten, dass nicht einzelne Symptome, sondern vielmehr die besondere syndromale Gesamtkonstellation die klinische Diagnose ausmachten. Sie hoben neben einer grundlegenden autistischen Orientierung eine Pan-Angst, wiederkehrende depressive Einbrüche, einen quälenden Dauerzustand der Anhedonie, diskrete formale Denkstörungen, mannigfaltige Äußerungen einer polymorph perversen Sexualität, Depersonalisation, hypochondrische Gedanken und wahnhafte Beziehungsideen hervor. Bei einer vor allem in forensisch-psychiatrischen Kontexten gehäuft anzutreffenden Variante einer sogenannten »*pseudopsychopathischen Schizophrenie*« standen wiederum als bizarr, unlogisch, sinnlos imponierende dissoziale Akte und Delikte im Vordergrund, die aber bei näherer klinischer Analyse auf einen verdeckten, wesentlich autistischen Kern der Persönlichkeit verwiesen (Dunaif und Hoch 1955). Die im Anschluss von Kety et al. (1968) formulierten klinischen Kriterien der »*Borderline- oder latenten Schizophrenie*« sind in der Entwicklung der Konzeptgeschichte in zweifacher Hinsicht herausragend zu erwähnen: Die Kriterien wurden empirisch validiert und dienten als diagnostische Grundlage für die groß angelegten US-amerikanischen und dänischen Studien an biologischen und Adoptivfamilien adoptierter schizophrener Patienten. Als solche waren diese Kriterien modellstiftend für die spätere Konzeptualisierung der schizotypischen Persönlichkeitsstörung im DSM-III (1980) als einer prägnanten schizophrenen Spektrumsstörung.

**Klinische Kriterien der Borderline- oder latenten Schizophrenie
(Kety et al. 1968; modifiziert nach Parnas et al. 2005, S. 12)**

- *Denken*: fremde, merkwürdige Denkweise; Nichtbeachtung von Realität, Logik oder Erfahrung; unpräzise, unklare, vage Sprache
- *Erleben*: kurze Episoden kognitiver Verzerrung, vorübergehende wahnhafte Ideen; Depersonalisationsgefühle, Gefühle der Entfremdung gegenüber einer bisher vertrauten Umwelt; mikropsychotische Zustände
- *Affektivität*: Anhedonie (keine Erfahrungen großer Lust, niemals glücklich); keine emotional tiefere Beziehung mit anderen Personen
- *Beziehungen*: mag selbstsicher erscheinen, jedoch fehlende Tiefe (»Als-ob-Persönlichkeit«); sexuelle Fehlentwicklung (chaotische Fluktuation zwischen hetero- und homosexuellen Kontakten)
- *Psychopathologie*: multiple, rasch wechselnde neurotische Symptombildungen (obsessive Ruminationen, Phobien, Konversionsstörungen, psychosomatische Störungen etc.), schwere, umfassende Angst

Ein vom Hauptpfad der psychiatrischen Konzeptbildung abweichender kinderpsychiatrischer und -neurologischer Beitrag stammt von Asperger (1944). Mit der Einführung einer »*autistischen Psychopathie*« skizzierte er eine von früher Kindheit an auffällige Persönlichkeitsentwicklung. Syndromal sind hierfür kennzeichnend: Abnormes Blickverhalten, repetitive Verhaltensweisen, isolierte autistische Intelligenz mit Spezialinteressen, Einzelgängertum, Asexualität, extreme umweltbezogene Sensitivität bei affektiver Indifferenz und gelegentlicher Grausamkeit gegenüber anderen. Asperger sah in der autistischen Psychopathie keine kindliche Form einer prämorbiden Persönlichkeit der Schizophrenie. Er betonte wohl aber einen Zusammenhang zu einem breiteren »Schizoidie-Konzept«. In der weiteren Entwicklung der psychiatrischen Krankheitslehre wird dieses Asperger-Syndrom als mildere Form der Autismus-Spektrumsstörungen eingeordnet werden (Wing 1981), die mehrere tiefgreifende Entwicklungsstörungen mit eigenständiger, komplexer Ätiopathogenese versammeln, jedoch keine nosologische Nähe zur Schizophrenie aufweisen (Masi et al. 2017).

1.5 Schizoidie und Grundstruktur des Erlebens

Sowohl Bleuler als auch Kretschmer war bewusst, dass manifeste Verhaltensweisen und beobachtbare charakterliche Eigenheiten als klinisch-psychopathologische Merkmale der Schizoidie keineswegs schon ein vollständiges Bild der grundlegenden psychologischen Verfassung betroffener Personen zeichnen (Parnas et al. 2005). Einen je speziellen Zugang zu einer grundlegenden innerpersönlichen Sphäre des schizoiden Menschen eröffnen aber vor allem zwei methodische Ansätze, die phänomenologische und die psychodynamische Analyse. Beide Ansätze machen eine grundlegendere psychologische Organisation der schizoiden Persönlichkeit erkenntlich und erweitern so die bisherigen konzeptuellen Ausführungen.

Minkowski (1927), selbst einige Zeit an der Psychiatrischen Universitätsklinik Zürich am Burghölzli unter Bleuler klinisch tätig, aber in seinem psychiatrischen Denken auch von den Philosophien Henri Bergsons und Max Schelers geprägt, legte eine vereinheitlichende phänomenologische Sichtweise auf die Infrastruktur des Bewusstseins in der Schizoidie vor, auf jene reine existentielle Form des Autismus, die jeglichen klinischen Einzelmanifestationen autistischer Symptome und Zeichen vorausgeht. Er sprach von einem Defizit in einer basalen vor-reflexiven Eingestimmtheit von Person und Umwelt. Dem schizoiden Menschen gelingt es nicht, mit der ihn umgebenden Realität in einen vitalen Kontakt zu treten. Dieser vitale Mangel, mit der Welt in einer intuitiven Resonanz zu leben, speziell auch die Mitmenschen empathisch verstehen zu können, bewirkt eine besondere Sterilität und Leere des subjektiven Bewusstseins. Er definiert eine brüchige Struktur der leiblichen und psychischen Subjektivität, des gelebten subjektiven Raums, der gelebten Zeit sowie des elementaren Umweltbezugs. Dieses basale Defizit kann allenfalls durch eine angestrengte Hyperreflexivität notdürftig in Schach gehalten werden; es verfehlt aber darin stets eine primäre Verbundenheit mit sich selbst und der Welt (D'Agostino 2015). Für Minkowski stellt Bleulers Autismuskonzept eher ein sekundäres Phänomen dar. Autismus bei Bleuler ist wesentlich durch eine defensive Flucht in eine idiosynkratische Phantasiewelt mitbestimmt, die einen primären Mangel kompensatorisch zu überlagern sucht. Diese Perspektive Minkowskis kehrt ganz ähnlich auch in weiteren phänomenologisch-anthropologischen Positionen der deutschsprachigen Psychiatrie wieder, wie in der »*Psychologie der Schizophrenie*« von Berze und Gruhle (1929). Und sie wird insbesondere durch die Abhandlungen Blankenburgs (1969, 1971) zur »*Psychopathologie des common sense*« und zum »*Verlust der natürlichen Selbstverständlichkeit*« beispielhaft weiterentwickelt. Blankenburg weist im Verlust eines »*Allgemeinsinns*«, einer »*natürlichen Selbstverständlichkeit*« eine umfassende Störung des Selbst, des Selbstbewusstseins, der Intersubjektivität und eines intentionalen Standpunkts gegenüber der gelebten Realität aus, die allen schizophrenen Spektrumsstörungen ein gemeinsames Grundmerkmal ist.

Den vielfältigen psychodynamischen Arbeiten zum Schizoidie-Konzept durch Vertreter der diversen psychoanalytischen Schulen ist in diesem Buch ein eigenständiges Kapitel gewidmet (▶ Kap. 2 und ▶ Kap. 9 in diesem Band). Es sollen daher nur einige wenige Aspekte hier aufgenommen werden, insoweit sie mit der psychiatrischen Konzeptentwicklung der Schizoidie verwoben sind. Herausragende klinische Arbeiten zur schizoiden Persönlichkeit legte speziell Fairbairn (1952) vor, ein eigenständiger Denker, erfahrener Psychiater und Vertreter der Britischen Schule der Psychoanalyse um Melanie Klein. Sein Ansatz trägt bedeutsam zur klinischen Phänomenologie und speziell zur intrapsychischen und interpersonellen Psychodynamik schizoider Persönlichkeiten bei. Auf ihn bezieht sich auch Kernberg (1975) in seiner psychoanalytischen Klassifikation der Charakterpathologien, die neben der vorherrschenden klinischen Phänomenologie, der grundlegenden Konfliktdynamik vor allem auch das Niveau der Persönlichkeitsorganisation hervorhebt. Fairbairns Arbeiten üben wiederum explizit und implizit auch einen wichtigen Einfluss auf die diagnostischen Konzeptualisierungen der Persönlichkeitsstörungen ab DSM-III und Folgeversionen aus. Für Fairbairn ist die schizoide Persönlichkeit zu den schwersten Persönlichkeitsstörungen zu zählen. In einer psychogenetischen Entwicklungsperspektive ist das Trauma zentral, dass in frühesten Objektbeziehungen jenes basale Bestreben, unbedingt geliebt zu werden und zu lieben, nicht erfüllt, vielmehr rigide zurückgewiesen worden ist und ein grundlegendes Gefühl von Beschämung, Schwäche und Hilflosigkeit fixiert hat. Diese Grundstörung in der basalen zwischenmenschlichen Beziehung hinterlässt aber eine unkontrollierbare Begierde nach einem primären (mütterlichen) Objekt, die dieses aber in seiner aggressiven Ausrichtung auch zerstören könnte. So entsteht eine schier vernichtende Grundangst als psychodynamische Kehrseite der basalen Gier nach dem Objekt. Alle zwischenmenschlichen Beziehungen erscheinen vor diesem Hintergrund als gefährlich, potentiell zerstörerisch. Als einzige existentielle Reaktionsmöglichkeit bleibt der Rückzug in eine abgeschlossene Innenwelt. Doch auch diese Abwehr führt zu einem bedrohlichen Resultat: Ohne Beziehungen zu Partnern in der Außenwelt droht Realitätsverlust. In Beziehungen mit Partnern aber droht elementarer Selbstverlust, da unbewusste Bilder über gefährliche Objekte wiederum zur Zerstörung eines prekären Selbstgefühls führen können. Fairbairn charakterisiert das schizoide Dilemma mehrfach: Schizoide Personen können potentielle Partner nicht in ihrer vollen Persönlichkeit behandeln und respektieren. Vielmehr reduzieren sie die Beziehungen auf wenige Teilaspekte und halten sie frei von einer tieferen emotionalen Qualität. Da eine grundlegende Wechselseitigkeit in Beziehungen nie sicher erreicht worden ist, überwiegt das Nehmen ein Geben in solchen Beziehungen. Diese weisen so einen stark selbstbezogenen, narzisstischen, nicht selten ausbeuterischen Wesenszug auf. Geben würde hingegen psychodynamisch zu einem Gefühl der Entleerung, des Selbstverlustes führen. Hiermit geht eine weitere Haltung einher, nämlich Realkontakte eher zu vermeiden, Beziehungen stattdessen auf einer inneren Bühne der Phantasie zu gestalten. Allerdings vollzieht sich dieser Erlebnisprozess auf einem wenig differenzierten, »inkorporativen« Niveau. Eine Tendenz, in einer als vollständig erlebten Abhängigkeit von dem Objekt sich mit diesem zu identifizieren, kommt intrapsychisch einer Selbstauslöschung sehr nahe und kann nur durch eine Externalisierung abgewehrt werden. Doch genau hierdurch wird der psychodynamische und interpersonelle Zirkel des schizoiden Dilemmas erneut angetrieben (Akthar 1987; Summer 1994).

1.6 Schizoidie und Schizotypie

Parallel bzw. gegenläufig zu den phänomenologischen und psychodynamischen Analysen betonten die beiden psychoanalytisch geschulten Autoren Sandor Rado und Paul Meehl hingegen eine bedeutsame Grenze, die es letztlich verhindere, sich in den zentralen Kern der schizoiden Person introspektiv einzufühlen und ihn psychodynamisch verstehen zu können. Rado (1953) prägte die Bezeichnung »*schizotyp*« und definierte hiermit eine Organisationsform *(»schizotype Organisation«)* von psychologischen Grundzügen der Persönlichkeit, die sich einer weiteren psychodynamischen Erklärung entziehen. Zwei Aspekte kennzeichnen diese Schizotypie, nicht als Symptome, sondern als zentrale Koordinaten dieser Organisation: Einerseits zeigt sich eine »*integrative Lustdefizienz*« in der grundlegenden Schwäche von Lust als zentraler Motivationskraft im Allgemeinen Erleben und Handeln. Eine »*propriozeptive Diathese*« bedeutet andererseits eine inhärente Neigung zur verzerrten Wahrnehmung des Körperselbst. Beide Komponenten reduzieren die Kohärenz des Handlungsselbst. Abhängig von der Schwere der beiden angeborenen Defizienzen, aber auch abhängig von den je verfügbaren psychologischen und psychobiologischen Ressourcen eines Menschen, mit den normativen Entwicklungsaufgaben und den schicksalhaft belastenden Ereignissen im Lebenszyklus adaptiv umzugehen, können sich jeweils ganz unterschiedliche Störungsgrade dieser schizotypen Organisation manifestieren: eine »*kompensierte Schizoadaptation*«, die der Schizoidie sehr ähnlich ist; eine »*dekompensierte Schizoadaptation*«, die dem klinischen Bild der »pseudoneurotischen Schizophrenie« entspricht; eine »*schizotypische Desintegration*« bei einsetzender schizophrener Psychose; eine »*schizotypische Verschlimmerung*« bei progressivem Verlauf der schizophrenen Psychose.

Meehl (1962) stimmte mit dieser Konzeptualisierung Rados weitgehend überein. Er formulierte darüber hinaus auch ein theoretisches Modell, das für weiterführende empirische Forschungen offen war. Meehl (1989) ging von einer genetisch determinierten Grundlage aus, die wesentlich einen »*integrativen neuronalen Defekt*« hypothetisch darstellt. Er bezeichnete diesen Phänotyp »*Schizotaxie*«. Sie ist wesentliche und notwendige ätiologische Bedingung für eine »*Schizotypie*«, eine aus Schizotaxie und individueller psychosozialer Lerngeschichte resultierende prämorbide Persönlichkeitsstörung, aus der sich in weiterer Folge eine klinisch diagnostizierbare schizophrene Psychose entwickeln kann, aber nicht unbedingt muss. Meehl ging hierbei soweit zu postulieren, dass, was auch immer im Einzelfall die übrige genetische Ausstattung sei und wie auch immer die individuelle Lerngeschichte beschaffen sei, nie eine Schizophrenie sich entwickeln könne, wenn nicht eine basale Schizotaxie vorliege. Meehl hob für die auf einer Schizotaxie beruhende Schizotypie vier symptomatische Kernmerkmale hervor: formale kognitive Fehlleistungen, persönliche Scheu in sozialen Kontakten, Anhedonie und Ambivalenz. Er verstand diese Kernsymptome in Anlehnung an Bleuler als mildere Ausprägungen der Grundsymptome (Lenzenweger 2005).

Dieser Ansatz von Meehl, seine Konzeptualisierung von Schizotypie, die wiederum eine weitgehende Übereinstimmung mit der Operationalisierung von Kety et al. (1968) aufwies, wurde von vielen psychiatrischen Arbeitsgruppen fortgeführt. Hervorzuheben ist beispielsweise der klinische Ansatz von Gerd Huber (1983) zu den »*Basissymptomen*«. Basissymptome sind diesem Verständnis nach sehr nahe an dem somatischen Krankheitsprozess angesiedelte phänotypische Manifestationen noch-nicht psychotischer, jedoch qualitativ abnormer Störungen der Erfahrung in den Domänen Affektivität, Kognition, Wahrnehmung und Körperlichkeit. Basissymptome können in den Prodromalstadien der Schizophrenie aufgezeigt werden. Auch McGhie und Chapman (1961, 1966) griffen diese Perspektive konstruktiv auf und entwickelten psychometrische Skalen speziell für Störungen der Wahrnehmung und Aufmerksamkeit sowie für Anhedonie als Vorläufersymptomen der Schizophrenie.

1.7 Schizoidie und ihre operationalisierte Umsetzung in DSM-III und Folgeversionen

Der Konstruktionsschritt von DSM-II zu DSM-III führte bei der Konzeptualisierung der Cluster-A-Persönlichkeitsstörungen zu mehrfachen grundlegenden Veränderungen: Das Cluster A sollte grundlegend jenen sub-psychotischen, persönlichkeitsinhärenten Teil der schizophrenen Spektrumsstörungen abbilden. Im Entwicklungsgang der psychiatrischen Krankheitslehre waren unter einem breiten Schizoidie-Konzept aus unterschiedlichen theoretischen und methodischen Perspektiven mehrere Prototypen formuliert worden. Diese Prototypen sollten nun dieser impliziten theoretischen und ätiologischen Vorannahmen entkleidet und auf eine weitgehend deskriptiv gehaltene Ebene psychopathologisch relevanter Symptome und Verhaltenscharakteristika heruntergeführt werden. Aus zuvor komplexen, meist dimensional konstruierten Prototypen entstanden separate diagnostische Kategorien, die über eine Anzahl festgelegter Kriterien zu definieren waren. Der diagnostische Prozess musste einerseits eine Schwelle beachten, d. h., eine bestimmte Anzahl der innerhalb einer diagnostischen Kategorie aufgeführten diagnostischen Kriterien musste erfüllt sein, um die spezifische Diagnose stellen zu können. Dies führte in einem klinischen und epidemiologischen Kontext zu durchaus heterogenen Samples von Patienten mit derselben Diagnose. Und andererseits konnten bei einem Patienten auch Kriterien aus anderen diagnostischen Kategorien vorliegen (polythetisch), was wiederum Mehrfachdiagnosen bei ein und demselben Patienten nach sich ziehen konnte, ein konstruktionsbedingter Befund, der fortan unter dem »Komorbiditäts-Paradigma« zu diskutieren war.

In DSM-III wurden für den subpsychotischen, persönlichkeitsinhärenten Teil der schizophrenen Spektrumsstörungen drei Persönlichkeitsstörungen aufgeführt: die *paranoide Persönlichkeitsstörung* mit ihrer grundlegenden misstrauisch-paranoiden Gesamthaltung und ihrer betont feindseligen Affektivität; die *schizotypische Persönlichkeitsstörung*, die sich wesentlich an die Operationalisierung von Kety anlehnte, aber auch von konzeptuellen Aspekten aus der Schizophrenie simplex, der Borderline-Schizophrenie und dem breiten Schizoidie-Konzept beeinflusst war; die *schizoide Persönlichkeitsstörung*, die fortan lediglich den »hypästhetisch-introvertierten Pol« aus dem breiten Konzept der »Schizoidie-Schizothymie« beinhaltete, den »ängstlich-hyperästhetischen Pol« jedoch herausnahm und zur eigenständigen *vermeidenden Persönlichkeitsstörung* schob. Mit dem nachfolgenden DSM-III-R wurden diese diagnostischen Kategorien der schizotypischen, schizoiden und paranoiden Persönlichkeitsstörungen zum Cluster A zusammengefasst. Die vermeidende Persönlichkeitsstörung wurde fortan als ängstlich-vermeidende Persönlichkeitsstörung im Cluster C gruppiert, veränderte hier aber die frühere psychopathologische Ausrichtung grundlegend, aus der basalen schizoiden Angst wurde vorrangig eine Angst vor interpersoneller Beschämung und sozialer Kritik. In dieser Konfiguration bestand das Cluster A bis DSM-IV-TR fort.

1 Das Schizoidie-Konzept im Lauf der Psychiatriegeschichte

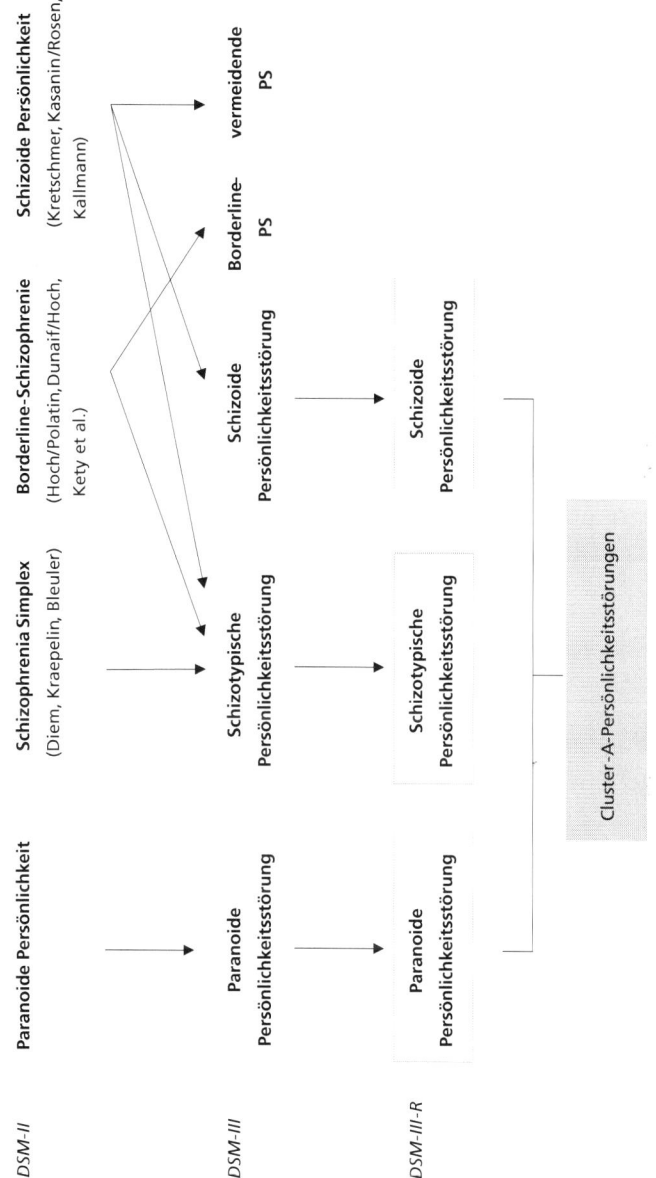

Abb. 1.2: Vorläufer-Prototypen der Schizoidie in ihren Einflüssen auf die Konzeptualisierung der Cluster-A-Persönlichkeitsstörungen nach DSM-III-R (modifiziert nach Parnas et al. 2005, S. 19)

Die Abbildung zeigt in der Übersicht nochmals die konzeptuellen Wurzeln auf, die in ihren prototypischen Auswirkungen zu den drei Persönlichkeitsstörungen im Cluster A führen (▶ Abb. 1.2). Eine Orientierung an den im DSM-IV-TR (APA 2000) und DSM-5 aufgeführten diagnostischen Kriterien macht aber auch klar, welche bedeutsamen Aspekte aus eben diesen ursprünglichen Vorläufer-Prototypen der Schizoidie hierdurch fortan konzeptuell unbeachtet bleiben. Speziell in der Skizzierung der schizoiden Persönlichkeitsstörung müssen wichtige Aspekte vermisst werden, die noch in den psychopathologisch reichen Beschreibungen der Vorläufer-Konzepte der Schizoidie mitenthalten waren: So das zentrale schizoide Dilemma, weder in zwischenmenschlichen Beziehungen, noch ohne sie psychologisch leben zu können; die profunde Identitätsstörung, die großen charakterologischen und temperamentsbezogenen Widersprüche, die verborgenen Störungen der Sexualität, die nicht seltenen dissozialen Tendenzen auf dem Boden profunder Über-Ich-Defizite (Akhtar 1987).

Das durch das DSM-5 inzwischen abgelöste DSM-IV-TR (APA 2000) unterschied drei Persönlichkeitsstörungen innerhalb des Cluster A: die paranoide, die schizoide und die schizotypische Persönlichkeitsstörungen. Im folgenden sind die damals geltenden Kriterien aufgeführt:

Paranoide Persönlichkeitsstörung

Tiefgreifendes Misstrauen und Argwohn gegenüber anderen mit Beginn im frühen Erwachsenenalter, so dass deren Motive als böswillig ausgelegt werden. Mindestens 4 der folgenden Kriterien müssen erfüllt sein:

1. Verdächtigen anderer ohne hinreichenden Grund, ihn/sie auszunutzen, zu schädigen oder zu täuschen
2. Starke Eingenommenheit von ungerechtfertigten Zweifeln an der Loyalität und Vertrauenswürdigkeit von Freunden und Partnern
3. Zögerliches Öffnen anderen Menschen gegenüber, aus ungerechtfertigter Angst, die Informationen könnten in böswilliger Weise gegen ihn/sie verwendet werden
4. Hineinlesen von versteckten, abwertenden oder bedrohlichen Bedeutungen in harmlose Bemerkungen oder Vorkommnisse
5. Langes Nachtragen, d. h. Kränkungen, Verletzungen und Herabsetzungen werden schwer verziehen
6. Wahrnehmung von Angriffen auf die eigene Person oder das Ansehen, die anderen nicht so vorkommen, und schnelle Zornreaktionen bzw. Gegenangriffe
7. Wiederholtes Verdächtigen des Ehe- oder Sexualpartners der Untreue ohne jede Berechtigung

Schizoide Persönlichkeitsstörung

Tiefgreifendes Verhaltens- und Erlebensmuster mit Beginn im frühen Erwachsenenalter, das durch Distanziertheit in sozialen Beziehungen und eine eingeschränkte Bandbreite des Gefühlsausdrucks im zwischenmenschlichen Bereich gekennzeichnet ist. Mindestens 4 der folgenden Kriterien müssen erfüllt sein:

1. Weder Wunsch noch Freude an engen Beziehungen, einschließlich der Tatsache, Teil einer Familie zu sein
2. Sehr deutliche Bevorzugung einzelgängerischer Unternehmungen
3. Kein bzw. wenig Interesse an sexuellen Erfahrungen mit einem anderen Menschen
4. Nur wenige (oder sogar keine) Tätigkeiten bereiten Freude
5. Keine engen Freunde und Vertraute – außer Verwandte 1. Grades
6. Gleichgültigkeit gegenüber Lob und Kritik von Seiten anderer
7. Zeigen von emotionaler Kälte, Distanziertheit oder eingeschränkter Affektivität

Schizotypische Persönlichkeitsstörung

Tiefgreifendes Muster sozialer und zwischenmenschlicher Defizite mit Beginn im frühen Erwachsenenalter, das durch akutes Unbehagen in und mangelnde Fähigkeit zu engen Beziehungen gekennzeichnet ist. Mindestens 5 der folgenden Kriterien müssen erfüllt sein:

1. Vorhandensein von Beziehungsideen (aber kein Beziehungswahn)
2. Seltsame Überzeugungen oder magische Denkinhalte, die das Verhalten beeinflussen und nicht mit den Normen der jeweiligen subkulturellen Gruppe übereinstimmen wie z. B. Glaube an Telepathie oder Hellseherei
3. Ungewöhnliche Wahrnehmungserfahrungen (einschließlich körperbezogener Illusionen)
4. Seltsame Denk- und Sprechweise (z. B. umständlich, übergenau oder metaphorisch)
5. Argwohn oder paranoide Vorstellungen
6. Inadäquater oder eingeschränkter Affekt
7. Verhalten bzw. äußere Erscheinung sind seltsam, exzentrisch oder merkwürdig
8. Mangel an engen Freunden und Vertrauten außer Verwandten 1. Grades
9. Ausgeprägte soziale Angst, die nicht mit zunehmender Vertrautheit abnimmt und die eher mit paranoiden Befürchtungen als mit negativer Selbstbeurteilung zusammenhängt

1.8 Epidemiologische Befunde zur Schizoidie nach DSM

Mehrere epidemiologische Untersuchungen an repräsentativen Samples aus der Allgemeinbevölkerung geben Auskunft über die Häufigkeit der Cluster-A-Persönlichkeitsstörungen nach DSM-Kriterien. In der beispielhaften Studie von Torgersen et al. (2001) an 2.053 Personen aus der norwegischen Bevölkerung (Oslo) im Alter von 18 bis 65 Jahren wurde eine Gesamtprävalenz von 13.4 % Persönlichkeitsstörungen nach den diagnostischen Kriterien von DSM-III-R gefunden. Für das *Cluster A* betrug die Häufigkeit 4.1 %: *paranoide* Persönlichkeitsstörung 2.4 %, *schizoide* Persönlichkeitsstörung 1.7 %, *schizotypische* Persönlichkeitsstörung 0.6 %. Im Cluster A waren Männer doppelt so häufig vertreten wie Frauen. Ferner fielen ein Häufigkeitsgipfel bei Personen über dem 50. Lebensjahr auf, eine geringere Schulbildung, eine prominente soziale Isolation ohne Lebenspartner sowie ein überwiegendes Wohnen in Bezirken des Stadtzentrums.

In einer Übersicht über vorliegende Bevölkerungs-gestützte epidemiologische Studien hebt Torgersen (2012) eine insgesamt bedeutsame Variationsbreite der je ermittelten Cluster-A-Persönlichkeitsstörungen hervor: *paranoide* Persönlichkeitsstörung 0.0–3.3 % (Median/Mittel: 1.8 %/1.5 %); *schizoide* Persönlichkeitsstörung 0.0–4.9 % (0.9 %/1.2 %); *schizotypische* Persönlichkeitsstörung 0.0–3.3 % (0.7 %/1.1 %). Die entsprechenden Häufigkeitsraten unter klinischen Samples betragen: *paranoid* 4.2–27.6 % (6.3 %/9.6 %); *schizoid* 0.5–5.1 % (1.4 %/1.9 %); *schizotypisch* 0.6–9.1 %, (6.4 %/5.7 %). Auffällig stellt sich hier die durchschnittlich deutlich niedrigere Rate an Patienten mit der expliziten Diagnose einer schizoiden Persönlichkeitsstörung im Vergleich zu jenen mit schizotypischer und insbesondere mit paranoider Persönlichkeitsstörung dar. Ein Vergleich der Häufigkeiten von Clusterstörungen unter stationär oder ambulant behandelten Patienten zeigt: *Cluster A* 5.6–12.8 % (11.2 %/10.2 %); *Cluster B* 13.0–49.4 % (32.1 %/31.7 %); *Cluster C* 21.8–32.5 % (27.6 %/26.9 %). Dieser Vergleich unterstreicht eine allgemein deutlich niedrigere Inanspruchnahme von psychiatrischen Einrichtungen durch Cluster-A-Persönlichkeitsstörungen im Vergleich zu den Clustern B und C. Hinsichtlich der wichtigen soziodemographischen Variablen »niedrige soziale und berufliche Adaptation« und »niedrige Lebensqualität« nehmen Cluster-A-Persönlichkeitsstörungen hingegen eine negative Spitzenposition ein.

Die polythetische Vorgehensweise von DSM in der Diagnosestellung einer Persönlichkeitsstörung erlaubt bei einzelnen Probanden/Patienten auch Mehrfachdiagnosen. Für Persönlichkeitsstörungen des Clusters A stellen sich bedeutsame Interkorrelationen sowohl untereinander als auch mit den Persönlichkeitsstörungen aus den Clustern B und C dar (Grant et al. 2004) (▶ Tab. 1.1).

Tab. 1.1: Prävalenzraten der Persönlichkeitsstörungen und Interkorrelationen zwischen den Persönlichkeitsstörungen im National Epidemiological Survey on Alcoholism and related Conditions (modifiziert nach Grant et al. 2004)

	Cluster A			Cluster B				Cluster C		
	PPD	SCZD	SZTP	ASPD	BPD	HPD	NPD	AVPD	DPD	OCPD
Cluster A										
Paranoid (PPD)	1.0 %									
Schizoid (SCZD)	0.74	0.6 %								
Schizo-typisch (SZTP)	0.57	0.59	0.6 %							
Cluster B										
Antisozial (ASPD)	0.45	0.44	0.36	3.8 %						
Borderline (BPD)	0.52	0.48	0.81	0.40	2.7 %					
Histrionisch (HPD)	0.70	0.65	0.29	0.50	0.46	0.3 %				
Narzisstisch (NPD)	0.43	0.39	0.76	0.36	0.76	0.51	1.0 %			
Cluster C										
Vermeidend (AVPD)	0.76	0.73	0.51	0.39	0.48	0.56	0.26	1.2 %		
Abhängig (DPD)	0.80	0.75	0.49	0.47	0.52	0.74	0.41	0.84	0.3 %	
Zwanghaft (OCPD)	0.70	0.69	0.46	0.35	0.42	0.68	0.46	0.64	0.71	1.9 %

1.9 Genetische Befunde zur Schizoidie nach DSM

Bereits in der Vor-DSM-III-Ära haben sich einige psychiatrische Arbeitsgruppen darum bemüht, das Konzept der schizophrenen Spektrumsstörungen oder ähnlicher Vorläufer-Konzepte an Familienangehörigen schizophrener Indexpatienten empirisch zu überprüfen. So beobachtete beispielsweise Heston (1966) bei Verwandten 1. Grades von schizophrenen Patienten ein gehäuftes Vorkommen nicht nur von schizophrenen Psychosen, sondern auch von »schizoiden Psychopathen«. In der berühmten Maudsley-Zwillingsstudie fand sich mit einem breiten Schizophrenie-Spektrum-Konzept eine nahezu vollständige Konkordanzrate bei eineiigen Zwillingspaaren (Gottesman und Shields 1972). In einer Zusammenstellung der einschlägigen Familien- und Zwillingsstudien, einschließlich auch jener nachfolgenden, mit DSM-basierten diagnostischen Kriterien durchgeführten Untersuchungen, schlussfolgerten Parnas et al. (2005), dass bis auf eine Ausnahme alle Studien einen klaren familien- und zwillingsgenetischen Zusammenhang zwischen der Diagnose einer Schizophrenie einerseits und einer schizotypischen Persönlichkeitsstörung andererseits feststellten. Dieser Zusammenhang fiel für die paranoide Persönlichkeitsstörung deutlich geringer aus und konnte für die schizoide Persönlichkeitsstörung auf der Basis von DSM-Kriterien nur schwach nachgewiesen werden (Kendler 1988).

Eine Studie ist beispielhaft hervorzuheben. In der umfangreichen, methodisch sehr anspruchsvoll durchgeführten *Roscommon Family Study* an einem irischen Sample von 543 Patienten mit psychiatrischen Störungen *(Schizophrenie, andere nicht-affektive Psychosen, affektive Psychosen)* aus einem psychiatrischen Fallregister und 2.043 Familienangehörigen sowie einer per Zufall ausgewählten Kontrollgruppe von 150 Familien und 518 Familienangehörigen wurde der Zusammenhang zu fünf als möglichen *Schizophrenie-Spektrumsstörungen* gruppierten Persönlichkeitsstörungen *(schizotypisch, paranoid, schizoid, Borderline, vermeidend*; gemäß DSM-R-Kriterien) untersucht (Kendler et al. 1993). Die Hauptergebnisse waren: Verwandte 1. Grades von schizophrenen Patienten wiesen gegenüber Familienmitgliedern der Kontrollgruppe eine hochsignifikant erhöhte Rate an schizotypischen Persönlichkeitsstörungen, einen mäßigen, aber signifikanten Zusammenhang zu paranoiden, schizoiden und vermeidenden, aber keinen Zusammenhang zur Borderline-Persönlichkeitsstörung auf. Die Rate an schizotypischen Persönlichkeitsstörungen war analog hoch auch unter Familienangehörigen von Patienten mit schizotypischer Persönlichkeitsstörung und anderen nicht-affektiven Psychosen, hingegen nicht bei Patienten mit psychotischen und nicht-psychotischen affektiven Erkrankungen. Eine gewisse Clusterung der Borderline-Persönlichkeitsstörung zeigte sich für die affektiven Psychosen, obwohl die absoluten Fallzahlen insgesamt niedrig waren.

Der erklärbare Zusammenhang von schizophrenen Spektrumsstörungen bei Patienten und Familienangehörigen 1. Grades betrug 0.36, und damit ca. die Hälfte des Heritabilitätskoeffizienten der Schizophrenie mit 0.7. Das Modell der familiären Transmission schien einem multifaktoriellen Schwellenmodell für ein und dieselbe Grundvulnerabilität zu folgen. Die Schwelle für eine schizotypische Persönlichkeitsstörung schien niedriger als jene für Schizophrenie zu liegen, sich aber nicht signifikant von anderen nicht-affektiven Psychosen oder der schizoaffektiven Psychose zu unterscheiden (Kendler et al. 1995a).

Im Rahmen dieser Studie wurde auch ein mehrdimensionales *Schizotypie-Konstrukt* mit 25 Einzelsymptomen überprüft, die einer negativen, einer positiven, einer Borderline-, einer sozial dysfunktionalen, einer sprachauffälligen sowie einer misstrauischen Symptomgruppe zuzuordnen waren. Mit Ausnahme der Borderline-Symptome diskriminierten all diese schizotypischen Symptomgruppen signifikant Verwandte schizophrener Probanden von Verwandten der Kontrollen. In absteigender Rangfolge stellte sich die Odds-Ratio wie folgt dar: eigenartige Sprache, soziale Beeinträchtigung, misstrauisches Verhalten, negative Schizotypie, Vermeidungsverhalten und positive Schizotypie (Kendler et al. 1995b).

Das theoretische *Modell von Meehl* postuliert, dass alle Personen mit Schizotypie auch den Endophänotyp Schizotaxie aufweisen, aber nicht alle im weiteren Verlauf zur voll ausgebildeten schizophrenen Psychose fortschreiten: Aus der Perspektive von Patienten mit der Diagnose einer Schizophrenie kann daher die Frage gestellt werden, ob die prämorbiden Persönlichkeiten mehrheitlich den auf Schizotypie basierenden Persönlichkeitsstörungen zuzuordnen sind, also dem Prototyp einer schizotypischen Persönlichkeitsstörung ähnlich sind. Die Daten der Kopenhager High-Risk-Studie schienen dies zu nahe zu legen. Störungen des Affekts und des emotionalen Rapports, soziale Isolationstendenz und diskrete formale Denkstörungen bei High-Risk-Jugendlichen prädizierten schizophrene Spektrumsstörungen (Parnas und Jørgensen 1989; Tyrka et al. 1995). Zu ganz analogen Ergebnissen kam auch die New York High-Risk-Studie: Prämorbid gemessene Störungen der Aufmerksamkeitsleistungen sagten eine spätere Anhedonie vorher, die wiederum auf nachfolgende schizotypische Zeichen und Symptome verwies. Ein erhöhtes Ausmaß an formalen Denkstörungen und Negativsymptomen prädizierte wiederum schizophrene Psychosen im Erwachsenenalter (Friedman et al. 1998). In einer Zusammenschau der vorliegenden retrospektiven Studien wurde ebenfalls bestätigt, dass die große Mehrheit der schizophrenen Patienten in ihrer prämorbiden Persönlichkeit vermeidende, paranoide, schizoide und schizotypische Merkmale aufweisen (Rodriguez Solano und De Chavez 2000).

Neben Familien- und Zwillingsstudien wird ein genuiner Zusammenhang von schizophrener Psychose einerseits und Cluster-A-Persönlichkeitsstörungen als schizophrenen Spektrumsstörungen andererseits auch in *molekulargenetischen* Untersuchungen angedeutet. Erste Befunde liegen allerdings nur für die schizotypische Persönlichkeitsstörung vor (Rosell et al. 2015): Der *Val[158]-Met-Polymorphismus des Catechol-O-Methyltransferase(COMT)-Genotyps* ist am intensivsten in diesem Kontext untersucht worden. Die Assoziationen zu nichtklinischen Probanden mit erhöhten psychometrischen Schizotypie-Scores, zu Familienangehörigen schizophrener Patienten oder zu Familienangehörigen bipolar affektiver Patienten mit starker psychosozialer Traumatisierung sind aber nicht eindeutig. Auch liegen weniger Korrelationen zur Diagnose der schizotypischen Persönlichkeitsstörung vor, sondern eher zu distinkten *Dimensionen* aus dem Schizotypie-Konstrukt. Die Ergebnisse zu einzelnen dieser Symptomdimensionen (interpersonal/negativ; kognitiv-perzeptiv-positiv; soziale/körperliche Anhedonie; kognitiv-dysfunktional) sind aber ebenfalls nicht konsistent. Aufgedeckte Zusammenhänge scheinen bedeutsam von dem jeweils eingesetzten psychometrischen Schizotypie-Verfahren abhängig zu sein. Varianten des *CACNA1C*-Gens, das die Funktion der Kalziumkanäle reguliert und sowohl mit Schizophrenie als auch mit bipolar affektiver Störung assoziiert ist, zeigt einen Zusammenhang auch mit wahnhafter Ideation bei nichtklinischen Probanden und bei Personen mit schizotypischer Persönlichkeitsstörung. Andere Genpolymorphismen scheinen möglicherweise wiederum mit nur einzelnen Schizotypie-Symptomen einherzugehen (z. B. *ZNF804A* – Zink-Finger-Protein: Paranoia, Beziehungsideen; *DISC1* – neuronale Zellentwicklung: Negativsymptome, soziale Anhedonie; *DRD$_2$, SCLC6A3, MAO-A* – positive Schizotypie (Barrantes-Vidal et al. 2015); *DRD$_4$, Dopamin-β-Hydroxylase* – Psychose-ähnliche Symptome; *Prolin-Dehydrogenase* – verbales Gedächtnis, Angstniveau bei Schizotypie; *RGS4, DAAO* – negative Schizotypie; *Dysbindin* – positive und paranoide Schizotypie; *Neuroregulin, ERBB$_4$* – kognitive Dysfunktionen, interpersonale Defizite, Paranoia, schizotypische Persönlichkeitsstörung (Perez-Rodriguez et al. 2013)).

Die bisher vorliegenden molekulargenetischen Daten lassen wenig Zweifel daran, dass sehr viele Genorte additiv zu jener Disposition für Schizophrenie beitragen, die mit dem multidimensionalen Schizotypie-Konstrukt erfasst wird. In den Untersuchungen aufgedeckte Befunde legen eine Differenzierung zum einen nach jenen genetischen Faktoren nahe, die vorrangig die Varianz der Schizotypie-Anlage erklären, und zum anderen jenen, die im Weiteren den Übergang zum klinischen Krankheitsbild Schizophrenie mitbestimmen (Grant 2015). In einer ätiopathogenetischen Gesamteinschätzung muss aber auch von bedeutsamen Umweltfaktoren bzw. von Gen-Umwelt-Interaktionen ausgegangen werden (Kendler et al. 2008, 2011), wobei genetischen Einflüssen im Hinblick auf die Langzeitstabilität der Cluster-A-Persönlichkeitsstörungen die entscheidende Rolle zukommen dürfte (Kendler et al. 2015). Es ist derzeit empirisch nicht zu beantworten, ob eventuell bestimmte Genpolymorphismen, z. B. solche mit nachgewiesen höherer Assoziation zu *positiven* Symptomdimension des Schizotypie-Konzeptes, auch von Relevanz für die paranoide Persönlichkeitsstörung sind und umgekehrt, ob jene mit Bezug zu *negativen* oder *Anhedonie*-Symptomen des Schizotypie-Konzeptes einen analogen Einfluss auf die schizoide Persönlichkeit besitzen, wenn diagnostische Kriterien nach DSM-III bis DSM-IV-TR zugrunde gelegt sind.

1.10 Umweltbezogene biologische und psychosoziale Befunde zur Schizoidie nach DSM

Speziell für die schizotypische Persönlichkeitsstörung lassen sich ähnliche *biologische Umweltfaktoren* nachweisen, wie sie auch in der Ätiopathogenese der Schizophrenie mitdiskutiert werden. Eine Exposition gegenüber dem *Influenza-Virus (H3N2)* im 2. Trimenon der Schwangerschaft ist für die schizotypische wie auch für die schizoide Persönlichkeitsstörung als pränatal einwirkende Noxe beschrieben worden (Machón et al. 2002; Kirkpatrick et al. 2008). *Komplikationen während der Entbindung und niedriges Geburtsgewicht* weisen ebenfalls eine signifikante Assoziation mit Schizotypie auf (Bakan und Peterson 1994). Eine vermittelnde Rolle könnten hierbei die nicht nur bei der Schizophrenie, sondern auch bei schizotypischen Persönlichkeiten gehäuft vorkommenden *diskreten neurologischen Auffälligkeiten* (neurological soft signs) spielen (Theleritis et al. 2012).

Ein bedeutsamer Zusammenhang wird ferner für den Konsum von *Cannabis* im Hinblick auf eine pharmakologisch induzierte erhöhte Rate von Psychose-ähnlichen Symptomen gefunden (Barkus et al. 2006; Anglin et al. 2012). Allerdings ist hierbei die zeitliche Abfolge nicht klar. Die Möglichkeit von bereits vorbestehenden Zeichen einer Schizotypie und erhöhtem Risiko eines in der späteren Entwicklung einsetzenden Cannabiskonsums ist zu diskutieren (Schiffman et al. 2005).

Einen bedeutsamen Einfluss auf das Schizotypie-Risiko üben auch zahlreiche psychosoziale Stressoren aus. Sie werden ähnlich wie auch für die Schizophrenie als Variablen eines sogenannten *»Schizophrenie-Enviroms«* zusammengefasst: Migrationsstatus, ethnische Minorität, Armut, ungünstige Wohnverhältnisse in Großstadtzentren, soziale und familiäre Stressoren, frühkindliche und aktuelle Traumata (van der Os et al. 2009). Der Zusammenhang mit positiven Symptomen des Schizotypie-Konstrukts scheint insgesamt am deutlichsten ausgeprägt zu sein (Brown 2011; van Os et al. 2010). Die schädlichen Effekte dieser psychosozialen Stress-Variablen werden meist in einer Interaktion mit genetischen Variablen vermittelt (Savitz et al. 2010).

Für die beiden anderen Cluster-A-Persönlichkeitsstörungen mit prominent schizoidem bzw. paranoidem Symptomprofil liegen insgesamt deutlich weniger empirische Studien sowohl hinsichtlich biologischer als auch psychosozialer Umweltvariablen vor.

Für die *schizoide Persönlichkeitsstörung* existieren Befunde aus Studien, die einen Zusammenhang zu emotionalem Missbrauch, mütterlicher Vernachlässigung, Heimunterbringung in der Kindheit und unsicherem, vermeidendem oder abweisendem Bindungsstil unterstreichen (Hopwood und Thomas 2012). Benjamin (1993) entwickelte ein hypothetisches Modell der frühkindlichen Entwicklung, das einerseits eine formal ordentliche Erziehungsatmosphäre mit einer lieblosen Befriedigung von Grundbedürfnissen und einer disziplinierenden Vorbereitung auf die Arbeitswelt verbindet und andererseits eine selbstregulative Tröstung in isolierendem Rückzug, eine Hinwendung zu exzessiver Phantasietätigkeit sowie eine Vermeidung von emotional nahen Beziehungen als sekundäres Schutzverhalten diskutiert. Horowitz (2004) hob als zentrales Merkmal dieser frühen schizoiden Entwicklung wiederkehrende Erfahrungen von Nähe mit gleichzeitig erlebter Gefährlichkeit hervor. Auch wenn diese Überlegungen mit zahlreichen psychoanalytischen Vorstellungen konkordant gehen, stehen empirische Überprüfungen dieses Modells noch aus. Ein weiteres, theoretisch fein begründetes Modell legte Lenzenweger (2010) vor. Es berücksichtigte empirisch begründete Aspekte von rigidem Erziehungsklima, emotionaler Vernachlässigung, verbalem und körperlichem Missbrauch in ihren Auswirkungen auf das entstehende Bindungssystem und fokussierte speziell auf ein basales Versagen von Erziehungspersonen in der *»Zone der proximalen Ent-*

wicklung«. Nach Vygotski (1978) folgen entscheidende Entwicklungsfortschritte nicht nur einem genetisch programmierten Grundtemperament automatisch, sondern sind gerade bei Schwierigkeiten auf eine geduldige Unterstützung und positive Lenkung in wechselseitiger Beziehung von Kind und Eltern angewiesen. In einer prospektiven Studie über vier Jahre mit Mehrfachmessungen konnte Lenzenweger an einem Sample von Collegestudenten mittels einer hierarchischen Regressionsanalyse nachweisen, dass Daten zur frühen Beziehungsqualität in der »Zone der proximalen Entwicklung« sehr eng mit der Temperaments-basierten Dimension von »Soziabilität« verbunden sind, diese wiederum Werte der positiven versus negativen Emotionalität als Indikator für das etablierte Bindungssystem prädizieren und schließlich signifikant mit den psychopathologischen Scores einer schizoiden Persönlichkeit assoziiert sind.

Auch die Entwicklung einer *paranoiden Persönlichkeitsstörung* scheint multiplen ätiopathogenetischen Pfaden zu folgen (Hopwood und Thomas 2012). Korrelative Zusammenhänge zu diversen Traumatisierungen und Trauma-Folgestörungen wie PTSD sind empirisch zu ermitteln und eine zugrunde liegende Angstdisposition anzunehmen (Lobbestael et al. 2010). Möglicherweise erreichen traumatologische Aspekte der frühen Entwicklung ihre schädlichen Auswirkungen aber nicht unilinear, sondern im Verein mit weiteren nachteiligen Umweltfaktoren (Berenz et al. 2013). Erfahrungen von Missbrauch und Demütigung erscheinen in einer Assoziation mit einem abweisenden Bindungsstil sowie mit einer perzeptiven Tendenz, ambivalente soziale Signale verstärkt als feindselig zu interpretieren (Oltmanns et al. 2004). Eher hirnorganisch basiert sind paranoide Entwicklungen nach Schädelhirnverletzungen einerseits und chronischem Kokainkonsum andererseits einzustufen (Koponen et al. 2002; Hopwood et al. 2008). Interessanterweise teilen Probanden sowohl mit ängstlich-vermeidenden als auch mit paranoiden Persönlichkeitsmerkmalen zahlreiche gemeinsame psychometrische Charakteristika, die angstbasiert sind. Beide Persönlichkeitsprofile unterscheiden sich aber in einem wesentlichen Detail: Erhöhte Indikatoren für Wahrnehmungsanomalien, die in einem virtuellen Wahrnehmungssetting ermittelt werden, prädizieren erhöhte Paranoia-Scores und bewirken umgekehrt eine Reduktion der Werte in den Skalen für soziale Angst (Freeman et al. 2008). Diese Befunde werden auch durch neuere Studien bestärkt, die beide Dimensionen von sozialer Angst und Paranoia innerhalb eines Schizotypie-Konstrukts untersucht haben (Horton et al. 2014; Morrison und Cohen 2014). Sie sind auch mit einer psychodynamischen Perspektive sehr gut vereinbar. Eine habituelle Neigung zur Projektion ist für einen paranoiden Standpunkt essentiell. Es ist aber möglicherweise nicht die Projektion per se, sondern vielmehr die aus psychodynamischen Gründen notwendige Verleugnung der projizierten Inhalte, die wesentlich zur pathologischen Note beiträgt. Sie bedingt einen andauernden Zustand einer potentiellen Bedrohung, eine nach außen gerichtete Hypervigilanz und eine feindselige Gegenmobilisierung (Shapiro 1965).

1.11 Neurobiologische und neuropsychologische Befunde zur Schizoidie nach DSM

Mehrere neurobiologische Studien zeigen ähnliche Auffälligkeiten in der *strukturellen Hirnorganisation* von schizophrenen und *schizotypischen* Patienten sowohl im temporalen Kortex als auch im frontalen Kortex, zudem im Striatum. Sie betonen aber auch einige bedeutsame Unterschiede zwischen beiden Patientengruppen (Perez-Riguez et al. 2013).

Als konsistentester Befund wird eine vor allem linksbetonte Volumenreduktion des *Temporallappens* beschrieben (Hazlett et al. 2008), der aber bei schizotypischen Patienten im Vergleich zu schizophrenen Patienten deutlich umschriebener ist und auch keine Progression im zeitlichen Verlauf aufweist (Takahashi et al. 2010, 2011). Diese strukturellen Defizite betreffen vorrangig akustische und sprachliche Prozesse. Sie sind mit geringeren logischen Gedächtnisleistungen korreliert (Dickey et al. 2002) und gehen mit dem schizotypischen Diagnosekriterium der merkwürdigen Sprache und möglicherweise auch mit vermehrten kognitiv-perzeptiven Symptomen einher (Dickey et al. 2003; Hazlett et al. 2008).

Es liegen ähnliche Befunde zu reduzierten Volumina des *Frontallappens* vor, aber insgesamt deutlich inkonsistenter und auch widersprüchlicher. Befunde mit globalen und lokalen Reduktionen der grauen Substanz des frontalen Kortex bei schizotypischen Patienten (Asami et al. 2013) stehen Befunden gegenüber, die in Abgrenzung zu schizophrenen Patienten keine Unterschiede zwischen schizotypischen Patienten und gesunden Probanden fanden bzw. bei schizotypischen Patienten sogar in der Brodmann Area 10, einer präfrontalen Struktur, ein größeres Volumen feststellen (Goldstein et al. 2011; Hazlett et al. 2014). Mit letzterem Befund konkordant ist die Beobachtung, dass schizotypische Patienten bei Ausführung von Exekutivfunktionen (räumliches Gedächtnis) eine auch bei schizophrenen Patienten typische Unteraktivierung im dorsolateralen präfrontalen Kortex (Brodmann Area 9), aber eine kompensatorische Zusatzaktivierung in der benachbarten Area 10 aufweisen (Koenigsberg et al. 2005).

Die analogen Befunde zu strukturellen Veränderungen in den *Basalganglien* sind ebenfalls nicht ganz konsistent. Es werden im Vergleich zu schizophrenen Patienten geringere Volumina des *Striatums* bei unverändertem Nucleus caudatus bei Patienten mit schizotypischer Persönlichkeitsstörung gefunden (Shihabuddin et al. 2001). Umgekehrt sind diese striatalen Volumina insgesamt größer als bei gesunden Probanden (Chemerinski et al. 2013). Diese morphologische Zwischenstellung wird gegenüber einer voll ausgeprägten schizophrenen Psychose als ein möglicher protektiver Faktor gewertet (Siever und Weinstein 2009).

Wichtige rezente Ergebnisse weisen darauf hin, dass auch morphologische Veränderungen im Sinne vergrößerter Volumina der *bilateralen motorischen Pyramidenbahnen* sowohl für Schizophrenie als auch für die Schizotypie bedeutsam sind und insbesondere mit der negativen Symptomdimension assoziiert sind (Via et al. 2016).

Eine hiermit sehr gut vergleichbare Zwischenstellung von Patienten mit schizotypischer Persönlichkeitsstörung gegenüber schizophrenen Patienten einerseits und gesunden Kontrollprobanden anderseits spiegelt sich auch in den zahlreichen *neuropsychologischen* Studien wider. Die Leistungsprofile speziell in den *Exekutivfunktionen* liegen bei schizophrenen Patienten etwa durchschnittlich zwei Standardabweichungen unter jenen der Kontrollgruppe. Bei den schizotypischen Patienten beträgt diese Negativabweichung nur ca. eine Standardabweichung (Ettinger et al. 2015; Louise et al. 2015). Mit dem Ausprägungsgrad basaler kognitiver Dysfunktionen geht auch eine analog beeinträchtigte Verarbeitung wichtiger *sozial-affektiver Informationen* einher, die grundlegend für eine funktionstüchtige »theory of mind« sind (Cohen et al. 2015).

Auf eine hiermit ebenfalls stimmige Ausprägung von Veränderungen im *Dopamin-Neurotransmittersystem* ist bei Patienten mit schizotypischer Persönlichkeitsstörung hinzuweisen. Die dopaminerge Aktivität kann in Abhängigkeit von akuter Stressbelastung und Psychose-ähnlichem Reaktionszustand relativ erhöht sein oder bei vorwiegend negativer Symptomatik relativ reduziert sein (Mohr und Ettinger 2014). Weniger prominente psychotische Symptome können aber im Vergleich zur Schizophrenie durch eine besser abgepufferte, weniger stressanfällige dopaminerge Reagibilität in subkortikalen Regionen der schizotypischen Patienten erklärt werden. Die auffälligen kognitiven Defizite sind wiederum mit einer verringerten dopaminergen und noradrenergen Neurotransmission im präfrontalen Kortex in Verbindung zu bringen. Die geringere Ausprägung dieser kognitiven Dysfunktionen bei schizotypischen gegenüber schizophrenen Patienten verdankt sich vermutlich der kompensatorischen Aktivierungsmöglichkeit von zusätzlichen neuronalen Bereichen im präfrontalen Kortex (Siever und Davis 2004; Siever und Weinstein 2009).

1.12 Schlussbemerkungen

Das Schizoidie-Konzept der Psychiatrie hat eine lange und vielschichtige Historie. In einem engen klinischen Erfahrungskontext mit schizophrenen Patienten werden zunächst wichtige Merkmale der prämorbiden Persönlichkeit gekennzeichnet. Prototypische Beschreibungen sind hierbei stark abhängig von den jeweils favorisierten theoretischen und methodischen Vorannahmen. Große Ähnlichkeiten dieser prämorbiden Schizoidie der an Schizophrenie erkrankten Patienten werden gehäuft auch bei den Persönlichkeiten im familiären Umfeld aufgedeckt. Die Verbindung der Schizoidie mit dem Konzept der schizophrenen Spektrumsstörungen etabliert sich bereits vor der DSM-III-Ära. Erste Operationalisierungen sind dann grundlegend für die Etablierung der Cluster-A-Persönlichkeitsstörungen im DSM-III. Durch das mit der Schizophrenie entwicklungspsychopathologisch assoziierte Konzept der Schizotypie kommt es zu einer Dreiteilung in die schizotypische, schizoide und paranoide Persönlichkeitsstörung. Infolge einer vorgegebenen, streng deskriptiven Operationalisierung der diagnostischen Kriterien entstehen separate diagnostische Kategorien, die wichtige theoretische und klinische Aspekte aus dem vormals breiten dimensionalen Schizoidie-Konzept nicht mehr beachten. Epidemiologische Studien unterstreichen, dass Cluster-A-Persönlichkeitsstörungen in der Bevölkerung, aber auch in Versorgungskontexten durchaus häufig sind. Die Inanspruchnahme von psychiatrischen Einrichtungen aufgrund persönlichkeitsinhärenter Probleme ist verglichen mit den Cluster-B- und -C-Persönlichkeitsstörungen aber deutlich geringer, bei der schizoiden Persönlichkeitsstörung sogar verschwindend. Der familien- und zwillingsgenetische Zusammenhang von schizotypischer Persönlichkeitsstörung und Schizophrenie konnte in zahlreichen Studien überzeugend erhärtet werden, in einem deutlich geringeren Maße auch für die paranoide Persönlichkeitsstörung, nur vereinzelt auch für die schizoide Persönlichkeitsstörung.

Vorliegende Forschungsergebnisse zeigen, dass schizotypische Persönlichkeitsstörung und Schizophrenie vorteilhaft in molekulargenetische, neurobiologische, neuropsychologische und psychosoziale Forschungskontexte eingebunden und stimmig in der Perspektive von schizophrenen Spektrumsstörungen konzeptualisiert werden können. In der Vorbereitung auf das DSM-5 wird wiederholt eine mangelhafte Konstruktvalidität der beiden anderen Cluster-A-Störungen, der paranoiden und der schizoiden Persönlichkeitsstörung diskutiert (Triebwasser et al. 2012; Hummelen et al. 2014). Mit DSM-5 sind (allerdings nur im alternativen Modell von Teil III) beide Persönlichkeitsstörungen nicht mehr explizit aufgeführt. (▶ Kap. 2 in diesem Band). Festzuhalten ist in erster Linie aber ein bedeutsames Forschungsdefizit bei beiden Persönlichkeitsstörungen in all jenen Bereichen, die sich so fruchtbar für die Position der schizotypischen Persönlichkeitsstörung erwiesen haben. Die nicht mehr explizite Beachtung im alternativen Modell (Teil III) im DSM-5 ist einerseits zu bedauern, da sowohl das paranoide als auch das schizoide Symptomcluster jeweils bedeutsame Dimensionen in einem breiten Schizotypie-Konzept und damit zentrale Domänen der Persönlichkeitspathologie darstellen (Mulder et al. 2011). Diese Nichtbeachtung ist andererseits angesichts der beachtlichen epidemiologischen Häufigkeiten beider Persönlichkeitsstörungen zu kritisieren (Torgersen 2012). Im Falle der paranoiden Persönlichkeiten imponiert eine hohe Koexistenz bei vielen anderen Achse-I-Störungen und erfordert spezielle Persönlichkeits-spezifische Interventionen, um je störungsorientierte pharmakologische und psychotherapeutische Behandlungen erfolgreich durchführen zu können. Im Falle der schizoiden Persönlichkeiten fordert deren starke Unterrepräsentation in den fachärztlichen Versorgungskontexten Behandelnde und Forschende grundlegend heraus. Ein in Vergessenheitgeraten der schizoiden Thematik würde möglicherweise eine noch weitere Reduktion der klinisch-therapeutischen Kompetenz bei dieser Patientengruppe nach sich ziehen.

Literatur

D'Agostino A (2015) Eugène Minkowski (1885-1972) The Phenomenological Approach to Schizophrenia. Psychopathology 48:421-422.

Akhtar S (1987) Schizoid personality disorder: A synthesis of developmental, dynamic and descriptive features. Am J Psychotherapy 16:499-518.

Anglin DM, Corcoran CM, Brown AS, et al. (2012) Early cannabis use and schizotypal personality disorder symptoms: from adolescence to middle adulthood. Schizophr Res 137:45-49.

American Psychiatric Association (2000) Diagnostic and Statistical Manual of Mental Disorders, 4th Edition, Text revision (DSM-IV-TR™). Washington, DC: American Psychiatric Press.

Asami T, Whitford TJ, Bouix S, et al. (2013) Globally and locally reduced MRI gray matter volumes in neuroleptic-naive men with schizotypal personality disorder: association with negative symptoms. JAMA Psychiatry 70:361-372.

Asperger H (1944) Die autistischen Psychopathen im Kindesalter. Arch Psychiatr Nervenkr 177:76-137.

Bakan P, Peterson K (1994) Prgenancy and birth complications: A risk factor for schizotypy. J Pers Disord 8:299-306.

Barantes-Vidal N, Grant P, Kwapil TR (2015) The role of schizotypy in the the study of the etiology of schizophrenia spectrum disorders. Schizophr Bull 41(2): 408-416.

Barkus E, Stirling J, Hopkins R, Lewis S (2006) The presence of neurological soft signs along the psychosis proneness continuum. Schizophr Bull 32:573-577.

Benedetti G (1983) Todeslandschaften der Seele. Psychopathologie, Psychodynamik und Psychotherapie der Schizophrenie. Göttingen: Verlag für Medizinische Psychologie. Vandenhoeck & Ruprecht.

Benjamin LS (1996) Interpersonal diagnosis and treatment of personality disorders, 2nd edition. New York: Guilford Press.

Berze J, Gruhle HW (1929) Psychologie der Schizophrenie. Berlin: Springer.

Berenz EC, Amstader AB, Aggen SH, et al. (2013) Childhood trauma and personality disorder criterion counts: a co-twin control analysis. J Abnorm Psychol 122:1070-1076.

Blankenburg W (1969) Ansätze zu einer Psychopathologie des »common sense«. Confin Psychiatr 12:144-163.

Blankenburg W (1971) Der Verlust der natürlichen Selbstverständlichkeit. Ein Beitrag zur Psychopathologie symptomarmer Schizophrenien. Stuttgart: Enke.

Bleuler E (1908) Die schizophrenen Geistesstörungen im Lichte langjähriger Kranken-und Familiengeschichten. Stuttgart: Thieme.

Bleuler E (1911) Dementia praecox oder Gruppe der Schizophrenien. In: Aschaffenburg G (Hrsg.) Handbuch der Psychiatrie. Spezieller Teil. 4. Abteilung. 1. Hälfte. Leipzig Wien: Deuticke.

Bleuler M (1972) Klinik der schizophrenen Geistesstörungen. In: Psychiatrie der Gegenwart, Bd. II/1. Berlin: Springer, S. 7-78.

Brown AS (2011) The environment and susceptibility to schizophrenia. Prog Neurobiol 93:23-58.

Chapman J (1966) The early symptoms of schizophrenia. Br J Psychiatry 112:225-251.

Chemerinski E, Byne W, Kolaitis JC, et al. (2013) Larger putamen size in antipsychotic-naive individuals with schizotypal personality disorder. Schizophr Res 143:158-164.

Cohen AS, Mohr C, Ettinger U, et al. (2015) Schizotypy as an organizing framework for social and affective sciences. Schizophr Bull 41(2):427-435.

Dickey CC, McCarley RW, Voglmaier MM, et al. (2002) Smaller left Heschl's gyrus volume in patients with schizotypal personality disorder. Am J Psychiatry. 2002; 159:1521-1527.

Dickey CC, McCarley RW, Voglmaier MM, et al. (2003) An MRI study of superior temporal gyrus volume in women with schizotypal personality disorder. Am J Psychiatry 160:2198-2201.

Diem O (1903) Die einfach demente Form der Dementia praecox (Dementia simplex). Ein klinischer Beitrag zur Kenntniss der Verblödungspsychosen. Arch Psychiatr Nervkrankh 37:111-187.

Dunaif SL, Hoch PH (1955) Pseudopsychopathic schizophrenia. In: Hoch PH, Zubin J (Hrsg.) Psychiatry and the law. New York: Grune & Stratton, S.169-195.

Ettinger U, Mohr C, Gooding DC, et al. (2015) Cognition and brain function in schizotypy: a selective review. Schizophr Bull 41(2):417-426.

Fairbairn R (1952) Psychoanalytic studies of the personality. London: Tavistock.

Freedman LR, Rock D, Roberts SA, Cornblatt BA, Erlenmeyer-Kimling L (1998) The New York High-Risk Project: attention, anhedonia and social outcome. Schizophr Res 30:1-9.

Freeman D, Gittins M, OPugh K, et al. (2008) What makes one person paranoid and another anxious? The differential prediction of social anxiety and persecutory ideation in an experimental situation. Psychol Med 38:1121-1132.

Goldstein KE, Hazlett EA, Savage KR, et al. (2011) Dorso- and ventro-lateral prefrontal volume and spatial working memory in schizotypal personality disorder. Behav Brain Res 218:335-340.

Gottesman II, Shields J (1972) Schizophrenia and genetics. A twin study vantage point. New York: Academic Press.

Grant BF, Hasin DS, Stinson FS, et al. (2004) Prevalence, correlates, and disability in personality disorders in the United States: Results from the National Epidemiologic Survey on Alcohol and Related Conditions. J Clin Psychiatry 65:948-958.

Grant P (2015Genetic associations: the basis of schizotypy. In: Mason OJ, Claridge G (Hrsg.) Schizotypy. New dimensions. London, New York: Routledge, Tayler & Francis Group, S. 48-61.

Gunderson JG, Phillips KA (1995) Personality disorders. In: Kaplan HI, Sadock BJ (Hrsg.) Comprehensive textbook of psychiatry, 5th Edition. Baltimore, Williams & Wilkins, S. 1425-1461.

Haindorf A (1811) Versuch einer Pathologie und Therapie der Geistes- und Gemüthskrankheiten. Heidelberg: Braun.

Hazlett EA, Buchsbaum MS, Haznedar MM, et al. (2008) Cortical gray and white matter volume in unmedicated schizotypal and schizophrenia patients. Schizophr Res 101:111-123.

Hazlett EA, Lamade RV, Graff FS, et al. (2014) Visual-spatial working memory performance and temporal gray matter volume predict schizotypal personality disorder group membership. Schizophr Res 152:350-357.

Herpertz S, Bronisch T (2016) Persönlichkeitsstörungen. In: Möller HJ, Laux G, Kapfhammer HP (Hrsg.) Psychiatrie, Psychosomatik, Psychotherapie. 5. Auflage, Bd. 4. Berlin: Springer. S. 2361-2428.

Heston LL (1966) Psychiatric disorders in foster home reared children of schizophrenic mothers. Br J Psychiatry 112:819-825.

Hoch PH, Polatin P (1949) Pseudoneurotic forms of schizophrenia. Psychiatr Q 23:248-276.

Howood CJ, Baker KL, Morey LC (2008) Personality and drugs of choice. Pers Indiv Dif 44:1413-1421.

Hopwood CJ, Thomas KM (2012) Paranoid and schizoid personality disorders. In: Widiger TA (ed) Oxford textbook of personality disorders. Oxford, New York: Oxford University Press, S. 258-602.

Horowitz LM (2004) Interpersonal foundations of psychopathology. Washington DC: American Psychological Association.

Horton LE, Barrantes-Vidal N, Silvia PJ, Kwapil TR (2014) Worries about being judged versus being harmed: disentangling the association of social anxiety and paranoia with schizotypy. PLoS One 10; 9(6): e96269 doi: 10.1371.

Huber G (1983) Das Konzept substratnaher Basissymptome und seine Bedeutung für Theorie und Therapie schizophrener Erkrankungen. Nervenarzt 54:23-32.

Hummelen B, Pedersen G, Wilberg T, Katerud S (2014) Poor validity of the DSM-IV schizoid personality disorder construct as diagnostic category. J Pers Disord 28:1-13.

Janzarik W (Hrsg.) (1988) Persönlichkeit und Psychose. Stuttgart: Ferdinand Enke.

Kahlbaum K (1890) Über Heboidophrenie. Allg Z Psychiatrie 46:461-474.

Kahn E (1928) Die psychopathischen Persönlichkeiten. In: Bumke O (Hrsg.) Handbuch der Geisteskrankheiten. Bd. 5, Berlin, Springer 1928, S. 227-486.

Kallmann FJ (1938) The genetics of schizophrenia. New York: Augustin.

Kasanin J, Rosen ZA (1933) Clinical variables in schizoid personalities. Arch Neurol Psychiatry 30:538-566.

Kendler KS (1988) Familial aggregation of schizophrenia and schizophrenia spectrum disorders. Evaluation of conflicting results. Arch Gen Psychiatry 45:377-383.

Kendler KS, Aggen SH, Czaikowski N, et al. (2008) The structure of genetic and environmental risk factors for DSM-IV personality disorders: a multivariate twin study. Arch Gen Psychiatry 65:1438-1446.

Kendler KS, Aggen SH, Knudsen GP, et al. (2011) The structure of genetic and environmental risk factors for syndromal and subsyndromal common DSM-IV axis I and all axis II disorders. Am J Psychiatry 168:29-39.

Kendler KS, Aggen SH, Meale MC, et al. (2015) A longitudinal twin study of cluster A personality disorders. Psychol Med 45:1531-1538.

Kendler KS, McGuire M, Gruenberg AM, et al. (1993) The Roscommon Family Study. III. Schizophrenia-related personality disorders in relatives. Arch Gen Psychiatry 50:781-788.

Kendler KS, McGuire M, Gruenberg AM (1995a) Schizotypal symptoms and signs in the Roscommon Family Study. Their factor structure and familial relationship with psychotic and affective disorders. Arch Gen Psychiatry 52:296-303.

Kendler KS, Neale MC, Walsh D (1995b) Evaluating the spectrum concept of schizophrenia in the Roscommon Family Study. Am J Psychiatry 152:749-754.

Kernberg OF (1975) Borderline conditions and pathological narcissism. Dt. Borderline-Störungen und pathologischer Narzißmus. Frankfurt a. Main: Suhrkamp Taschenbuch Wissenschaft 1980.

Kety SS, Rosenthal D, Wender PH, Schulsinger F (1968) The types and prevalence of mental illness in the biological and adoptive families of adopted schizophrenics. In: Rosenthal D, Kety SS (Hrsg.) The transmission of schizophrenia. Oxford: Pergamon Press, S. 345-362.

Kirkpatrick B, Messias E, LaPorte D (2008) Schizoid-like features and season of birth in a nonpatient sample. Schizophr Res 103:151-155.

Koenigsberg HW, Buchsbaum MS, Buchsbaum BR, et al. (2005) Functional MRI of visuospatial working memory in schizotypal personality disorder: a region-of-interest analysis. Psychol Med 35:1019-1030.

Koponen S, Taiminen T, Portin R, et al. (2002) Axis I and axis II psychiatric disorders after traumatic brain injury: A 30-year follow-up study. Am J Psychiatry 159:1315-1321.

Kraepelin E (1903/4) Psychiatrie. Ein Lehrbuch für Studierende und Ärzte. 7. Aufl. Leipzig: Barth.

Kretschmer E (1918) Der sensitive Beziehungswahn. Ein Beitrag zur Paranoiafrage und zur psychiatrischen Charakterlehre. Berlin: Springer.

Kretschmer E (1921) Körperbau und Charakter. Untersuchungen zum Konstitutionsproblem und zur Lehre von den Temperamenten. Berlin: Springer.

Lenzenweger MF (2005) Paul E. Meehl's model of schizotypy and schizophrenia. In: Maj M, Akiskal HS, Mezzich JE, Okasha A (Hrsg.) Personality disorders. WPA Series Evidence and Experience in Psychiatry, vol 8. Chichester: John Wiley & Sons, S. 75-81.

Lenzenweger MF, Clarkin J (Hrsg.) (2004) Major theories of personality disorders, 2nd edition. New York: Guilford Press.

Lobbestael J, Arntz A, Bernstein (2010) Disentangling the relationship between different types of childhood maltreatment and personality disorders. J Pers Disord 24:285-295.

Louise S, Gurvich C, Neill E, et al. (2015) Schizotypal traits are associated with poorer executive functioning in healthy adults. Front Psychiatry 6:79; doi: 10.2289/fpsyt.2015.00079.

Machón RA, Huttonen MO, Mednick SA, et al. (2002) Adult schizotypal personality characteristics and prenatal influenza in a Finnish birth cohort. Schizophr Res 54:7-16.

Masi A, DeMayo MM, Glozier N, Guastella AJ (2017) An overview of autism spectrum disorder, heterogeneity and treatment options. Neurosci Bull [Epub ahead of print].

McGhie A, Chapman J (1961) Disorders of attention and perception in early schizophrenia. Br J Med Psychol 34:103-116.

Meehl P (1962) Schizotaxia, schizotypy, schizophrenia. Am Psychol 17:827-838.

Meehl P (1989) Schizotaxia revisited. Arch Gen Psychiatry 46:935-944.

Meissner WW (1988) Treatment of the patients in the borderline spectrum. New York: Jason Aronson.

Minkowski E (1927) La schizophrénie. Paris: Payot.

Mohr C, Ettinger U (2014) An overview of the association between schizotypy and dopamine. Front Psychiatry 5:184; doi: 10.3389/fpsyt.2014.00184.

Morrison SC, Cohen AS (2014) The moderating effects of perceived intentionality: Exploring the relationships between ideas of reference, paranoia and social anxiety in schizotypy. Cogn Neuropsychiatry 19:527-539.

Mulder RT, Newton-Howes G, Crawford MJ, Tyrer PJ (2011) The central domains of personality pathology in psychiatric patients. J Pers Disord 25:364-377.

Oltmanns TF, Friedman JNW, Fiedler ER, Turkheimer E (2004) Perceptions of people with personality disorders based on thin slices of behaviour. J Res Personality 38:216-229.

Parnas J, Jørgensen A. (1989) Premorbid psychopathology in schizophrenia spectrum. Br J Psychiatry 155:623-627.

Parnas J, Licht D, Bovet P (2005) Cluster A personality disorders: A review. In: Maj M, Akiskal HS, Mezzich JE, Okasha A (Hrsg.) Personality disorders. WPA Series Evidence and Experience in Psychiatry, vol 8. Chichester: John Wiley & Sons, S. 1-74.

Perez-Riguez MM, New AS, Sivers LJ (2013) The neurobiology of personality disorders: The shift to DSM-5. In: Charney DS, Sklar P, Buxbaum JD, Nestler EJ (Hrsg.) Neurobiology of mental illness, 4th editon. Oxford, New York: Oxford University Press, S. 1089-1103.

Rodriguez Solano JJ, Gonzalez De Chavez M (2000) Premorbid personality disorders in schizophrenia. Schizophr Res 44:137-144.

Rosell DR, Futterman SE, McMaster A, Liever LJ (2015) Schizotypal personality disorder: A current review. Curr Psychiatry Rep 16(7):452; doi:10.1007/s11920-014-0452-1.

Savitz J, van der Merwe L, Newman TK, Stein DJ, Ramesar R (2010) Catechol-o-methyltransferase genotype and childhood trauma may interact to impact schizotypal personality traits. Behav Genet 40:415-423.

Schiffman J, Nakamura B, Earleywine M, LaBrie J (2005) Symptoms of schizotypy precede cannabis use. Psychiatry Res 134:37-42.

Schneider K (1950) Klinische Psychopathologie. Stuttgart: Thieme.

Shapiro D (1965) Neurotic styles. Oxford: Basic Books.

Shihabuddin L, Buchsbaum MS, Hazlett EA, et al. (2001) Striatal size and relative glucose metabolic rate in schizotypal personality disorder and schizophrenia. Arch Gen Psychiatry 58:877-884.

Siever LJ, Davis KL (2004) The pathophysiology of schizophrenia disorders: Perspectives from the spectrum. Am J Psychiatry 161:398-413.

Siever LJ, Weinstein LN (2009) The neurobiology of personality disorders. J Am Psa Assoc 57:361-398.

Summer F (1994) Fairbairn and Guntrip. In: Object relations and psychopathology: A comprehensive text. Hillsdale: Analytic Press, S. 25-72.

Takahashi T, Suzuki M, Zhou SY, et al. (2010) A follow-up MRI study of the superior temporal subregions in schizotypal disorder and first-episode schizophrenia. Schizophr Res 119:65-74.

Takahashi T, Zhou SY, Nakamura K, et al. (2011) A follow-up MRI study of the fusiform gyrus and middle and inferior temporal gyri in schizophrenia spectrum. Prog Neuropsychopharmacol Biol Psychiatry 35:1957-1964.

Theleritis C, Vitoratou S, Smyrnis N, et al. (2012) Neurological soft signs and psychometrically identified schizotypy in a sample of young conscripts. Psychiatr Res 198:241-247.

Torgersen S (2012) Epidemiology. In: Widiger TA (ed) Oxford textbook of personality disorders. Oxford, New York: Oxford University Press, S. 186-205.

Torgersen S, Kringlen E, Cramer V (2001) The prevalence of personality disorders in a community sample. Arch Gen Psychiatry 58:590-596.

Triebwasser J, Chemerinski E, Roussos P, Siever LJ (2012) Schizoid personality disorders. J Pers Disord 26:919-926.

Tyrka AR, Cannon TD, Haslam N et al. (1995) The latent structure of schizotypy. I. Premorbid indicators of a taxon of individuals at risk for schizophrenia spectrum disorders. J Abnorm Psychol 104:173-183.

Van Os J, Kenis G, Rutten BP(2010) The environment and schizophrenia. Nature 468:203-212.

Van Os J, Linscott RJ, Myin-Germeys I, Delespaul P, Krabbendam L (2009) A systematic review and meta-analysis of the psychosis continuum: evidence for a psychosis proneness persistence-impairment model of psychotic disorder. Psychol Med 39:179-195.

Vygotsky LS (1978) Mind in society. Cambridge, MA, Harvard University Press

Wing L (1981) Asperger's syndrome. A clinical account. Psychol Medicine 11:115-129.

2 Die schizoide Persönlichkeitsstörung – eine psychodynamische Perspektive

Gerhard Dammann

> »*Wer einsam ist, der hat es gut, Weil keiner da, der ihm was tut. Ihn stört in seinem Lustrevier Kein Tier, kein Mensch und kein Klavier, Und niemand gibt ihm weise Lehren, Die gut gemeint und bös zu hören. Der Welt entronnen, geht er still In Filzpantoffeln, wann er will. Sogar im Schlafrock wandelt er Bequem den ganzen Tag umher. Er kennt kein weibliches Verbot …*« (Wilhelm Busch, Der Einsame)

Eine sehr anschauliche Beschreibung eines schizoiden Menschen erfasst den Sohn des Mathematikprofessors Sigmund Gundelfinger und Bruder des Germanisten Friedrich Gundolf (der zum Kreis um den Dichter Stefan George gehörte), den menschenscheuen Juristen, der allerdings nie gearbeitet hat, und autodidaktischen Zeichner Ernst Gundolf (eigentlich Gundelfinger, 1881–1945):

> »*Gundolfs jüngeren Bruder, den scheuen Ernst … schätzte George wegen seiner Belesenheit und seines unabhängigen Urteils; der Jurist, der wegen eines chronischen Lungenleidens nicht arbeitete, wurde von ihm oft um Rat gefragt. Im Umgang mit anderen Menschen tat sich der Sonderling schwer; er habe neulich ›silberne Hochzeit mit meiner Schildkröte gefeiert‹ (Zit. nach Landmann [1982], S. 66). Zu seiner meditativen Lebensführung gehörte es, morgens eine kleine Federzeichnung oder Pastell anzufertigen. Im Laufe seines Lebens … entstanden Tausende von Blättern, deren einziges Thema menschenleere, vorzeitliche Landschaften sind: weite Ebenen mit drei Pappeln, Felsen, Krater, kahle Dünen – alles mit einem nervösen, kalten Strich gezeichnet und von großer Tristesse. Sein Ideal war die Überwindung alles Stofflichen; ›am liebsten würde ich das Papier ganz weiß lassen‹ äußerte er einmal, und manchmal sah es so aus, als ob ›nichts anderes malen wollte als den Wind‹* (Zit. nach Egyptien [2005], S. 56f)« (Karlauf 2007, S. 272f).

Gewisse Merkmale eines schizoiden Lebenswandels (Bedürfnislosigkeit, fehlende sexuelle Beziehungen, Isolation, Unkonventionalität, Unabhängigkeit im Denken) werden aus der Antike über den griechischen Philosophen Diogenes von Sinope (um 410 v. Chr. bis ca. 323 v. Chr.) überliefert, der der Richtung des Kynismus angehörte, lange Jahre in einem Fass lebte und von dem Alexander der Große sagte, dass, wenn er nicht schon Alexander sei, er Diogenes sein wolle.

Im Folgenden sollen zunächst die Ursprünge des Schizoidie-Konzepts aus der Schizophrenie-Lehre dargestellt werden und ihre Verbindung zur so genannten Konstitutionspsychologie der 20er Jahre des 20. Jahrhunderts. Es wird dann auf die schizoide Persönlichkeitsstörung im engeren Sinn eingegangen und zentrale empirische Befunde zur dieser Problematik, aber auch mögliche psychodynamische Überlegungen zu den Ursachen und zur inneren Objektwelt dieser Menschen sollen dargelegt werden. Schließlich werden therapeutische Implikationen aufgezeigt. Diese Ausführungen zur Schizoidie und schizoiden Persönlichkeit werden begleitet durch einerseits Fallvignetten aus einem Behandlungsfall und andererseits beschreibende Beispiele und Zitate aus der Kulturgeschichte.

Wichtige Übersichtsarbeiten zur schizoiden Persönlichkeitsstörung finden sich u. a. bei Akhtar (1987), Stone (1989), Gabbard (1994), Koenigsberg (2000), Kalus et al. (1993), Viveier (2011), Parnas et al. (2005), Triebwasser et al. (2012) oder Wernz (2014).

2.1 Existentielle Einsamkeit

> *»Das Ich ist in ausgezeichneter Weise Einsamkeit.«* (E. Levinas 1961/2003, S. 165)

Zur Schizoidie gehört nicht selten eine Form von existentiellem Alleinsein-Müssen, was etwas anderes ist als eine ungewollte interpersonelle Einsamkeit. Franz Kafka drückt dies (Tagebuch vom 27. April 1915) sehr gut wie folgt aus: *»Unfähigkeit mit Menschen zu leben, zu reden. Vollständiges Versinken in mich, Denken an mich. Stumpf, gedankenlos, ängstlich. Ich habe nichts mitzuteilen, niemals, niemandem.«* (Kafka 1994, S. 734).

In »Thomas der Dunkle« (1950, dt. 1987, S. 12) lässt der französische Philosoph Maurice Blanchot ein »Ich« zu Wort kommen, das seinen Grundgedanken von der bedrängenden Anwesenheit des Abwesenden am Beispiel des Tods plausibel zu machen versucht:

> *»... wer mich betrachtet hat, hat gefühlt, dass der Tod sich auch zur Existenz gesellen und den entscheidenden Satz prägen kann: Der Tod existiert. Man hat die Gewohnheit angenommen, alles, was man für mich vom Tod sagen konnte, von der Existenz zu sagen, und anstatt zu sagen: ›Ich bin, ich bin nicht‹, die Ausdrücke in eine ebenso glückliche Reihung zu bringen: ›Ich bin, indem ich nicht bin‹, und ebenso: ›Ich bin nicht, indem ich bin ...‹«*

Martens (2010, S. 41) vermutet, dass im Rückzug und Alleinsein eine weniger schmerzhafte Lösung besteht, um peinvolle soziale Kontakte so vermeiden zu können. Dies ist eine relativ gängige Interpretation der schizoiden Dynamik, dass nämlich die betroffene Person eigentlich den Kontakt sucht, aber Verletzungen etc. fürchtet.

Allerdings übersehen diese Autoren, die wie Martens (2010) von einer tiefen Einsamkeit oder wie Seinfeld (1991) von Leere, Leiden und sozialer Isolation schreiben, dass es ja unter diesen Umständen naheliegend wäre, wenn schizoide Menschen häufig Therapien aufsuchen würden, um mit diesem konflikthaften Dilemma und den interpersonellen Ängsten besser zurecht zu kommen. In der Tat ist aber das Gegenteil der Fall: Schizoide Personen möchten oft gar nicht allzu enge Beziehungen eingehen und haben nicht die Angst, abgelehnt zu werden, wie z. B. Patienten aus dem C-Cluster (ängstlich, vermeidend, selbstunsicher). Ihnen ist die zu große Nähe durch Beziehungen selbst die Pein, und nicht, dass dies zu Einsamkeit führt.

2.2 Das »Schizoide« in der Schizophrenie

Eugen Bleuler führt um 1908 den Begriff der »Schizoidie« ein, nachdem er (und die »Züricher Schule« sowie ihre Nachfolger) zuvor die psychopathologischen Kernprobleme der Schizophrenie beschrieben hatten:

1. den schizophrenen Autismus (»la perte du contact vital avec la realité«, Minkowksi 1927; »excessive and irrational self-aggrandizement«, Rubins 1970; »Verpuppung« oder »Ausgliederung eines Ich-Bestandteiles«, Schindler 1960; Entstehung eines »ungespaltenen, aber wirklichkeitsfremden Ichs«, Bleuler 1972)
2. die so genannte schizophrene Spaltung, die dem Krankheitsbild sogar den Namen geben sollte (»Inkohärenz«, Ziehen 1894) (dazu gehören die gespaltene Identität, der Kohärenzverlust der Person, die Störungen der Ich-Grenzen; aber auch Ambivalenz und Affektspaltung)
3. das wahnhaft-halluzinatorische Syndrom (»Der Wahn ist die Widerspiegelung der Existenzbedrohung; im Verfolgungswahn werden aus dem ›bodenlosen Unheimlichen‹ heimliche Feinde«, Ludwig Binswanger 1957, S. 48)
4. die Vitalitätsstörungen (beschrieben als Passivierung, Devitalisierung oder Negativismus)
5. sowie die leiblichen Störungen (etwa Stereotypien, motorische Steifheit oder plötzlicher Raptus).

Bleuler (1908) bemerkte nun bei seinen Beschreibungen der schizophren Erkrankten und ihrer Angehörigen, dass es wie zu Übergängen zwischen »schizoidem Charakter« (mit sozialer Isolation, seltsamem Kommunikationsstil, Verhaltensauffälligkeiten) und Formen der Schizophrenie kommt. Er verwendet für diese Verhaltensauffälligkeiten, die er insbesondere bei manchen nahen Familienangehörigen beschrieb, den Begriff der »Schizoidie«. In der Folge (auch Bleuler 1922) kommt es nun, nicht zuletzt auch beeinflusst durch die damals dominierende erbbiologische Richtung in der Psychiatrie, zu einer vermehrten Beschäftigung mit dem »Schizoid« als Spektrumsproblematik der Schizophrenie; etwa das damals einflussreiche Buch von Eugen Kahn (1923) »*Schizoid und Schizophrenie im Erbgang. Beitrag zu den erblichen Beziehungen der Schizophrenie und des Schizoids mit besonderer Berücksichtigung der Nachkommenschaft schizophrener Ehepaare*«, die Arbeit von Berze (1925) oder der Aufsatz von Wyrsch (1940), der die Schizoidie den »Psychopathien« (Persönlichkeitsstörungen) zuordnet. Kasanin und Rosen (1933) beschrieben bereits Untergruppen.

2.3 Bedeutungswandel

In den nachfolgenden Jahren kommt es jedoch zu einem zunehmenden Bedeutungswandel, der teilweise auch der parallel einsetzenden Beschäftigung von Psychoanalytikern mit dem Thema des »Schizoiden« zu verdanken ist. Das Schizoide, wie es die Psychoanalytiker verstehen, meint dagegen mehr einen spezifischen, von Rückzug und nur wenigen Sozialkontakten gekennzeichneten Abwehrstil. Diese Sichtweise ist bis heute die dominierende geblieben.

Der Begriff »Schizo-« (Spaltung) im ursprünglichen Schizoidie-Konzept der Schizophrenie hat sich dagegen immer mehr von der Spaltung weg entwickelt, verselbständigt und meint heute also nur noch den »Rückzugsteil«, den bereits Bleuler beschrieb.

Der historische Schizoidie-Begriff wurde zudem, seit dem DSM-III, in zwei Subtypen von Persönlichkeitsauffälligkeiten differenziert:

1. die schizotypische oder schizotype Persönlichkeitsstörung (mit klaren, empirisch nachgewiesenen genetischen Verbindungen zur Schizophrenie, die oft als »Spektrumsstörung« verstanden wird und daher in der ICD-Klassifikation sich auch nicht bei den Persönlichkeitsstörungen in Kapitel 6 findet, sondern im Kapitel 2: Beschrieben werden hier exzentrisches oder bizarres Verhalten, aber auch Störungen in den Denkfunktionen).
2. die (jetzt konzeptuell und empirisch vom Schizophrenie-Konzept abgelöste) eigentliche »schizoide Persönlichkeitsstörung« und den damit verbundenen »schizoiden Zügen«. Im Weiteren wird hier nur dieser Strang weiterverfolgt werden. Die Problematik der Schizotypie taucht bei den Differentialdiagnosen nochmals auf.

An dieser Stelle soll kurz auf das im deutschsprachigen Raum einflussreiche Buch des Neopsychoanalytikers Fritz Riemann »Grundformen der Angst« (1961) eingegangen werden. Riemann unterscheidet darin vier Typen der Persönlichkeit, nämlich schizoide, depressive, zwanghafte oder hysterische Persönlichkeiten, bei denen es sich – in seinen Worten – »*letztlich um vier verschiedene Arten des In-der-Welt-Seins*« (S. 18) handelt, verbunden mit den entsprechenden »Grundformen« der Angst. Allerdings gleicht das, was Riemann (in der Tradition seines Lehranalytikers Harald Schultz-Hencke) als »schizoid« bezeichnet, nur begrenzt dem heutigen Verständnis und weist zahlreiche Aspekte einer strukturellen Störung ganz allgemein auf, was man auch als Borderline-Organisation (im Sinne Kernbergs) bezeichnen könnte. Besonders gravierende Auswirkungen haben Störungen des Antriebserlebens in der frühesten Phase, wenn also die Intentionalität basal davon betroffen ist. Schultz-Hencke nahm an, dass die Folgen einer solchen frühen Störung sich in einer »schizoiden Struktur« niederschlagen können. Im Allgemeinen bezeichnet in dieser deutschen neopsychoanalytischen Tradition die Schizoidie (etwa Riemann 1961) auch eine leichtere Störung (Neurosenstruktur) als im anglo-amerikanischen Raum.

2.4 Ernst Kretschmers Konstitutionspsychologie

Zurück zur Geschichte des Schizoidie-Konzepts. Parallel zu den erbbiologischen Forschern in der Psychiatrie der ersten Hälfte des 20. Jahrhunderts befasste sich auch eine weitere – aus dem 19. Jahrhundert stammende und damals wieder an Bedeutung gewinnende – Richtung mit der Schizoidie, nämlich die sogenannte Konstitutionspsychologie, die ideengeschichtlich teilweise bis in die Temperamenten- bzw. sogenannte Säftelehre der Antike zurückreicht. Maßgeblich wurde hier das Buch des Tübinger Psychiaters Ernst Kretschmer, das erstmals 1921 erschien, aber zahlreiche Neuauflagen erfahren sollte: »*Körperbau und Charakter. Untersuchungen zum Konstitutionsproblem und zur Lehre von den Temperamenten.*« Kretschmer differenziert bzw. identifiziert hier zwei spezifische Züge der schizoiden Persönlichkeiten: nämlich die mit hyperästhetischen (empfindlichen) und diejenigen mit anästhetischen (unempfindlichen) Zügen.

Kretschmer bringt die Schizoidie, die er sehr genau in ihren Unterformen beschreibt und bereits mit interpersonellen Aspekten assoziiert (bei ihm auch noch in innerer Verbindung stehend zur Schizophrenie), mit einer bestimmten Körperform in Verbindung: der Leptosomie. Leptosome sollen als reine Typen in ihrem Körperbau hager und sehnig sein, haben relativ dünne Gliedmaßen, einen eher kleinen Kopf, einen flachen Bauch und eine flache Brust. Sie wirken knochig, setzen wenig Körperfett an und sind eher drahtig. Der gesunde Leptosome ist (wie Kretschmer schreibt) »schizothym«, er neigt eher zu abstraktem Denken, befasst sich mit Details, denkt viel nach – ist somit eher ein »Kopfmensch«. Kretschmer brachte die bipolare Affektstörung in Zusammenhang mit dem »pyknischen« Körpertyp (gedrungen und zu Übergewicht neigend) und den »athletischen« Körpertypus sah er in einer Verbindung zur Epilepsie.

Bleuler und besonders Kretschmer sahen somit im »schizoiden Wesen« eher eine temperamentale oder konstitutionspathologische Basis in enger Beziehung zu den endogenen Psychosen als eine Form einer Charakterstörung (Persönlichkeitsstörung) im engeren Sinn. Obwohl die Konstitutionspsychologie heute quasi fast jegliche heuristische Bedeutung in der Psychiatrie und Psychologie verloren hat, ist es doch interessant, dass man sich auch heute vor seinem inneren Auge einen extrem schizoid-fanatischen Typus kaum anders als sehr hager vorstellen kann! Auch scheint es tatsächlich gewisse Korrelationen zwischen Körpergewicht und Persönlichkeitsstörungen zu geben (Mather et al. 2008). In dieser Untersuchung fand sich (besonders auch bei Frauen) interessanterweise, dass Untergewicht mit höheren Raten von schizoider Persönlichkeitsstörung (adjustiertes Odds Ratio = 1.89) assoziiert war. Natürlich könnte es dafür auch andere Erklärungen als die Konstitution bzw. den Körperbau geben (Ernährungsgewohnheiten, Fortbestehen von kindlichen Fehl- oder Mangelernährungen etc.).

Bereits Bleuler (so noch in der 15. Auflage seines Lehrbuchs von 1983 unter Federführung seines Sohnes Manfred Bleuler) stellt aber fest, dass es unter den schizoiden Personen ganz unterschiedliche Untertypen gibt, die er wie folgt sehr schön phänomenologisch beschreibt:

»*Einige Typen, die man unter den Schizoiden besonders hervorhebt, sind: verschrobene Querköpfe, mit unbelehrbarem Eigensinn; kalte, oft von einer fanatischen Idee besessene Despotennaturen; in sich verschlossene, menschenscheue, äußerungsarme Eigenbrötler; trockene, an Spontaneität arme, korrekte Mustermenschen; kalte, aber innerlich feindifferenzierte Aristokratentypen; pathetische Idealisten; zerfahrene und wurstige, gemütsstumpfe, sozial unter Umständen bis auf Landstreicherstufe absinkende Sonderlinge und viele andere mehr.*« (Bleuler 1983, S. 578).

Natürlich zeigt diese Auflistung auch, dass es somit nicht *den* schizoiden Menschen gibt, sondern wohl eher Untergruppen.

2.5 Schizoidie und Schizophrenie – heute

In der heutigen Psychiatrie wird – trotz der weiter bestehenden terminologischen Überschneidung »Schizo-« – überwiegend kein ätiologischer Zusammenhang zwischen der Schizoidie bzw. schizoiden Persönlichkeitsstörung und der Schizophrenie mehr angenommen (Kalus et al. 1983). Etwa die Studie von Parnas und Mitarbeiter (1982) zeigte, dass keine eindeutige Beziehung zwischen (typisch schizoider) sozialer Zurückgezogenheit, Scheu und Kühle sowie zur Schizophrenie besteht.

Eine weiterhin vorhandene, aber m. E. konzeptuell veraltete enge Verbindung (»schizoid-schizotypische Persönlichkeitsstörungen«) zwischen der Schizotypie und der Schizoidie favorisieren jedoch noch immer Saß und Jünemann (2001).

Neuere Ansätze sehen in der Schizoidie mehr einen (teils temperamental, aber überwiegend charakterologisch bedingten) Persönlichkeitszug, der sich möglicherweise dimensional verteilt und in seiner Extremvariante als Persönlichkeitsstörung die gesamte Persönlichkeit dominiert (dazu etwa Triebwasser et al. 2012).

Eine Verbindung von möglichen angeborenen temperamentalen Zügen und Erfahrungen in der frühen Kindheit für die Entwicklung einer schizoiden Persönlichkeit stellt McWilliams (2011, S. 104) dar:

»*Some babies are temperamentally more inclined than others toward this way of responding to stress; observers of infants have sometimes noted that it is the babies who are especially sensitive who are most likely to withdraw. People with this constitutionally impressionable disposition may generate a rich internal fantasy life and regard the external world as problematic or affectively impoverished. Experiences of emotional intrusion or impingement by caregivers and other early objects can reinforce withdrawal; conversely, neglect and isolation can also foster that reaction by leaving a child dependent on what he or she can generate internally for stimulation. Schizoid personality styles are the characterological outcome of reliance on the defense of withdrawal.*«

Nach Yontef (2001) sind schwere schizoide Störungen selten, kommen jedoch als leichterer »Stil« und vor allem als Komorbidität mit anderen Persönlichkeitsstörungen häufiger vor.

Trotz ihrer relativen Seltenheit, den wenigen empirischen Studien und den dargelegten konzeptuellen Schwierigkeiten konnte die schizoide Persönlichkeitsstörung bis in das DSM-5 ihren Platz in den Klassifikationssystemen behalten. Dies im Unterschied zu anderen einmal definierten Störungen der Persönlichkeit, die dann wieder »gestrichen« wurden: z. B. die passiv-aggressive (oder negativistische) Persönlichkeitsstörung, die sadistische Persönlichkeitsstörung, die depressive Persönlichkeitsstörung oder die selbstzerstörerische (self-defeating) (bzw. masochistische) Persönlichkeitsstörung.

O'Connor (2005) beschreibt eine bindungslose (detached) Persönlichkeitsdimension, die durch die schizoide, schizotypische und vermeidende Persönlichkeitsstörung und eine negative Korrelation zur histrionischen Persönlichkeitsstörung gekennzeichnet ist.

2.6 Phänomenologie und interpersoneller Stil

> »Die Menschen machen mich konfus, ich bin in der größten Verwirrung. Ich weiß mir nicht mehr zu helfen.« (König Peter in: Georg Büchers, Leonce und Lena)

Die folgenden Charakteristika kennzeichnen Menschen mit stärker schizoiden Zügen, die bis zu einer eigentlichen schizoiden Störung der Persönlichkeit reichen können, aber nicht müssen.

- Sie sind oft interessant und trotz ihrer Zurückhaltung nicht langweilig wirkend (»*sie hinterlassen eine starke Wirkung, ohne dass dies äußerlich sichtbar würde*«, Williams 2013, S. 169).
- Eher höflich oder förmlich in der Beziehungsgestaltung.
- Etwas scheu, auch in Situationen, in denen kein Grund dafür bestünde.
- Was andere über sie denken könnten, scheint sie auf den ersten Blick weniger zu interessieren.
- Diese Menschen wirken häufig emotional kalt oder gar sozial unbeholfen.
- Sie sind nicht unbedingt selbstunsicher, sondern manchmal sogar eher selbstbewusst (»*reizvoll-ungreifbar*«, Wernz 2014, S. 830).
- Wenn Beziehungen zu nahe oder intensiv werden, fühlen sie sich stark bedrängt, eingeengt, teils geängstigt oder verfolgt und suchen dann nach Wegen, ihr Selbst in Sicherheit zu bringen.
- Sie ruhen in sich und sind weniger beeinflusst durch interpersonelle Geschehnisse.
- Es kommt zu einer hohen Besetzung des Intellektuellen und einer Beständigkeit in den Beziehungen zu apersonalen Objekten (Computer, Forschungs-

aufgaben etc. – dazu Wernz 2014 – oder anderer ideeller Dinge, wie etwa des Waldes).
- Das Ordnen, Kategorisieren und Sammeln von Gegenständen und Informationen ist nicht selten ihr größtes Hobby.
- Gerne haben sie Dinge, die etwas eigenartig sind (z. B. Tiere, die andere eher abstoßend finden, z. B. hielt sich die amerikanische Schriftstellerin Patricia Highsmith Schnecken).
- Vermeiden zu starker Gefühle, da diese zu einer Art von Selbstverlust (das Gefühl, die eigene Identität zu verlieren) führen können (siehe Fallbeispiel unten mit dem Vermeiden der Filme Lars von Triers).
- Diese Personen haben oft keine oder ganz wenige Freunde.
- Schutz vor Einsamkeit und regulierbare soziale Kontakte finden sie häufig am Arbeitsplatz, so dass sie oft viel und lange arbeiten.
- Nicht selten reagieren sie mit Rückzug, während offene Feindseligkeit eher selten ist. Ein »in and out program« (Guntrip) ermöglicht »die Aufrechterhaltung und den Abbruch von Beziehungen scheinbar gleichzeitig« (Wernz 2014, S. 834).
- Auch scheinen sie häufig gleichgültig gegenüber Lob und Kritik anderer zu sein.
- Aber die Personen sind dann manchmal erstaunlich stark berührt, wenn sie emotional angesprochen werden (Interesse an ihnen; Zuwendung etc.).
- Stärker schizoide Personen sind immer wieder überrascht, dass es Menschen gibt, denen sie etwas bedeuten.
- In Gesellschaft etwa hören schizoide Menschen nicht selten am liebsten nur zu.
- Oder sie bringen Diskussionen auf eine theoretische Ebene, die ihnen weniger bedrohlich erscheint.
- Sie können nicht selten sehr gut argumentieren und vermeiden es aber dabei, ihre eigene Position darzulegen (Fairbairn spricht von »showing« als Substitut für »giving«).

2.6.1 Verborgene Schizoidie

Phänomenologisch finden sich gelegentlich auch so genannte »verborgene Schizoide«, bei der diese Persönlichkeitszüge eher versteckt sind. R. Klein (1995) spricht auch vom »secret schizoid«. Diese Charakterisierung, dass die schizoide Persönlichkeit verborgen (hidden) sein kann, geht zurück auf Fairbairns (1940) Beschreibung einer Art von »schizoidem Exhibitionismus«, wo eine schizoide Person äußerlich über scheinbar stärkere Gefühlsinvolviertheit und soziale Kontakte verfügen kann, innerlich jedoch nicht wirklich beteiligt ist (»*in reality gives nothing and loses nothing*«). Die Person »spielt« also in gewisser Weise etwas vor, ohne jedoch in ihrer ganzen Persönlichkeit wirklich beteiligt zu sein. Es handelt sich letztlich nach Fairbairn um ein Spaltungsphänomen, durch dieses Manöver versucht die schizoide Person die tieferen Schichten ihrer eigenen Persönlichkeit intakt zu halten und von Kompromissen zu bewahren. Gelegentlich wurde die Schizoidie auf Grund der Verborgenheit des eigentlichen Selbst auch in Verbindung mit der so genannten »Als-ob«-Persönlichkeit (Deutsch 1934) in Verbindung gebracht. Auch Fenichel (1945) beschrieb bereits Pseudoemotionen und Pseudokontakte.

2.7 Probleme der deskriptiven Diagnose

Im Folgenden finden sich die Klassifikationskriterien für die schizoide Persönlichkeitsstörung nach ICD-10 und DSM-5. Beide Beschreibungen sind relativ deckungsgleich, was zur besseren Reliabilität der Diagnosestellung beiträgt. Die Symptom- bzw. Verhaltensbeschreibung ist atheoretisch und stark deskriptiv ausgerichtet, weist jedoch an einigen Stellen interessante Differenzierungen auf. So wird formuliert, dass die betroffenen Personen gleichgültig gegen Lob oder Kritik »erscheinen« (ICD und DSM), was nicht heißt, dass es so ist. Auch wird auf die starke Phantasietätigkeit (ICD) eingegangen.

Diagnose nach ICD-10 (Forschungskriterien) (WHO 1993, F60.1)

Mindestens vier der folgenden Eigenschaften oder Verhaltensweisen müssen vorliegen:

1. wenn überhaupt, dann bereiten nur wenige Tätigkeiten Freude;
2. zeigt emotionale Kühle, Distanziertheit oder abgeflachte Affektivität;
3. reduzierte Fähigkeit, warme, zärtliche Gefühle für andere oder Ärger auszudrücken;
4. erscheint gleichgültig gegenüber Lob oder Kritik von anderen;
5. wenig Interesse an sexuellen Erfahrungen mit einem anderen Menschen (unter Berücksichtigung des Alters);
6. fast immer Bevorzugung von Aktivitäten, die allein durchzuführen sind;
7. übermäßige Inanspruchnahme durch Phantasien und Introvertiertheit;
8. hat keine oder wünscht keine engen Freunde oder vertrauensvollen Beziehungen (oder höchstens eine);
9. deutlich mangelndes Gespür für geltende sozialen Normen und Konventionen. Wenn sie nicht befolgt werden, geschieht das unabsichtlich.

ICD-10-Kriterien (WHO 2016)

Eine Persönlichkeitsstörung, die durch einen Rückzug von affektiven, sozialen und anderen Kontakten mit übermäßiger Vorliebe für Phantasie, einzelgängerisches Verhalten und in sich gekehrte Zurückhaltung gekennzeichnet ist. Es besteht nur ein begrenztes Vermögen, Gefühle auszudrücken und Freude zu erleben.

Eine Persönlichkeitsstörung, die durch einen Rückzug von affektiven, sozialen und anderen Kontakten mit übermäßiger Vorliebe für Phantasie, einzelgängerisches Verhalten und in sich gekehrte Zurückhaltung gekennzeichnet ist. Es besteht nur ein begrenztes Vermögen, Gefühle auszudrücken und Freude zu erleben.

ICD-11-Kriterien (WHO 2018, Version 18.06.2018, Nr. 6D11.1)

Detachment in personality disorder or personality difficulty

The core feature of the Detachment trait domain is the tendency to maintain interpersonal distance (social detachment) and emotional distance (emotional detachment). Common manifestations of Detachment, not all of which may be present in a given individual at a given time, include: social detachment (avoidance of social interactions, lack of friendships, and avoidance of intimacy); and emotional detachment (reserve, aloofness, and limited emotional expression and experience).

Diagnostische Kriterien nach DSM-5 (APA 2013, Nr. 301.20)

A. Ein tiefgreifendes Muster, das durch Distanziertheit in sozialen Beziehungen und eine eingeschränkte Bandbreite des Gefühlsausdrucks im zwischenmenschlichen Bereich gekennzeichnet ist. Der Beginn liegt im frühen Erwachsenenalter, und das Muster zeigt sich in verschiedenen Situationen. Mindestens vier der folgenden Kriterien müssen erfüllt sein:
   1. Hat weder den Wunsch nach engen Beziehungen noch Freude daran, einschließlich der Tatsache, Teil einer Familie zu sein.
   2. Wählt fast immer einzelgängerische Unternehmungen.
   3. Hat, wenn überhaupt, wenig Interesse an sexuellen Erfahrungen mit einem anderen Menschen.
   4. Wenn überhaupt, dann bereiten nur wenige Tätigkeiten Freude.
   5. Hat keine engen Freunde oder Vertraute, außer Verwandten ersten Grades.
   6. Erscheint gleichgültig gegenüber Lob und Kritik von Seiten anderer.
   7. Zeigt emotionale Kälte, Distanziertheit oder eingeschränkte Affektivität.
B. Tritt nicht ausschließlich im Verlauf einer Schizophrenie, einer bipolaren Störung oder depressiven Störung mit psychotischen Merkmalen, einer anderen psychotischen Störung oder einer Autismus-Spektrum-Störung auf und ist nicht Folge der physiologischen Wirkungen eines medizinischen Krankheitsfaktors.

Beachte: Falls die Kriterien vor dem Beginn einer Schizophrenie erfüllt waren, ist »prämorbid« hinzuzufügen, z. B. »Schizoide Persönlichkeitsstörung (Prämorbid)«.

Abdruck erfolgt mit Genehmigung vom Hogrefe Verlag Göttingen aus dem Diagnostic and Statistical Manual of Mental Disorders, Fifth Edition, © 2013 American Psychiatric Association, dt. Version © 2015 und 2018 Hogrefe Verlag.

Empirisch untersucht, erweisen sich einige Charakteristika von schizoider Persönlichkeitsstörung als valide (Harper 2004; Katz 2004; Martens 2011; Mittal et al. 2007; Nirestean et al. 2012; Rasmussen 2005; Yan et al. 2011). Personen mit schizoider Persönlichkeitsstörung:

- weisen einen Mangel an Bindung an andere Personen auf,
- zeigen wenig Engagement im Hinblick auf soziale Kontakte,
- zeigen oft mangelnde soziale Kompetenzen und mangelnde Fähigkeiten, das Verhalten
- oder die Emotionen anderer zu verstehen,
- weisen ein hohes Ausmaß an Anhedonie auf und haben Schwierigkeiten, Freude zu empfinden.

2.8 »Sonderlinge«

»Sämtliche Parteidoktrinen, Glaubenslehren, Soziologien, Handelskammern und Gesundheitsämter sind sich komischerweise trotz aller Todfeindschaft von jeher in einem Punkte einig: daß es nichts Verbietenswerteres gibt als das Alleinsein-Wollen. Welch eine revolutionierende Kraft muß also darin liegen, wenn alle Welt sich bemüht, sie dem Menschen auszureden oder zu verschweigen.« (Hans Erich Nossack, »So lebte er hin …«, Rede zum Georg Büchner-Preis 1961)

In Kriterium 9 der ICD werden die betroffenen Personen als sozial auffällig klassifiziert (»*deutlich mangelndes Gespür für geltende sozialen Normen und Konventionen. Wenn sie nicht befolgt werden, geschieht das unabsichtlich*«). Abgesehen davon, dass es immer problematisch erscheint, Störungen der Persönlichkeit mit Störungen der sozialen Normen zu verbinden, wird hier in einer spezifischen Tradition, nämlich des »moral insanity«-Konzepts des 19. Jahrhunderts, tradiert, dass es sich bei den schizoiden Persönlichkeiten um »Sonderlinge« handelt.

So etwa auch noch Herpertz und Sass (2003, S. 67): »*Der gekennzeichnete Prototyp einer schizoiden Persönlichkeit begibt sich kaum in Behandlung, er leidet nicht unter seiner Kontaktarmut und seiner* sonderlinghaften Lebensweise.« Gerade weil in der deutschen Sprache »Sonderling« mit »aussondern« verwandt ist, sollte dieser Terminus vermieden werden. Auch im Englischen gibt es zahlreiche (stigmatisierende oder despektierliche) Bezeichnungen, um schizoide Menschen zu umschreiben, die sogar in der Fachliteratur verwendet werden: »oddballs«, »weirdos«, »misfits«, »crank«, »eccentric« oder »loners«.

2.9 Prävalenz und empirische Forschungslage

Die schizoide Persönlichkeitsstörung wurde bis heute in alle fünf Auflagen des DSM-Systems aufgenommen. Sie hat auch die Integration der schizotypen Störung (ICD) bzw. der schizotypen Persönlichkeitsstörung (DSM) überdauert, wie die mehr bizarren, von magischem Denken geprägten Persönlichkeiten im Spektrum der schizophrenen Störungen konzeptualisiert wurden.

Das heutige Verständnis der schizoiden Persönlichkeit basiert auf einer psychoanalytischen Tradition (Fairbairn, Klein), die vor allen Dingen einen spezifischen tiefliegenden Abwehrstil in der Vordergrund rückt, bei dem das Individuum sich auf eine spezifische Art und Weise in sein inneres Selbst und dessen Innenwelt flüchtet und reale interpersonelle Kontakte dagegen eher vermeidet oder für unwichtig hält.

Es existiert empirisch vergleichsweise wenig vergleichende Forschungsliteratur, die herausstellt, dass es sich bei der schizoiden Persönlichkeitsstörung valide und reliabel um eine eigenständige, facettenreiche Persönlichkeitsstörung handelt (Triebwasser et al. 2012). Triebwasser et al. (2012) aber auch Hummelen et al. (2015) sprachen sich daher dafür aus, diese spezifische Persönlichkeitsstörung ganz zu streichen und lediglich an Hand eines dimensionalen Kontinuums zu beachten, u. a. auch weil die Komorbidität mit anderen Persönlichkeitsstörungen sehr hoch ist und weil (die ICD- oder DSM-)Merkmale der schizoiden Persönlichkeitsstörung wie sozialer Rückzug und innere Ungebundenheit zu anderen, Vermeiden von Intimität, Anhedonie oder verminderte Affektivität auch bei anderen Störungsbildern auftreten und zu wenig spezifisch erscheinen.

In der norwegischen Validitätsstudie von Hummelen und Mitarbeiter (2015) fand sich eine Häufigkeit von 0,7 %. Eine Faktorenanalyse mit den Daten der betroffenen Personen zeigte, dass die schizoide Persönlichkeitsstörung aus drei Faktoren bestehen könnte: soziale Bindungslosigkeit (social detachment), dieser Faktor zeigte auch die beste interne Konsistenz, Rückzug (withdrawal) und eingeschränkte Affektivität bzw. Anhedonie. Auch Hummel et al. (2015) kommen zu der Einschätzung: »*On the other hand, the three factors were in concordance with findings from previous studies and with the trait model for personality disorders in DSM-5, supporting the validity of SZPD as a dimensional construct.*« Skodol et al. (2011a), die die Auswahl von fünf spezifischen Persönlichkeiten für das alternative DSM-5-Modell begründet haben (später noch um die narzisstische Persönlichkeitsstörung ergänzt), argumentieren gegen das

Vorhandensein eines schizoiden Typus. Während Blais und Malone (2013) die Aufnahme der schizoiden und der paranoiden Persönlichkeitsstörung empirisch rechtfertigten.

Allgemein wurde in den größeren epidemiologischen Studien, die auch die schizoide Persönlichkeitsstörung zum Gegenstand hatten, immer wieder festgestellt, dass diese Gruppe von Personen zu den am stärksten eingeschränkten und denen mit dem tiefsten Funktionsniveau (selbst wenn die Achse-I-Komorbidität berücksichtigt wurde; Hong et al. 2005) und mit der geringsten Lebensqualität gehörten (Ullrich et al. 2007; Cramer et al. 2006; Grant et al. 2004). Auch das Funktionsniveau in Bezug auf interpersonelle Beziehungen ist niedrig (Ullrich et al. 2007; Cramer et al. 2006; Grant et al. 2004).

Die schizoide Persönlichkeitsstörung gehört zu den Persönlichkeitsstörungen, die die größte Stabilität über die Zeit aufweisen (Chanen et al. 2004), was m. E. ein zentrales Kriterium für eine valide Persönlichkeitsstörung sein sollte.

Es gibt zudem einige Autoren (Kalus et al. 1995), die dafür plädierten, die schizoide Persönlichkeitsstörung in zwei Richtungen hin aufzulösen: eine mehr affektiv eingeschränkte Gruppe, die Verbindungen zur schizotypen Persönlichkeitsstörung aufweisen soll, und eine verschlossenere Gruppe, die mit der vermeidenden Persönlichkeit gleichgesetzt werden könnte.

2.9.1 Häufigkeit

> »SPD has also been among the least studied of the personality disorders, with virtually no empirical investigations specifically devoted to it in the published literature. ... There are virtually no published neurobiological studies devoted exclusively – or even primarily – to SPD, and there is no published quantitative somatic or psychotherapeutic treatment research« (Skodol et al. 2011a, S. 150).

Die schizoide Persönlichkeitsstörung gilt als die seltenste der Cluster-A-Persönlichkeiten und hat unter allen DSM-IV-Persönlichkeitsstörungen eine Prävalenz von lediglich 0,7 bis 1,7 % (Median aller Studien 0.9 %; Torgersen et al. 2009) in der Allgemeinbevölkerung von Norwegen und Großbritannien (Torgersen 2009; Torgersen et al. 2001; Hummelen et al. 2015; Coid et al. 2006). In einigen nichtklinischen Samples waren die Prävalenzen noch niedriger (Black et al. 1993; Moldin et al. 1994). Bei der »National Epidemiologic Survey on Alcohol and Related Conditions«, einer breit angelegten US-Studie mit Laieninterviewern betrug sie 3,13 % (Grant et al. 2004).

Als eine Ursache für das seltene Vorkommen dieser Störung wurde immer wieder auch die fehlende Behandlungsbereitschaft dieser Gruppe von Patienten (im Unterschied zu anderen Persönlichkeitsstörungen) genannt (Tyrer et al. 2003). Diese Studien (in der Allgemeinbevölkerung) sprechen auch dafür, dass die Störung nicht nur deshalb als selten angesehen werden kann, weil sich schizoide Personen kaum in klinische Settings begeben und trotz Einschränkungen in der Lebensqualität eher wenig Leidensdruck aufweisen.

In klinischen Populationen ist sie ebenfalls selten, kommt aber doch deutlich häufiger vor (Herpertz et al. 1994, die bis auf 11,5 % Häufigkeit kommen);

Stuart et al. 1998 (ca. 2,2 %); Zimmerman et al. 2005 (1,4 %; reine schizoide Persönlichkeitsstörung ohne andere Persönlichkeitsstörung sogar nur 0,3 %) als Molinari et al. (1994) vermuteten, die die Störung in ihrer Studie praktisch nicht antrafen (eher unwahrscheinliche 0,0 %). Kendler und Mitarbeiter (2007, S. 655) vermuteten:

> »... the latent liabilities to the cluster A PDs are highly heritable but are assessed by current methods with only moderate reliability. The personal interviews assessed the genetic risk for the latent trait with excellent specificity for PPD and STPD and good specificity for SPD. However, for all three PDs, the questionnaires were less specific, also indexing an independent set of genetic risk factors.«

Um eine Subcharakterisierung der schizoiden Persönlichkeitsstörung auch empirisch zu beweisen, wurden von Hoffner (1999) drei Patientengruppen – Schizoide, unsicher Schizoide und nicht Schizoide – auf sozialer, Symptom- und Persönlichkeitsebene mittels verschiedener Untersuchungsinstrumente verglichen. Es fanden sich u. a. folgende Ergebnisse: Schizoide Patienten sind jünger als andere Patientengruppen, häufiger männlich, ledig, kinderlos und leben eher allein oder mit den Eltern. Sie sind sozial weniger angepasst und zeigen – was als pathognomonisch für schizoide Personen bezeichnet werden kann – gehäuft Störungen im sozialkommunikativen Bereich sowie eine ausgeprägte Ich-Schwäche und ein gestörtes Interaktionsverhalten. Die Clusteranalyse erbrachte die Möglichkeit der Einteilung in zwei Gruppen, wovon eine deutlich höhere Werte in den IDS-Unterscores Interaktionsverhalten und Objektbezug erzielte (Interview zur Diagnostik schizoider Störungen, Hoffner 1999). Zudem fanden sich in dieser Studie Unterschiede in der Strukturdiagnose und Ich-Stärke-Einschätzung, welche eine Charakterisierung der beiden Cluster gemäß einer von mehreren Autoren vorgeschlagenen Differenzierung in einen aktiven, offenen, ich-stärkeren und einen passiven, flüchtenden, depressiven, ich-schwächeren Pol der schizoiden Persönlichkeitsstörung rechtfertigen.

Studien zum Langzeitverlauf gibt es nicht. Bergman (1978) weist daraufhin, dass ältere Personen aus dem schizoiden Spektrum nicht selten im höheren Alter eine bessere Adaptiertheit erreichen.

2.10 Spezifische Diagnostik

Ein spezifisches Instrument, die Interpersonal Measure of Schizoid Personality Disorder (IM-SZ) (Kosson et al. 2008), das auf verbalem und interpersonellem Verhalten fußt, wurde zwar in Großbritannien und den Vereinigten Staaten an größeren forensischen Populationen getestet, hat sich aber nicht breiter durchgesetzt. Das gleiche gilt für das deutschsprachige Interview zur Diagnostik schizoider Störungen (IDS) (Hoffner 1999).

Die Validität des IDS wurde anhand der vielfach gefundenen Korrelationen mit anderen Fremd- und Selbstbeurteilungs-Instrumenten und der bewiesenen

Validität des »Psychischen und sozialkommunikativen Befunds (PSKB)« (Rudolf 1993) als hinreichend angesehen. In einer Studie von Lieberz und Porsch (1997) konnte gezeigt werden, dass die Gegenübertragung bei schizoiden Patienten eine sehr hohe Treffsicherheit (90 %) mit sich brachte.

2.11 Differentialdiagnosen

Im Folgenden soll auf folgende mögliche wichtige Differentialdiagnosen näher eingegangen werden:

- narzisstische Persönlichkeiten
- ängstlich-vermeidende Persönlichkeiten
- schizotype Persönlichkeiten
- Autismus-Spektrumsstörungen

Nicht näher eingegangen wird differentialdiagnostisch auf die zwanghaften (anankastischen) Persönlichkeiten (zur Verbindung von zwanghaften Störungen und Spektrumsstörungen aus dem schizophrenen Formenkreis als »schizo-obsessive disorder« siehe Poyurovsky 2013).

Stark zwanghafte Personen, wenn sie auf einem Borderline-Organisationsniveau funktionieren und z. B. in einem starken regressiven Rückzug sind, können aufgrund ihrer Isolation wie schizoide Menschen wirken. Allerdings wirken sie dann, anders als die Schizoiden, meist emotional roboterhaft und hölzern, während ja schizoide Personen (im Phantasieraum) kreativ und »zwanglos« sind (was innere Gefühls- und Phantasiewelten betrifft).

Sherwood und Cohen (1994) vertreten zudem die Ansicht, dass auch einige Borderline-Patienten (von diesen als »*quiet borderline*«) schizoide Züge aufweisen könnten.

2.11.1 Abgrenzung zum Narzissmus

Die Beziehung zu den äußeren Objekten ist bei Narzissten oft etwas schroff, was der Abgrenzung zur Außenwelt dient. Daher werden schizoide Personen manchmal als »narzisstisch-entwertend« missinterpretiert, was jedoch nicht der Fall ist. Was bei der schizoiden Person narzisstisch anmuten kann, ist meist eine von anderen unabhängige Selbstgewissheit. Der schizoide Mensch ist weit weniger auf die Akzeptanz und Wertschätzung angewiesen als der narzisstische Mensch (die typische »narzisstische Wut« fehlt ebenfalls). Schizoide Personen brauchen auch nicht die Entwertung oder gar Demütigung des Andern, um sich selbst dadurch besser, weil überlegen zu fühlen. Der Narzisst trägt seine Lorbeeren zur Schau, um Bewunderung zu erhalten. Die schizoide Person dagegen

»nährt« sich wie aus sich selbst heraus. Er empfindet daher auch kaum bzw. keinen Neid auf andere. Auch Scham und Schuldgefühle sind anders als bei narzisstischen oder depressiven Personen kaum vorhanden (McWilliams 2011). Kohut und Wolff (1978) rücken beide Störungsbilder als »contact-shunning personalities« in die Nähe.

Narzisstische Persönlichkeiten können sich selbst oft sehr genau und differenziert beschreiben, während andere Personen eher holzschnittartig oder diffus in ihrer Fremdbeschreibung erscheinen. Bei den schizoiden Persönlichkeiten ist es dagegen quasi umgekehrt: Sie können oft andere Personen sehr genau und differenziert in ihren verschiedenen Aspekten beschreiben, während sie sich selbst nur eher vage beschreiben können. Hinter dieser Schwierigkeit der Selbstbeschreibung bei der Schizoidie stehen Depersonalisationsphänomene, auf die bereits Rosenfeld (1947) hinwies.

Lob ist für schizoide Persönlichkeiten (im Unterschied zu Narzissten, die darauf warten) eher schwer einzuordnen, so wie es Freud (quellenmäßig aber wohl zu Unrecht, weil nicht im veröffentlichten Werk auffindbar[3]) einmal ausgedrückt haben soll: »*Gegen Angriffe kann man sich wehren, gegen Lob ist man machtlos.*«

Zu vermuten sind auch andere Entwicklungsdynamiken bei den beiden Störungsformen:

Beim Narzissmus wird fehlende Anerkennung oder Anerkennung nur durch Leistung in der Kindheit angenommen, was zu einer pathologischen Selbstorganisation mit grandioser Selbststruktur führt und zur intrapsychisch entlastenden Projektion negativer Selbstanteile auf Andere. Andere werden benötigt, aber entwertet (»*narzisstische Beziehungsphobie*«). Trennungen dagegen werden erlebt, als würden Teile des Selbst aus dem eigenen Fleisch geschnitten werden. Es findet sich beim Narzissmus ein Wechsel von Grandiosität und Inferiorität sowie (bei Extremformen) Bedrohung anderer oder Bedrohtheit (im Sinne des Sich-bedroht-Fühlens) durch andere.

Bei der Schizoidie dominiert dagegen das Erleben, dass Gefühle verbunden sind mit Hilflosigkeit und dass Denken dafür so etwas wie Stärke bedeutet. Es kommt zu einer (pathologischen) Überbesetzung der Ich-Funktionen und dadurch der Annahme einer omnipotenten Haltung, die vielleicht mit dem Bild von Odysseus vor den Sirenen verglichen werden könnte, wo Odysseus zwar den direkten Kontakt zu den Sirenen vermeidet, aber doch – sicher und in Distanz, an den Mast gebunden – die Gesänge der Sirenen hören kann und will. Andere werden auf Distanz gehalten, sobald die Beziehung keiner konkretisierbaren Aufgabe dient (»*schizoide Beziehungsphobie*«). Nicht selten dominiert ein Nebeneinander von realer Emotionsvermeidung und phantasierter Emotionsüberwältigung (verbunden mit dem Gefühl von Ausgeliefertsein).

Akhtar (1987) wies auf die Eigentümlichkeit hin, dass im mittleren Alter die narzisstischen Störungen oft verhaltener, »schizoider« werden, während die schizoiden Störungen, offener, selbstbewusster bzw. »narzisstischer« erscheinen.

---

3 https://de.wikiquote.org/wiki/Sigmund_Freud (Zugriff am 27.07.2018)

Personen mit schizoider Persönlichkeitsstörung zeigen aber dennoch auch eine starke Sehnsucht nach Nähe (Thylstrup und Hesse 2009) und weisen eine erhöhte Komorbidität mit Depressionen auf (Bockian 2006; Skodol et al. 2011b). Auch ein Zusammenhang mit Formen der Alkoholabhängigkeit wurde beschrieben (Heston 1970; Costello 1989).

Fallbeispiel

Ein noch junger Mann, ca. Ende 20, war nach einem brilliant absolvierten naturwissenschaftlichen Studium in eine Führungsfunktion eines Unternehmens gewählt worden. Die zahlreichen neuartigen interpersonellen Aufgaben (Teamkonflikte, Führung) bereiteten ihm weit mehr Probleme als die fachliche Ebene, die er sehr gut beherrschte. Die Beziehungsprobleme, die sich auch in seinem Privatleben äußerten, wo er sich als sehr hilflos empfand, führten zur Aufnahme der Psychotherapie.

Einmal berichtete er, dass er mit einigen Mitarbeitern seiner Abteilung in einer anderen Stadt ein mehrtägiges Weiterbildungsseminar zu absolvieren hatte. Während sich die Mitarbeiter auf den gemeinsamen geselligen Abend nach einem langen Tag freuten, war dies für ihn »der Horror«. Er erfand Ausreden, warum er nicht abends mit in ein Restaurant ging (z. B. dass er in der Stadt langjährige Freunde habe, die er besuchen wolle.) Nur widerwillig sprach er über seine Ängste und Abneigung bezogen auf die Nähe, die zu den Kollegen entstand. Er nannte dies abwertend das Gefühl, sich im »Schlamm eines Schweinestalls« suhlen zu müssen. Dabei entwertete er jedoch nicht die Kolleginnen oder Kollegen, sondern sah die Schwierigkeit, der er im Studium noch hatte ausweichen können, klar bei sich.

2.11.2 Ängstlich-vermeidende und selbstunsichere Persönlichkeiten

Die Unterscheidung zwischen schizoider und vermeidender Persönlichkeitsstörung im DSM-System geht auf die Arbeiten von Millon zurück. Die Angst von Menschen mit ängstlich-vermeidender Persönlichkeit ist konkreter auf Ablehnung (*rejection sensitivity*) und Beschämung ausgerichtet als die Vermeidung der schizoiden Patienten. Die Problematik legt sich auch meist, wenn man sich an die Interaktionspartner gewöhnt hat und diesen vertraut. Die ängstlich-vermeidenden und selbstunsicheren Personen sind gedanklich, im Gegensatz zu den Schizoiden, stark mit der Interaktion beschäftigt. Ängstlich-Vermeidende haben ein klar stärkeres Bedürfnis nach engen und intimen Beziehungen (Fenichel 1945 spricht vom »phobischen Charakter«). Die »Beziehungsangst« der schizoiden Personen vor sozialen Interaktionen ist dagegen wesentlich vorsprachlicher.

Dass die ängstlich-vermeidenden Persönlichkeitsstörungen eher Beziehungen wegen ihres geringen Selbstwerts oder Angst vor Ablehnung vermeiden, spricht gegen die These von Kalus und Mitarbeitern (1995) oder von Reich und Noyes (1986), dass die vermeidende und die schizoide Persönlichkeit enger verwandt sein könnten. Schizoiden Menschen ist die Gesellschaft selbst eher egal, während Vermeidend-Selbstunsichere gelingende, d. h. angstfreie und positive Beziehungserfahrung dann auch tatsächlich stärker genießen können, sich die Angst legen kann und sie eigentlich enge Beziehungen deshalb im Grunde suchen.

Allerdings findet sich empirisch doch eine größere Zahl von Angststörungen (generalisierte Angststörungen, Panikattacken mit Agoraphobie etc.) bei schizoiden Personen (Grant et al. 2005). Zur Diskussion über die Nähe und Abgrenzung von schizoider und vermeidender Persönlichkeit siehe auch Winarick et al. 2015. In ihrer Studie mit dem International Personality Disorder Examination Screening Questionnaire (IPDE-SQ) und anderen Instrumenten fanden sie, dass ein hohes Ausmaß an sozialer Anhedonie nur für die schizoiden Züge prediktiv war, während ein hohes Ausmaß vom Bedürfnis dazuzugehören und internalisierte Scham nur für die vermeidende Störung prediktiv waren. Dies spricht für zwei voneinander getrennte Persönlichkeitsstörungen.

Anders als bei Selbstunsicheren gehen die Defizite manchmal bei den schizoiden Patienten so weit, dass sie soziale Regeln nicht (gut) kennen oder beachten und soziale Interaktionen nicht verstehen (Millon 1996), was wiederum ihr Vermeidungsverhalten verstärkt. Zur Differentialdiagnose zwischen schizoider und vermeidender Persönlichkeitsstörung siehe auch Pilkonis (1984), Akhtar (1986), Millon (1986), Livesley und West (1986), Thompson-Pope und Turkat (1993).

2.11.3 Asperger-Autismus

Verschiedentlich wurden Zusammenhänge zwischen dem Autismus und der schizoiden sowie schizotypen Persönlichkeitsstörung phänomenologisch vermutet (Gillberg 1989; Tantam 1988; Wing 1981).

Während bei Autisten vielfach erhöhte Teilleistungen (Savant) einerseits, andererseits aber auch ein »Desorganisiertes Verhalten« beschrieben werden, findet sich dies bei schizoiden Persönlichkeiten nicht (▶ Kap. 3 in diesem Band). Menschen mit schizoider Persönlichkeitsstörung zeigen auch keine Auffälligkeiten in der nonverbalen Kommunikation (Augenkontakt, Sprachrhythmus oder repetitives Verhalten).

In der Gegenübertragung lösen autistische Personen ebenfalls etwas anderes aus (etwa das Gefühl eines etwas »behinderten« Gegenübers). Ein typischer »Nerd« (etwa in amerikanischen Serien), also ein gehemmter, sehr intelligenter, aber etwas komisch wirkender Computer-Freak, entspricht mehr dem Autismus-Spektrum als der Schizoidie. Schizoide Menschen wirken dagegen in ihrer Schrägheit kaum je »lustig«, eher teilweise sogar unheimlich.

In Abgrenzung zum Asperger-Autisten (oder zu Patienten mit einer starken Alexithymie) können Personen mit Schizoidie sehr wohl stark empfinden; sie können oder wollen das aber kaum zeigen (siehe Fallbeispiel). Es handelt sich jedoch nicht einfach um eine Unterdrückung vorhandener Gefühle etwa durch Verdrängung, sondern um eine Form von »Neutralisierung«, die geschieht. Der schizoide Mensch ist so immer wieder wie überrascht, dass es Menschen gibt, denen er etwas bedeutet und die ihn mögen, auch weil er im Kontrast dazu seine eigene Distanziertheit fast schuldig und als undankbar erlebt.

Typische Verhaltensweisen von hochfunktionalen Autisten, die etwa im Arbeitskontext zu Problemen führen können, sind die Schwierigkeit, unausgesprochene Erwartungen und Subtexte in der Kommunikation zu verstehen bzw. zu dechiffrieren. Auch verhalten sie sich gelegentlich unangemessen (Körperdistanz; Thematisieren von intimen oder unpassenden Gesprächsinhalten). Diese Auffälligkeiten zeigen schizoide Personen dagegen nicht, die, wenn auch oft widerwillig, das soziale Rollenspiel (Khan 1960) beherrschen. Nicht durchgesetzt hat sich das Konzept der »autistischen Charakterstörung« (Burland 1986), obwohl es Verbindungen zwischen Schizoidie und Autismus aufgezeigt hat.

Die Differenzierung der Autismus-Spektrumsstörungen (ohne Intelligenzminderung) von Persönlichkeitsstörungen kann gelegentlich trotzdem schwierig sein. In der Studie von Strunz und Mitarbeitern (2015), die allerdings leider keine schizoide Persönlichkeitsstörung einschloss, wurden 59 Autisten, 62 Personen mit narzisstischer Persönlichkeitsstörung, 80 Borderline-Patienten und 106 nichtklinische Kontrollpersonen mit Hilfe von NEO-Personality-Inventory-Revised (NEO-PI-R) und der dimensionalen Messung der Persönlichkeitszüge (DAPP-BQ) verglichen. Autistische Personen zeigten signifikant niedrigere Werte (in den NEO-PI-R-Skalen) für Extraversion und Offenheit für neue Erfahrungen, aber signifikant höhere Werte (in den DAPP-BQ-Skalen) für Gehemmtheit und Zwanghaftigkeit, verglichen mit allen anderen untersuchten Patientengruppen (Strunz et al. 2015).

Der Mechanismus der Neutralisierung von Gefühlen, was etwas anderes ist, als das autistische Nicht-Vorhandensein von Emotionen, wird sehr anschaulich in dem Roman »Stoner« von John Williams (1965) beschrieben, in dem ein Professor einer Provinzuniversität sich letztlich ohne inneren Schmerz von einer Liebesbeziehung befreit, in der ihm echte Liebe entgegengebracht wird, die im Kontrast steht zu seinem sonstigen eher trostlosen Leben. Er trauert dieser Liebe kaum nach, hat die Gefühle also neutralisiert. Das Innenleben bändigt somit das Gefühlsleben. Als Reaktion vertieft er sich immer mehr in wissenschaftliche Orchideenthemen (altenglische Literatur).

Eine interessante Hypothese zum Zusammenhang von Intelligenz und Einsamkeit stammt von Li und Kanazawa (2016), die vermuten, dass höhere Intelligenz zu Isolation beitragen könnte.

2.11.4 Schizotype Störung

Es gibt leider nur wenige Studien, die die schizoide und die schizotype Störung vergleichen. Die schizotypische Persönlichkeitsstörung wird in der Regel mit dem Fokus Schizophrenie-Spektrumsstörung behandelt (Siever et al. 1993; Filbey et al. 1999; Hazlett et al. 2008; Koenigsberg et al. 2005; Koo et al. 2006).

Bei der schizotypen Störung (ICD) bzw. schizotypen Persönlichkeitsstörung (DSM) finden sich zwar ebenfalls einige Merkmale, die auch zur schizoiden Persönlichkeitsstörung gehören, insbesondere die Tendenz, nur wenige soziale

Kontakte zu haben. Im Allgemeinen gibt es jedoch genügend bedeutsame Unterschiede zwischen beiden Störungsbildern, die die Differentialdiagnose erleichtern. Typisch für die *Schizotypie* sind:

- gehäuftes Vorkommen manifest schizophrener Erkrankungen in der Familie
- Tendenz zur Reifikation (Verdinglichung) (eventuell als abgeschwächte Form des »schizophrenen Konkretismus« zu verstehen)
- Vorliebe für magisches Denken oder Beschäftigung mit Magie und Esoterik (Psi, Ufos etc.)
- sprachliche Besonderheiten (verklausulierte Sprache, Wortschöpfungen)
- starke Ambivalenz in der Kontaktaufnahme
- großes Unbehagen in direkten sozialen Kontakten, das sich auch mit der Zeit kaum auflöst
- häufigeres, stress-assoziiertes Gefühl der Derealisation und Depersonalisation und andere Formen der Beeinträchtigung des Erlebens der eigenen personalen Identität (»*Meinhaftigkeit*«) (etwa auch Déjà-vu-Phänomene)
- gelegentlich auch Dysmorphophobie

Für eine weiterhin vorhandene Verwandtschaft (Kontinuum) von schizotyper und schizoider Störung argumentieren dagegen u. a. Gunderson (1983) oder Gabbard (1994).

2.12 Schizoide Kinder

Es gibt nur sehr wenig Literatur zur Frage nach Schizoidie bei Kindern (etwa Esterberg et al. 2010). Das Konzept ist problematisch, da (wie es ICD und DSM vorsehen) Störungen der Persönlichkeit nur mit großer Zurückhaltung bei Minderjährigen gestellt werden sollten, weil sich die Persönlichkeit ja noch entwickelt und adoleszentäre Identitätskonflikte nicht mit Persönlichkeitsstörungen gleichgesetzt werden dürfen.

Pionierin in diesem Bereich war die britische Psychiaterin Sula Wolff (1924–2009), die sich dem Themengebiet in ihrem Buch »Loners: the Life Path of Unusual Children« (1995) gewidmet hat. Die meisten von Wolff zunächst als schizoid beschriebenen Kinder entwickeln später entweder eine autistische Störung oder eine Schizophrenie (Wolff 1991a, 1991b; Wolff et al. 1991).

Majore depressive Störungen bei Kindern und Jugendlichen sind prädiktiv stärker korreliert mit der Entwicklung späterer schizoider Persönlichkeitsstörungen als mit allen anderen Formen von Persönlichkeitsstörungen (Ramklint et al. 2003). Ebenfalls war bei erwachsenen Gefangenen eine Vorgeschichte von Institutionalisierung in der Kindheit assoziiert mit dem Auftreten von schizoiden Persönlichkeitszügen (Yang et al. 2007).

Schwierig kann auch die Abgrenzung zu so genannten internalisierenden Problemen mit etwas starker sozialer Hemmung (*withdrawal*) bei Kindern sein.

Unabhängig und noch vor Wolff, aber auch den Autismus-Pionieren Asperger und Kanner hat sich die Kiewer Kinderpsychiaterin G. E. Sukhareva (siehe Manouilenko und Bejerot 2015) bereits 1926 mit dem Thema der »schizoiden (exzentrischen) Kinder« befasst (Ssucharewa [Sukhareva] 1926), die sie später als »autistische (pathologisch vermeidende) Psychopathien« bezeichnete.

2.13 Fairbairn und die Objektpsychologie

Das heutige Verständnis der schizoiden Mechanismen geht maßgeblich auf die Arbeiten des schottischen Psychoanalytikers William R. D. Fairbairn (1889–1964) zurück. Fairbairn hielt 1940 einen Vortrag über schizoide Persönlichkeitsfaktoren, den er später weiterentwickelte und erweiterte.

Fairbairns objektpsychologische Sichtweise stellt einen Paradigmenwechsel dar, besonders durch die Einführung der Bedeutung der äußeren Realität (des Kindes) für die psychische Strukturbildung. Das Kind ist von der Mutter von Anfang an vollkommen getrennt (d. h. mit eigenem Ich), aber gleichzeitig vollkommen abhängig. Die Objektdifferenzierung kann nach Fairbairn wie folgt beschrieben werden: Aus dem ungeteilten Ich wird zunächst das *libidinöse Ich*, das eng mit dem *libidinösen Objekt* verbunden ist, abgesondert. Im libidinösen Ich sind alle Beziehungserfahrungen mit den unerfüllten Gefühlen und Sehnsüchten nach vollständiger Liebe und paradiesischer Innigkeit lokalisiert. Außerdem wird das *antilibidinöse Ich* oder der innere Saboteur mit dem korrespondierenden *zurückweisenden (bzw. anti-libidinösen) Objekt*, das voller Enttäuschungswut und Hass ist, abgespalten und verdrängt. Es verbleibt das (beobachtende) *zentrale Ich*, das mit dem Idealobjekt oder besser mit dem *akzeptierenden Objekt* verbunden ist.

Indem er die *frühe Abhängigkeit* des kleinen Kindes an die Stelle des Freud'schen Primats der Sexualität setzte, schloss Fairbairn sich der Position Melanie Kleins an. Er grenzte sich jedoch wiederum auch von ihr ab, indem er der *äußeren realen Beziehung* den Vorrang gab vor den Phantasien und Trieben des Kindes, die für Klein in der Form von Liebe und Hass weiterhin primär sind. Erst die übermäßige Enttäuschung der Bedürfnisse des kleinen Kindes nach Zuwendung und Anerkennung führt zur Ausbildung einer inneren Welt, in der sowohl die »Schlechtigkeit« der Bezugsperson wie auch ihre eventuelle Überfürsorglichkeit durch innere Objekte *repräsentiert* werden: Es bildet sich eine innerpsychische Struktur (endopsychische Situation) mit einer inneren Spaltung, die zwar notwendigerweise allgemein, aber in ihrer Ausprägung je nach Erfahrung und Anlage unterschiedlich stark ist (also unflexibel, desintegriert sein kann). Die in der äußeren Realität unerfüllten Bedürfnisse und Enttäuschungserlebnisse werden mit den entsprechenden Ich-Anteilen und Objekten abgespalten und verdrängt. Die psychodynamische Funktionalität der Spaltung und Verdrängung besteht nun darin, dass das bedürftige Kind sich schon sehr früh auf seine primären Objekte einstellen und sich diesen anpassen kann, was letztlich zum Überleben notwendig ist, jedoch zu dem hohen Preis einer inneren Spaltung (d. h. der inneren Objekte), die einem »inneren Bürgerkrieg« entspricht. So erlebt das Kind nicht: »die Mutter ist schlecht«, sondern das Kind fühlt sich selbst minderwertig und schlecht und weiß dabei überhaupt nicht, warum. Im ungünstigen Fall, dem schizoiden Zustand, fühlt es sich leer und alles ist sinnlos. In der weiteren Entwicklung wird durch die Abwehrtechniken des Übergangsstadiums (paranoide, phobische, zwanghafte, hysterische Technik und durch die moralische Abwehr) dieser schizoide Zustand abgewehrt.[4]

Das ist die Ausgangslage, die gelingende aber auch misslingende Entwicklungsverläufe kennzeichnet. Die in der äußeren Realität unerfüllten Bedürfnisse und Enttäuschungserlebnisse werden, so Fairbairn, mit den entsprechenden Ich-Anteilen und Objekten abgespalten und verdrängt. Dieses Modell ist auch gut kompatibel mit neueren Modellen wie Schematheorie oder Ego States Theorie. Ihr Hauptnachteil aus klassischer psychoanalytischer Sicht liegt in der starken Relativierung der Triebtheorie und der Sexualität.

Fairbairn (1952; *Psychoanalytic Studies of the Personality*) beschreibt folgende entscheidende Züge, die die Schizoidie kennzeichnen:

1. eine omnipotente Einstellung (die zu Fanatismus, Agitation prädisponiert)
2. die Neigung zu Isolation und Absonderung (Einzelgängertum)

> Statt mit gut bekannten Kollegen abends essen zu gehen, ging der Patient lieber alleine irgendwo etwas essen oder blieb im Hotelzimmer, um seinen eigenen Gedanken nachzuhängen. Er fühlt sich dabei weder trotzig noch triumphierend, noch als besonders einsam oder isoliert, sondern einfach nur als sehr erleichtert, dem sozialen Anlass »entronnen« zu sein. Einzig der Gedanke, dass man sich wohl über sein Verhalten etwas wundern könnte, bereitete ihm etwas Mühe.

3. Ein Vertieftsein in die innere Realität und Phantasie.
4. Schizoide Patienten können bei ihren inneren Objekten Zuflucht und Tröstung finden oder zu finden versuchen,
5. während sie wirkliche Beziehungen und die damit verbundene *Ausgeliefertheit* fürchten.

Zusammenfassend beschreibt Fairbairn vier zentrale Themen bzw. Konflikte der schizoiden Personen (Klein 1995, S. 9):

1. the need to regulate interpersonal distance as a central focus of concern
2. the ability to mobilize self preservative defenses and self-reliance

---

4 Teilweise zitiert nach: https://de.wikipedia.org/wiki/William_R._D._Fairbairn (Zugriff am 25.05.2018)

3. a pervasive tension between the anxiety-laden need for attachment and the defensive need for distance that manifests in observable behavior as indifference
4. an overvaluation of the inner world at the expense of the outer world.

Zur Objektpsychologie der Schizoidie siehe insbesondere Guntrip 1968 und Seinfeld 1991.

2.14 Psychodynamische Aspekte der Schizoidie

Schizoidie ist somit als Rückzugsort, als eine Art Kompromisslösung (*schizoid compromise*, Guntrip 1968), zu verstehen, zwischen dem unbewussten Wunsch, zu anderen dazu zu gehören, und der unbewussten Befürchtung, dass die letztlich eigene Bedürftigkeit (neediness) den anderen verletzen oder belasten könnte. Nach W. R. D. Fairbairn sind die beiden Hauptformen »böser Objekte« (bad objects) das »exciting object« und das »rejecting object«.

> »The schizoid sees the object as a desirable deserter, or as Fairbairn calls it, an exciting needed object whom he must go after hungrily but then draw back from lest he should devour and destroy it in his desperately intense need to get total possession of it. The depressive sees the object as a hateful denier, or, in Fairbairn's terms, a rejecting object to be destroyed out of the way to make room for a good object. ... The schizoid is hungry for a desirable deserter, the depressive is murderous against a hateful robber.« (Guntrip 1968, S. 24f).

Die schizoide Persönlichkeit schützt sich durch das »Spielen einer Rolle« oder durch »Exhibitionismus« vor einem echten libidinösen Geben oder Geben-Wollen. Diese unbewussten Dynamiken können oft nur durch eine Therapie bewusstgemacht werden und führen dann zunächst zu heftigerem Widerstand, der ebenfalls analysiert werden muss.

Die spätere konzeptuelle Beschränkung im DSM-System auf den »anästhetischen Typus« der Schizoidie (siehe Kretschmer ▶ Kap. 2.4) (nach Abtrennung der schizotypen Störung, des Narzissmus und der ängstlich-vermeidenden Persönlichkeitsstörung in eigene Kategorien) kam diesem psychoanalytischen Schizoidie-Verständnis entgegen, wo – insbesondere durch und seit Fairbairn – die distanziert-schroffen, kühlen, introvertierten und ungeselligen Seiten der schizoiden Charakter- und Abwehrbildung beschrieben worden waren.

Von Fairbairn stammt zudem eine weitere wichtige Überlegung: Für den schizoiden Menschen besteht die Angst nicht nur darin, dass (sein) Hass das Objekt zerstören könnte, sondern eben auch (seine) Liebe. Die schizoide Person ist also damit befasst, ihren Wunsch nach Liebe und die Angst davor zu regulieren. Die Regulation geschieht nun nicht wie beim Borderline-Patient in einem Agieren (z. B. On-Off-Beziehungen), sondern in einer übermäßigen Besetzung der eigenen Ich-Funktionen. »*At a stylistic level, these persons may seek out and enjoy social and intimate affiliation, but typically not with a great deal of concern«* (Rasmussen 2005, S. 74).

In der psychoanalytischen Tradition Melanie Kleins, die Fairbairns Schizoidie-Begriff aufnimmt, kommt der »Angst« hinter der schizoid-paranoiden Position entscheidendere Bedeutung zu. Allerdings haben schizoide Personen oft sogar sehr wenig manifeste (d. h. bewusste) Angst.

Willoughby (2001) diskutiert das Claustrum (ursprünglich von Erikson 1937 eingeführt) als pathologischen Container in Bezug zu Bions Container-contained-Konzept und den zeitgenössischen kleinianischen Theorien von Donald Meltzer. Verstanden wird es heute, nach dem Embodied-self-Konzept, zumeist als eine Tendenz, mental verbunden in Teilen des mütterlichen Körpers gefangen zu sein. Weitere kleinianische Überlegungen zur Schizoidie finden sich im Konzept der »autistoiden« Abwehren und Zuständen von Tustin (1986) und in den Arbeiten von Rey (1979), der die Schizoidie in die Nähe der Borderline-Zustände positioniert.

Menschen mit einem ungeselligen Stil haben ein geringes Bedürfnis nach Gesellschaft und brauchen niemanden außer sich selbst. Sie sind selbstständig und unabhängig, ausgeglichen, ruhig und leidenschaftslos, unsentimental und unerschütterlich. »Ungesellige« Menschen wollen weder beeindrucken noch gefallen, sie sind frei von verwirrenden Gefühlen, aber voller Klarsicht. Sie werden meist nicht von sexuellen Bedürfnissen getrieben, wenn sie ihnen auch Spaß machen, und bleiben wenig beeinflussbar durch Lob oder Kritik.

Die Schizoidie zeigt sich typischerweise in folgenden Bereichen:

- Vermeiden von Nähe
- »Hypertrophie« der Ich-Funktionen (▶ Kap. 7 in diesem Band)
- Kühle in der Emotionalität
- Überbesetzung der Phantasietätigkeit (Rückzugsorte als »*sanctuary from exposure*«, Grotstein 1977)
- eine heimliche Grandiosität bzw. omnipotente Phantasien
- Besonderheiten in der Sexualität
- »*literary and artistic activities ... provide and exhibitionistic means of expression without involving direct contact*« (Fairbairn 1940, S. 16)
- Manche schizoide Persönlichkeiten reisen daher auch kaum oder ziehen es vor, Phantasiertes statt Tatsächliches zu erleben, während andere Personen mit schizoiden Störungen fast nomadenhaft ausgedehnte Reisen unternehmen und »nie ankommen«.

Millon und Davies (1996) haben darüber spekuliert, ob das entscheidende Defizit schizoider Personen darin liegen könnte, die freudigen und lustvollen Aspekte des Lebens als solche empfinden zu können, was natürlich wiederum mehr eine Beschreibung als eine Erklärung wäre.

> Im weiteren Verlauf der Behandlung nahmen die Filme des dänischen Regisseurs Lars von Trier einen größeren Raum ein. Diese Filme zeichnen sich da-

durch aus, dass starke Emotionen und Konflikte unabgemildert dargestellt werden und es um Themen wie Religion, Inzest etc. geht.

Insbesondere der Film »Breaking the Waves« war von großer Bedeutung. Der Patient las alles über diesen Film und sammelte Rezensionen darüber in verschiedenen Sprachen. In diesem Film geht es um einen durch einen Unfall gelähmten jungen Mann, der seine naive Freundin zwingt, sich zu prostituieren, wobei diese umkommt. Der Patient selbst schaute sich diesen Film jedoch nie an, sondern beschäftigte sich nur theoretisch mit den Aspekten dieses Films (bedingungslose Liebe, christliches Opfer etc.). Es war sehr schwierig, mit ihm zu thematisieren, warum er den Film, der ihn so sehr interessierte und faszinierte, nicht auch anschauen konnte. Ansatzweise sprach er von seiner Angst, durch die dargestellten Gefühle überwältigt zu werden. In diesem Zusammenhang berichtete der Patient auch von seiner Faszination über die namensgebende Gestalt von Melvilles Erzählung »Bartleby, the Scrivener« (1853), wo ein Schreiber sich zunehmend verweigert und der Welt entzieht. Anforderungen oder Bitten aller Art quittiert er mit der monotonen Antwort: »*I would prefer not to.*«

Intensive Internetnutzung – wie in früheren Zeiten exzessives Lesen (Kafka, Dostojewski) (siehe Robbins 1988, S. 394) – scheint mit schizoiden Zügen korreliert zu sein (Wu et al. 2016). Die Flucht in die virtuelle Welt des Internets verspricht dabei gleichzeitig Kontrolle, Pseudo-Erleben und Erregung.

2.14.1 Kreativität

»*If a man does not keep pace with his companions, perhaps it is because he hears a different drummer. Let him step to the music which he hears, however measured or far away.*« (Henry David Thoreau)

Der Zusammenhang von Kreativität und tiefen, frühen Ängsten wurde u. a. von Melanie Klein beschrieben. Etwa Wünsche, ein durch destruktiven Angriff verletztes (inneres) Objekt wieder herzustellen oder neu schaffen zu wollen, kann Kreativität begünstigen (wobei bei weitem nicht alle traumatisierten Personen kreativ werden). Narzisstischer Neid und narzisstische Depressivität verhindern dagegen Kreativität. Bedingungen für Kreativität (nach Arieti 1976) sind: Eigenständigkeit und Fähigkeit, allein zu sein; eine integrierte Innenwelt; gezieltes Tagträumen und assoziatives Denken; Flexibilität und Offenheit gegenüber Neuem; Begeisterungsfähigkeit; eine gewisse Erfahrung von Leid und Verzweiflung. Manche dieser Aspekte finden sich bei schizoiden Personen typischerweise. Wernz (2014, S. 831) spricht zu Recht von »*den ausgeprägten progressiven Fähigkeiten*« dieser Personen.

Unter echter Kreativität versteht man nach Guilford (1967):

- Originalität (Fähigkeit, Gegenstände neu und originell zu erkennen)
- Flexibilität (Gegenstände können auf ungewöhnliche Art gebraucht werden)
- Sensitivität (es werden neue Probleme wahrgenommen)

- Flüssigkeit (vom gewohnten Denken kann abgewichen werden)
- Nonkonformismus (es können aus der Norm fallende Ideen auch gegen den Widerstand der Umwelt entwickelt werden)

Der deutsche Kunsthistoriker und Privatgelehrte Kurt Badt hat, wie sein Schwager, der Filmhistoriker Rudolf Arnheim (1986, S. 291) schreibt, Einsamkeit als die Bedingung der Entfaltung von Geist und Seele genannt. In Badts parareligiöser Kunstauffassung wird wahrer Kunstverstand nur einer auserwählten Minderheit zugebilligt, die die Fähigkeit zur Divination, d. h. das Ahnen des Heiligen in Naturphänomenen und irdischen Begebenheiten, besitzt.

Möglicherweise ist es gerade die Ungebundenheit und die Besetzung der eigenen Phantasietätigkeit, gepaart mit fehlender Konventionalität, die Kreativität bei schizoiden Menschen fördert. Zusammenhänge zwischen Kreativität und schizoiden Persönlichkeitszügen wurden u. a. vermutet von Schuldberg (2001), Domino (2002) oder Kinney und Richards (2001).

2.14.2 Kühle und Vermeiden von Nähe

Guntrip, der Schüler Fairbairns, schreibt (1968, S. 44):

> »*Loneliness is an inescapable result of schizoid introversion and abolition of external relationships. It reveals itself in the intense longing for friendship and love which repeatedly break through. Loneliness in the midst of a crowd is the experience of the schizoid cut off from affective rapport.*«

Offensichtlich sind diese Menschen wirklich weniger interessiert oder angewiesen auf empathische, reale Beziehungen zu anderen, was sonst für fast alle Menschen gilt, was sich in einer gewissen Kühle und Reserviertheit äußert.

> In der Therapie des Patienten wurde der Wunsch, dazuzugehören und nahe Beziehungen zu haben, jetzt mit der Zeit deutlicher. Er ließ sich auf eine Liebesbeziehung mit einer jungen Frau ein, die eine realistischere Perspektive für eine dauerhafte Beziehung bot, als die Partnerschaften, die er zuvor gehabt hatte und bei denen die mangelnde Beziehungsbereitschaft der Frauen oder ein zu großer intellektueller Abstand die Distanz zu diesen regulierten. Interessiert und überrascht bemerkte er, dass ihm auffalle, dass männliche Freunde, besonders wenn sie etwas getrunken hätten, sich auch mal in die Arme nahmen, was er jedoch nie tat bzw., wie er sagte, nie tun würde.

Die narzisstische Person fühlt sich fremd in einer für sie fremden Umgebung (»fake«) und sicherer, wenn sie ihm vertraut ist. Bei der schizoiden Person ist es wie umgekehrt, sie fühlt sich fremd im Kreise der ihr eigentlich Vertrauten. In einer fremden Umgebung kann sie dagegen (wie Fairbairn gezeigt hat) eine erstaunliche Vertrautheit aufbauen, da sie sich der Distanz sicher sein kann (siehe dazu Khan 1960). Eher behavioral (lerntheoretisch) würde man die »*Beziehungsvermeidung aus mangelnder Erfahrung emotionaler Nähe bzw. aus unzu-*

reichenden Kompetenzen in gefühlhaften Beziehungen« (Herpertz und Saß 2003, S. 66) heraus erklären.

2.14.3 Ich-Funktionen

Dem Ich und seinen Funktionen (als Teil des Selbst) kommt herausragende Bedeutung zu (»Hypertrophie des Ichs«). Schließlich auch der Betonung des »Denkmodus« – erinnert sei hier an den Wiener Kreis des logischen Empirismus, dessen Mitglieder (Schlick, Carnap, Gödel, Neurath etc.) sich eine Zeit lang vorgenommen hatten, nur etwas bei einem Treffen äußern zu dürfen, wenn man wirklich wissen konnte, dass der Sachverhalt absolut richtig sei.

Die Überbesetzung der Ich-Funktionen und die Entstehung der »emotionalen Sparsamkeit«, die später kämpferisch vertreten wird, kann als frühe Abwehr gegen die hilflose Emotionalität der Mutter und dem frühen Gefühl, sich als fremd oder anders erleben zu müssen, verstanden werden (somit ein Beziehungen ersetzendes Selbstgefühl nach Masud R. Khan).

Der schizoide Patient schützt sich so vor einer Konfusion von imaginären und symbolischen Anteilen im Seelenleben. Die zugrunde liegenden Ängste sind Angst vor Fusion, Angst vor Objektverlust, sexuelle Ängste, etwa überwältigt zu werden, und teilweise paranoid-schizoide Ängste.

Zur Entstehung der schizoiden Ich-Struktur auf Basis der gestörten früher Mutter-Kind-Interaktion und den Leeregefühlen schizoider Persönlichkeiten siehe Kumin (1978).

Für Rudolf (Rudolf und Henningsen 2017) steht der schizoide Modus in Verbindung mit dem depressiven Grundkonflikt (Wunsch nach Zuwendung und Liebe – Enttäuschung des Wunsches – Wendung der Aggressionen gegen das Selbst, um die wichtige Beziehungsperson nicht ganz zu verlieren) und seinen Verarbeitungsformen.

2.14.4 Hauptsächliche Abwehrmechanismen

Neben der bereits beschriebenen Intellektualisierung als Folge der Überbesetzung der Ich-Funktionen sind folgende drei Abwehrmechanismen bei der Schizoidie von zentraler Bedeutung: Affektisolierung, Rückzug oder Vermeidung sowie Drittens die Verneinung. Hinzu kommen auch die von Bion beschriebenen Formen der Verweigerung und des Entzugs.

Unter Affektisolierung versteht man das Fehlen oder die Dämpfung eines normalerweise spontan auftretenden Gefühls in einer bestimmten Situation. Der Nachweis eines isolierten Affektes dient therapeutisch auch der Bewusstmachung und rationalen Betrachtung bestimmter gefühlsintensiver Reaktionen. Die Affektisolierung findet sich auch häufiger bei Somatisierungsstörungen. Er hilft, sich vormachen zu können, aus nüchterner, sachlicher Notwendigkeit so und nicht anders handeln zu können und sich durch eine sachliche Haltung vor bedrohlichen Affekten zu schützen.

Die »Vorteile« und die Nachteile der Vermeidung als Abwehrmechanismus beschreibt McWilliams wie folgt:

> »*The main advantage of withdrawal as a defensive strategy is that while it involves a psychological escape from reality, it requires little distortion of it. People who depend on withdrawal console themselves not by misunderstanding the world but by retreating from it. Consequently, they may be unusually sensitive, often to the great surprise of those who write them off as dull nonparticipants. And despite their lack of a disposition to express their own feelings, they may be highly perceptive of feelings in others. On the healthier end of the schizoid scale, one finds people of remarkable creativity: artists, writers, theoretical scientists, philosophers, religious mystics, and other highly talented onlookers whose capacity to stand aside from ordinary convention gives them a unique capacity for original commentary. ... The obvious disadvantage of withdrawal is that it removes the person from active participation in interpersonal problem solving. People with schizoid partners are frequently at a loss as to how to get them to show some kind of emotional responsiveness. ›He just fiddles with the TV remote control and refuses to answer me‹ is a typical complaint. People who chronically withdraw into their own minds try the patience of those who love them by their resistance to engaging on a feeling level. Those with serious emotional disturbance are hard to help because of their apparent indifference to the mental health workers who try to win their attention and attachment. The main advantage of withdrawal as a defensive strategy is that while it involves a psychological escape from reality, it requires little distortion of it. People who depend on withdrawal console themselves not by misunderstanding the world but by retreating from it. Consequently, they may be unusually sensitive, often to the great surprise of those who write them off as dull nonparticipants.*« (McWilliams 2011, S. 104).

Die Isolation der schizoiden Person dient nach Winnicott dazu, sich die wichtige Authentizität im Selbst zu bewahren, die als absolut heilig angesehen wird. Durch diesen Rückzug kann die Person mit ihrem »wahren Selbst« in Kontakt treten, statt sie durch Interaktionen mit anderen quasi zu opfern. Winnicott hat betont, dass alle Menschen nicht frei von diesem Konflikt sind. Eigen (1973) beschreibt in diesem Sinn die innere Funktionalität von Rückzug und Isolation für das Selbst, das sich so wieder integrieren kann, weil es mit anderen Teilselbstrepräsentanzen wieder in Kontakt kommt.

Vermeidung hat eine Verwandtschaft mit dem psychologischen Konstrukt Repression (hier im Gegensatz zu Sensitization gemeint) (Krohne 1996). Represser sind Personen, die mit Bedrohung assoziierte Reize häufig vermeiden oder deren Existenz leugnen.

Mit dem Thema der Vermeidung, Schüchternheit und sozialer Rückzug wurde sich auch von nicht-psychodynamischer Seite wissenschaftlich beschäftigt (etwa Cheek und Krasnoperova 1999; Rubin und Burgess 2001).

Eher seltener wurde die Schizoidie mit dem weniger beachteten Abwehrmechanismus der Verneinung in Verbindung gebracht, der nicht identisch mit der Verleugnung ist.

> »*Ein verdrängter Vorstellungs- oder Gedankeninhalt kann also zum Bewusstsein durchdringen, unter der Bedingung, dass er sich verneinen lässt. Die Verneinung ist eine Art, das Verdrängte zur Kenntnis zu nehmen, eigentlich schon eine Aufhebung der Verdrängung, aber freilich keine Annahme des Verdrängten. [...] Mit Hilfe der Verneinung wird nur die eine Folge des Verdrängungsvorganges rückgängig gemacht, dass dessen Vorstellungsinhalt nicht zum Bewusstsein gelangt. Es resultiert daraus eine Art von intellektueller Annahme des Verdrängten bei Fortbestand des Wesentlichen an der Verdrängung.*« (Freud 1925, S. 12).

Nach einer Untersuchung von Eickhoff zählt die Verneinung als psychischer Vorgang zu der großen Gruppe psychischer Exekutionsprozesse gegen innere Gefahren und gegen mit ihnen verknüpfte Erinnerungs- und Vorstellungsrepräsentanzen sowie gegen die Wahrnehmung der Wirklichkeit. Sie nimmt eine Übergangsstellung zwischen der archaisch unvollkommenen Verleugnung und der hochorganisierten Verdrängung ein (Eickhoff 1998).

Freud selbst (1925, S. 15) bringt die Dialektik von Bejahung und Verneinung auch mit dem Todestrieb in Verbindung: »*Die Bejahung – als Ersatz der Vereinigung – gehört dem Eros an, die Verneinung – Nachfolge der Ausstoßung – dem Destruktionstrieb.*«

Natürlich finden sich bei schizoiden Personen auch Spaltungen (besonders in Form einer Trennung von Kognition und Affekt) und damit einhergehend Störungen der Identität (somit eine Identitätsdiffusion im Sinne Kernbergs).

Innere Welt und äußeres Verhalten sind nicht selten gegenläufig:

> »*The schizoid individual is ›overtly‹ detached, self-sufficient, absent-minded, uninteresting, asexual, and idiosyncratically moral while ›covertly‹ being exquisitely sensitive, emotionally needy, acutely vigilant, creative, often perverse, and vulnerable to corruption*« (Akhtar 1987, S. 510).

Eine Gegenüberstellung von konflikthaften Spaltungstendenzen (bzw. Skotomisierungen) bei Personen mit schizoider Persönlichkeitsstörung findet sich bei Akhtar (1987) bezogen auf sechs Bereiche: Selbstkonzept, interpersonelle Beziehungen, soziale Adaptation, Liebe/Sexualität, Moral und kognitiver Stil.

Interessant ist in diesem Zusammenhang auch, dass schizoide Menschen oft eine große Neugier gegenüber anderen haben, mit denen sie aber nicht zu viel zu tun haben wollen. Howell (2005) hat darauf hingewiesen, dass die von Fairbairn beschriebenen Prozesse auch zur Erklärung von dissoziativen Störungen dienen könnten.

Zwar wirken Identitätsdiffusion und Spaltung bei schizoiden Personen auf den ersten Blick weniger eminent als bei anderen Störungen der Persönlichkeit. Die Person wirkt u. U. relativ stabil, beschäftigt sich aber in ihrer Phantasiewelt mit dem Tod. Sie zeigt wenige Bedürfnisse nach Beziehungen, beschäftigt sich aber innerlich mit dem Überwältigtwerden durch nicht beherrschbare, verschlingende Beziehungen. Sie ist ihrem Selbstkonzept nach rein rational, wird aber von intensiven Emotionen berührt, die es zu neutralisieren gilt. (Biographie und Bilderwelt des berühmten amerikanischen Outsider-Künstlers Henry Darger (1892–1973), der ein unauffälliges Leben als Krankenhaushausmeister und Junggeselle verbrachte und dessen Werke erst nach seinem Tod gefunden wurden, spiegelt etwas von diesem Spannungsverhältnis wider.)

Die Schizoidie selbst kann dabei auf verschiedenen Funktions- oder Strukturniveaus organisiert sein: Häufig wird beschrieben, dass Menschen mit schizoider Persönlichkeitsstörung nur ein eher bescheidenes psychosoziales Funktionsniveau erreichen bzw. eher randständig bleiben.

In einer großen epidemiologischen Studie wurde gezeigt, dass die schizoide Persönlichkeitsstörung mit emotionaler Funktionseinschränkungen verbunden ist (Grant et al. 2004). Cramer und Mitarbeiter (2006) fanden einen Zusammenhang zwischen dieser Störung der Persönlichkeit und schlechterer Lebensqualität, der stärker war als der Zusammenhang mit soziodemographischen Variablen, körperlicher Gesundheit oder Achse-I-Störungen. Außerdem war sie (nach der paranoiden Persönlichkeitsstörung) die zweithäufigste Persönlichkeitsstörung bei einer Gruppe von untersuchten Wohnungslosen (Connolly et al. 2008). Außer bei Obdachlosen (ebd.) findet man sie (vermutlich) vermehrt bei Personen, die dauerhaft nachts arbeiten (und sich so den größeren interpersonellen Herausforderungen von Teamarbeit etc. entziehen können).

> Der Patient arbeitete als Student als Portier in einem Hotel, das auch als Stundenhotel benutzt wurde. Von dieser erotisiert-exhibitionistischen Tätigkeit in der Nacht und geschützt durch eine Theke, aber gleichzeitig noch Zeuge des Geschehens, sprach er gelegentlich mit sehr positiver Erinnerung. Er habe dort Kontrolle gehabt, für das Studium lernen können und aufregende Dinge mitbekommen.

Wenn herausragende (kognitive) Fähigkeiten deutlich werden, können auch schizoide Menschen trotz ihrer interpersonellen Defizite beruflich sehr erfolgreich sein. Ihre nicht selten vorhandene Kreativität (u. a. durch Unabhängigkeit des Denkens) ist dabei maßgeblich. Beruflicher Erfolg kann zwar auch durch Dominanz entstehen, jedoch auch durch großes fachliches Prestige (Cheng et al. 2013).

2.14.5 Charakterologische Abwehr

Charakter kann als internalisierte Beziehungserfahrung verstanden werden. Die Charakterbildung hat dabei selbst defensive Aspekte. Diese Charakterabwehr kann jedoch nicht gleichgesetzt werden mit einfacherer (neurotischer) Abwehr. Der entscheidende Unterschied zwischen neurotischer Abwehr und Charakterabwehr (Abwehr bei Persönlichkeitsstörungen) liegt, wie bereits von Otto Fenichel beschrieben, in der Intensität der Widerstände, der Bereitschaft zu Verständnis für andere Sichtweisen (Mentalisierungsfähigkeit und Einsicht) sowie der Belastbarkeit.

Behandlungstechnisch ist dabei wichtig: Eine einfache Deutung des Beziehungswunsches und der Angst davor (einfache Abwehr) wird einen Patienten mit Schizoidie kaum erreichen. Die charakterologische Abwehr kann erst gelockert werden, wenn diese Dynamik sorgfältig herausgearbeitet wurde.

Kulturelle Faktoren (wie etwa das Ausmaß an toleriertem Individualismus bzw. das Vorhandensein einer kollektivistischen Kultur) könnten bei der Entstehung von schizoiden Persönlichkeitsstörungen ebenfalls eine Rolle spielen (Caldwell-Harris und Aycicegi 2006; Gunsalus und Kelly 2001; Iwamasa et al. 2000).

Studien mit neurobiologischem Fokus, die die mögliche Korrelation mit schizoider Problematik fokussieren, sind selten (Casper 2004; Dolan et al. 2001; Koponen et al. 2002).

2.15 Mutterbeziehung

Möglicherweise bestehen psychodynamische Zusammenhänge mit einer ängstlich-hilflosen, schwachen oder unglücklich erlebten Mutter, die die Kindererziehung nicht selten als Pflicht erlebt hat. Diese Mutter ist zwar möglicherweise im Kontakt mit ihrem Kind stärker »emotionalisiert«, hat aber Schwierigkeiten, dem Kind echte Gefühle zur Verfügung zu stellen. Nach Fairbairn ist der schizoide Prozess der (Ich-)Spaltung im Grunde eine Abwehr gegen eine Mutter, die ihr Kind nicht lieben kann bzw. seine Liebe nicht annehmen kann. Die Gefühlswelt dieser Mutter wird daher vom Kind als unentrinnbarer, unklarer und verschlingender »Dschungel« erlebt. Häufiger ist das Kind mit dieser Mutter viel alleine, während der Vater fern, nicht verfügbar oder distanziert ist. Die philobatische (»freundliche Weiten« nach Balint 1959), männlich-väterliche Welt wird nun als viel positiver erlebt als die belastenden, teils diffusen (»oknophilen«, d. h. von Enge geprägten) Gefühlswelten der Mutter. (Zum Zusammenhang von Entstehung der Schizoidie und einer als schwach erlebten Mutter siehe auch Lieberz 1991.)

Der Philobat, im Bewusstsein eigener Stärke, vertraut mehr auf seine autarke Selbstständigkeit und eigene Kraft und geht gerne Wagnisse ein, allerdings weniger in Beziehungshinsicht. Philobaten versuchen, ohne die schwer einordenbaren und sie beunruhigenden anderen Menschen auszukommen. Sie lieben die »freundlichen Weiten« zwischen den Objekten. Sie genießen schwindelerregende (thrills) oder auch gefährliche Situationen und vertrauen auf die Fähigkeiten, die sie sich selbst angeeignet haben. Sie leben immer ein bisschen in einer Märchenwelt, in einer illusorischen Gewissheit, es werde schon alles gut ausgehen (wenn nicht »unberechenbare andere« mit ihrem Gefühlschaos dazwischenfunken).

> Im Laufe der Behandlung erinnerte sich der Patient mit Gefühlen von Ekel an ein Bild der Mutter aus seiner Kindheit. Die Mutter litt unter Migräne und musste dann häufig auch erbrechen und das Bett hüten. Die Erinnerung war die an eine fast gespensterhaft wirkende Mutter, die nur in einem fliederfarbenen-flitterhaften Nachthemd angezogen war und deutlich krank wirkte. Dieses Bild beinhaltete natürlich auch sexuell-ödipale Aspekte, die sich mit den Ekel- und fast auch Claustrum-nahen Angstgefühlen vermengten.

Während einige Autoren frühe Trennungs- und Verlusterlebnisse mit der Entwicklungspsychopathologie der schizoiden Problematik in Verbindung bringen, hat Guntrip (1991) insbesondere den Umgang mit einer abweisenden bzw. das Gefühl der Abweisung hervorrufenden Mutterfigur betont.

Zum Zusammenhang zwischen mütterlicher emotionaler Regulation etwa bei gleichzeitig intrusiven und depressiven Müttern und den Auswirkungen auf die Entwicklung des Kindes gibt es zahlreiche entwicklungspsychopathologische Studien (etwa Seiner und Gelfand 1995; Malphurs et al. 1996 oder Crockenberg et al. 2007).

Die Schizoidie kann somit mit den Bindungsstörungen (▶ Kap. 5 in diesem Band) in Verbindung gebracht werden. Es ist allerdings weitgehend unklar, welche Bindungskonstellation gerade zur Entwicklung von schizoiden Mustern führt.

2.16 Geschlechtsunterschiede und weibliche Schizoidie

Während z. B. bei der narzisstischen Störung zwar weiblicher und männlicher Narzissmus phänomenologisch unterschiedlich erscheinen können, ist die zugrunde liegende Problematik bzw. Dynamik m. E. relativ ähnlich (Grandiosität, Selbstwertproblematik, projektive Entwertung anderer etc.). Bei der Hysterie und bei der Schizoidie scheinen jedoch die entwicklungsbedingten Unterschiede bedeutsamer zu sein.

Die primäre Gleichheit von Mutter und Tochter zwingt zu einer anderen, stärker von Identifizierung geprägten Entwicklung des Mädchens, während es bei Jungen insbesondere bei der Ausbildung der Kern- und Geschlechtsidentität zu einer deutlichen Gegenidentifizierung kommen muss (z. B. Chodorow 1989). Nach dieser Sichtweise kommt es auf Grund dieser Unterschiede in der frühen Elternerfahrung dazu, dass Männer weniger Introjektionen verwenden als Frauen und Männlichkeit eher durch Trennung (»Pseudoautarkie«) determiniert wird als durch Fusion. Wenn sie sich innerlich leer fühlen, verwenden Männer möglicherweise mehr Verleugnung und verhalten sich anti-dependent, statt sich selbst als anaklitisch und bedürftig zu erleben. Zum entwicklungsbedingten Zusammenhang von männlicher Entwicklung, Philobatismus und externalisierenden Störungen siehe auch Hopf (2008).

Psychoanalytisch könnte diese Konstellation dafür sprechen, dass es weniger weibliche schizoide Persönlichkeiten gibt und dass es im Übrigen unter den männlichen Homosexuellen weniger schizoide Personen geben könnte.

Ein anderes Erklärungsmodell für das häufigere Auftreten von männlicher Schizoidie stammt von Simon Baron-Cohen (2003), der evolutionspsychologisch argumentiert, dass das »männliche Gehirn« (male brain) stärker durch abstraktes, rationales Denken geprägt sein könnte. Störungen wie die Autismus-Spektrumsstörungen oder Schizoidie könnten so der Preis für das »extreme male brain« sein.

Dabei gibt es auch Beispiele aus der Literatur und Kulturgeschichte von Frauen, die schizoide Züge aufweisen. Erwähnt seien etwa die amerikanische Lyrikerin Emily Dickinson (1830–1886), die nur selten ihr Haus verließ, die amerikanische Kriminalautorin Patricia Highsmith oder die Physikerin Lise Meitner (1878–1968), über deren Privatleben nur wenig bekannt ist. Meitner lieferte im Exil die physikalisch-mathematische Erklärung der Kernspaltung

(1939). Sie schrieb 37-jährig 1915 in einem Brief an die Freundin Elisabeth Schiemann: »*Herzlich liebe ich die Physik. Ich kann sie mir schwer aus meinem Leben wegdenken. Es ist so eine Art persönliche Liebe, wie gegen einen Menschen, dem man sehr viel verdankt, und ich, die ich so sehr an schlechtem Gewissen leide, bin Physikerin ohne jedes böse Gewissen.*« (zitiert nach Lemmerich 2010, S. 115).

Von der Dichterin Emily Dickinson (▶ Kap. 12 in diesem Band) stammt folgendes Gedicht (ca. 1855) (Dickinson 1999, S. 1696):

> **There is a solitude of space**
> There is a solitude of space
> A solitude of sea
> A solitude of death, but these
> Society shall be
> Compared with that profounder site
> That polar privacy
> A soul admitted to itself –
> Finite infinity.

»Finite infinity« beleuchtet gut das paradoxe Wesen des schizoiden Rückzugs und Weltgefühls. (Zu Dickinsons schizoiden Zügen siehe z. B. Kavaler-Adler 1993.)

2.17 Partnerschaft, Liebe und Sexualität

> *Don't know that I will*
> *But until love can find me*
> *and a girl who'll stay*
> *And won't play games behind me*
> *I'll be what I am*
> *A solitary man*
> (Johnny Cash, Solitary Man)

Guntrip (1968) und andere haben die Angst vor der Liebe (eigentlich dem oralen, sich gegenseitigen Verschlingen) bei den schizoiden Personen hervorgehoben. Für den schizoiden Menschen, mit seinen »Barrieren zur Intimität« (Alperin 2001) besteht die Angst nicht nur darin, dass Hass das Objekt zerstören könnte, sondern eben auch Liebe, wodurch er am Lieben gehindert wird. Liebe induziert im stärker schizoiden Menschen zudem eine Fragmentierungsangst. Er ist also immer wesentlich damit befasst, den Wunsch nach Liebe und die Angst davor zu regulieren. Lieber liefert er sich seinen Phantasien aus als einem anderen.

Es finden sich (bei schizoiden Männern) typischerweise folgende Partnerschaftssituationen:

- Junggesellen ohne jede Partnerschaft
- wechselnde Beziehungen ohne allzu große Nähe

- Frauen werden als Partnerinnen gewählt, die wegen ihrer Eigenständigkeit und Ausgeglichenheit bewundert werden oder keine Forderungen an sie stellen.

Zu Partnerschaften von schizoiden Personen siehe auch McWilliams (2006). Hysterische Personen (meist Frauen) haben nicht selten eine Affinität zu schizoiden Persönlichkeiten (McWilliams 2006), vielleicht weil deren Distanziertheit bei ihnen Sehnsucht weckt und mit bewunderter Stärke verwechselt wird.

Terry und Rennie (1938) wiesen auf Formen von »devianter« Sexualität bei schizoiden Persönlichkeiten hin. *»Einfühlsame und zärtliche Beziehungen fehlen; sexualisierte und aggressive Besetzungen sollen stattdessen ein Gefühl der eigenen Lebendigkeit und Verbundenheit mit anderen Menschen erzielen.«* (Wernz 2014, S. 831). Akhtar (1987) beschreibt in ihrer Sexualität u. a.:

1. ein geheimes voyeuristisches Interesse
2. einen Hang zu Formen der Erotomanie
3. die Tendenz zu Formen zwanghafter Perversion (etwa Exhibitionismus, siehe Gabbard 1994, S. 444f) (Perversion als Beziehungssurrogat)

Von häufigeren *»secret sexual affairs«* schreibt Guntrip (1968, S. 303). Von Perversion und einem entsprechend organisierten Phantasiesystem Masud R. Khan (1969) (*»collated internal object«*). Hingabeangst und exzessive Sexualität schließen sich demnach nicht aus.

Eine Untergruppe von Menschen, die sich selbst als »asexuell« beschreiben, scheint zudem die Kriterien der schizoiden Persönlichkeitsstörung zu erfüllen (Brotto et al. 2010).

Während eines Besuchs in Köln wird der junge Friedrich Nietzsche, der später weltberühmte Philosoph, von einem Dienstmann statt in ein Restaurant in ein Bordell geführt (Deussen 1901, S. 34):

»Ich sah mich«, so erzählte Nietzsche am anderen Tag »plötzlich umgeben von einem halben Dutzend Erscheinungen in Flitter und Gaze, welche mich erwartungsfroh ansahen. Sprachlos stand ich eine Weile. Dann ging ich instinktmäßig auf ein Klavier als auf das einzige seelenhafte Wesen in der Gesellschaft los und schlug einige Akkorde an. Sie lösten meine Erstarrung und ich gewann das Freie«.

Jedenfalls wird dieser Bericht, den Thomas Mann in seinem Roman »Doktor Faustus« in die Schlüsselszene der Begegnung des fiktiven Komponisten Adrian Leverkühn mit der Prostituierten Esmeralda verwandelte, immer wieder mit den Diskussionen um eine mögliche luetische Infektion Nietzsches verknüpft.

Es ist also nicht falsch, aber auch nicht hinreichend, wenn (mit Fairbairn, Guntrip oder Winnicott) festgestellt wird, dass die schizoide Persönlichkeit dadurch geprägt ist, dass sie über eine Unfähigkeit verfügt, emotionale Bindungen zu anderen einzugehen. Diese Unfähigkeit ist eher eine Unwilligkeit und sollte beispielsweise nicht mit dem Problem von psychopathischen Persönlichkeiten verwechselt werden. Die schizoide Person kann aus Distanz sehr wohl Verbundenheit und Mitleid empfinden, vermeidet jedoch eine allzu starke direkte Betroffenheit im Kontakt.

2.18 Körpererleben

Gelegentlich wirkt auch selbst das Körpergefühl bei manchen schizoiden Patienten beeinträchtigt, wie nicht ausreichend besetzt. Sie wirken dann u. U. steif, ungelenk oder sind sehr ungeschickt. Die »Flucht in den Intellekt« stellt so gewissermaßen die Flucht in einen sicheren, autonomen »cerebralen« Raum ohne zwingende Notwendigkeit zu körperlichem Kontakt oder körperlicher Aktivität dar.

Umgekehrt gibt es auch Fälle (Gabbard 1994, S. 445), in denen starke körperliche Ertüchtigung (etwa durch ständige Fitness-Übungen) und Askese dazu dienen, sexuelle Energie »zu verbrennen« und die Idee eines selbstbildenden, bedürfnislosen Ich-Ideals zu fördern.

Psychosomatische oder Körperbeschwerden wurden mit der schizoiden Persönlichkeitsstörung ebenfalls in Verbindung gebracht, etwa Arthritis (McWilliams et al. 2008), Adipositas (Petry et al. 2008) oder, in zwei unterschiedlichen Kohorten, koronare Herzerkrankungen (Moran et al. 2007; Pietrzak et al. 2007).

2.19 Schizoidie bei Delinquenten

Es gibt eine kleine Gruppe von stark schizoiden Persönlichkeitsstörungen, die sich durch Delinquenz auszeichnet. Ein typisches Beispiel hierfür wäre etwa der 1942 geborene und als Una-Bomber bekannt gewordene Mathematiker Theodore John Kaczynski, der zwischen 1978 und 1995 16 Briefbomben an verschiedene Personen in den USA verschickt hat, wodurch drei Menschen getötet und weitere 23 verletzt wurden. Schon als Kind zeigte sich Ted Kaczynski als sehr talentiert, aber zugleich als extrem schüchtern und reserviert. Als Kleinkind wurde Kaczynski nach einem allergischen als Folge eines Medikaments für mehrere Wochen in ein Krankenhaus eingeliefert. Angeblich war das ehemals fröhliche Kind nach diesem Krankenhausaufenthalt verändert. Später zog er sich immer mehr zurück und wurde unempfänglich für menschlichen Kontakt. Freunden und Nachbarn zufolge war die intellektuelle Begabung des Jungen offensichtlich, während seine zwischenmenschlichen Fähigkeiten große Mängel aufwiesen. Ein ehemaliger Nachbar schildert, wie Kaczynski grußlos durch die Nachbarschaft schlich. »*Ted ist ein glänzender Junge, aber absolut ungesellig [...] Dieses Kind spielte nicht, nein. Er war ein alter Mann vor der Zeit.*« (zitiert nach McFadden 1996; zur Biographie etc. siehe D. Kaczynski 2016). Deutlich wird ein Zusammenhang zu dem Gefühl, dass sein Rückzugsort (retreat) – zuletzt eine fensterlose Hütte in der Einöde Montanas – bedroht erschien.

Johnson und Mitarbeiter (2001, 2006) konnten in ihrer US-amerikanischen Familienstudie zeigen, dass harte Strafen, verbale Angriffe, aber auch Unternäherung und geringes affektives Engagement gegenüber dem Kind mit dem Auftreten von schizoiden Problematiken assoziiert sein können.

Empirisch konnte gezeigt werden, dass bei einer Untergruppe die schizoide Persönlichkeitsstörung mit gewalttätigem Verhalten korreliert sein kann (Pulay et al. 2008; Loza und Hanna 2006). Schizoide Züge wurden zudem häufiger bei Personen beschrieben, die multiple Sexualmorde (Hill et al. 2007) oder aber auch Amokläufe in Schulen (school shooting) (Neuman et al. 2015) und Kleptomanie (Grant et al. 2004) begangen haben. Schizoide Persönlichkeitszüge gelten darüber hinaus als Risikofaktor für Rückfallverhalten bei Delinquenz (Hiscoke et al. 2003). In der Regel finden sich jedoch unter Sexualstraftätern (etwa Pädosexuellen) eher unreif-infantile Persönlichkeiten mit stark narzisstischen Zügen.

Einen möglichen psychodynamischen Zusammenhang zwischen Schizoidie und Aggression beschrieb Laing (1996), der als eine Art Flucht-nach-vorne-Reaktion beschrieben werden könnte. Er vermutete:

> »that a schizoid individual in one sense is trying to be omnipotent by enclosing within his own being, without recourse to a creative relationship with other, modes of relationship that require the effective presence to him of other people and of the outer world. The imagined advantages are safety for the true self, isolation and hence freedom from others, self-sufficiency, and control (Laing 1996, p. 75). As a result, the schizoid becomes fearful of crowds, as they force upon her the recognition that others exist. A way to escape it might be by becoming an aggressor. The author [Laing] suggests that aggression in persons with SPD might contribute to a new construction of self (more visible as a result of enhanced assertive, extrovert, direct and confronting attitude) in an unconscious attempt to become more interesting and colourful for other people. Aggression can be considered in this way as an effort to overcoming dullness and loneliness. An expression of aggressive resistance could be interpreted as assertive behaviour, refusal to remain an outcast (that is normally absent in schizoid persons) and opportunity to rigorous transformation, and it might be an important step of ›being in the world‹ and becoming released from loneliness« (zitiert aus Martens 2010, S. 40).

Gleichzeitiger sozialer Rückzug ist zudem bei psychopathischen Zügen ein Hinweis auf höheres Risiko (Heilbrun und Heilbrun 1985). Amygdala und präfrontaler Kortex scheinen neurobiologisch sowohl interessanterweise gleichzeitig aggressives wie Rückzugsverhalten zu steuern und zu modulieren (Lopez et al. 2004). Zu den »low level« »schizoiden Psychopathen« (Gallwey 1985) siehe auch Stone (2009) oder Lackinger (▶ Kap. 10 in diesem Band).

2.20 Berühmte Persönlichkeiten mit schizoiden Zügen

> »Im Allgemeinen bin ich am liebsten allein; ein Wesenszug, den meine wenigen Bekannten ohne Zögern bestätigen werden; das ist ja immer das Schönste, dieses ›Ni Dieu, ni maître‹.« (Arno Schmidt, Zählergesang)

Pathographien – d. h. der Versuch, berühmte Persönlichkeiten, meist nachträglich, mit psychiatrischen Störungsbildern in Verbindung zu bringen (oft versucht etwa bei König Ludwig II. von Bayern, dem Maler Vincent van Gogh oder dem Komponisten Robert Schumann) – sind immer problematisch, weil sich Gestaltbilder psychischer Störungen verändern oder weil es Hinweise in ganz verschiedene Richtungen gibt, die sich nicht mehr verifizieren lassen.

Mit der daher nötigen Zurückhaltung nur können wir sagen, dass berühmte Persönlichkeiten möglicherweise stärker schizoide Züge aufwiesen, etwa der französische Revolutionär und Anwalt Maximilien de Robespierre, der auch »der Unbestechliche« genannt wurde (»*car peu sensible aux pressions des autres*«, wie die Zeitgenossen sagten). Der exzentrische Pianist Glenn Gould und der Schachweltmeister Bobby Fisher, der deutsche Schriftsteller Arno Schmidt, der Kabarettist Karl Valentin (Film »Der Sonderling« 1929) oder der österreichische Philosoph Ludwig Wittgenstein. Es kann aus Platzgründen nicht auf die biographisch meist intensiven Mutterbeziehungen dieser Persönlichkeiten eingegangen werden. Physiognomisch ist es dabei nicht uninteressant, dass es sich tatsächlich jeweils um extrem schlanke, leptosome Konstitutionen bei diesen Personen handelte (dazu auch Mather et al. 2008).

Am Beispiel von Francisco Franco, des spanischen Generals und späteren Diktators, können ebenfalls sehr eindrücklich schizoide Züge studiert werden, die man interessanterweise auch bei anderen Militärs und Politikern (z. B. Wellington, Balfour, Neville Chamberlain, Salisbury) findet (Albert 1992, S. 380), die in ihrer Kindheit als scheu und zurückgezogen beschrieben werden. Während die von ihm befehligte spanische Soldateska 1926 in Marokko wütete, hieß es von ihm, er habe in Afrika »*weder Furcht noch Frauen noch Messen*« gekannt. Er wird von seinen Zeitgenossen als kalt und selbstbeherrscht beschrieben. Über sein Privatleben wurde nur wenig bekannt. Seine Hobbies waren Fernsehen und die Jagd. Persönlich galt er als kühl und distanziert, im Arbeitsalltag diszipliniert und beherrscht. (Entsprechend bestellte er zu seinen Ministern zahlreiche Technokraten, die der katholischen Organisation Opus Dei entsprangen.) Seine Kindheit war beherrscht von Gewalt, Wutausbrüchen des Vaters – Marineoffizier, Lebemann und Frauenheld – gegen Kinder und Frau, Hohn und Spott, Trunksucht, Ehebruch, Trennung der Eltern, Vernachlässigung, emotionalen Missbrauch und dem krankheitsbedingten Tod seiner kleinen Schwester Paz. Der Sohn sollte das genaue Gegenteil des Vaters werden, diesen aber beruflich später übertrumpfen. Der Vater verließ die Familie, der Sohn, schüchtern, unnahbar, körperlich schwach, mit eher hoher Stimme, entwickelte eine tiefe Verbundenheit zur frommen, sittenstrengen Mutter. Von ihm ist der Satz überliefert: »*Und wenn ich für die Hälfte des spanischen Volkes das Todesurteil unterschreiben müsste, so würde meine Hand nicht zittern.*«

2.21 Therapeutische Aspekte

»Bleibt dem Fremdlinge hold – spärliche Freuden sind
Ihm hienieden gezählt – doch bei so freundlichen
Menschen sieht er geduldig
Nach dem großen Geburtstag hin.«
(Novalis 1797)

Im Folgenden sollen einige Aspekte der spezifischen psychotherapeutischen Behandlungstechnik für schizoide Problematiken dargestellt werden (dazu siehe auch Appel 1974).

Patienten mit schizoider Problematik kommen meist wegen Beziehungsproblemen in Therapie. Nicht selten werden sie auch geschickt, weil ihr Umfeld, beispielsweise die Partnerin, sich an ihrer Verschlossenheit stört.

Aufgabe des Therapeuten ist es, ein stabiles und respektvolles (Markowitz 1968) Gegenüber zu sein, das einerseits ausreichend die »freundlichen Weiten« (Balint) zulassen und selbst innerlich positiv und geübt genug im »doing nothing« (Gabbard 1989) sein kann, um »*distant enough*« sein zu können. (Nicht wenige Psychoanalytiker haben selbst leicht schizoide Züge, was ihnen diese Haltung erleichtert; dazu Wheelis 1956).

Andererseits sollten eine Annäherung an die verneinten oder isolierten Gefühlswelten ermöglicht und Gefühlsambivalenzen untersucht werden. Ein Wunsch nach größerer Nähe sollte ebenso beachtet werden wie der Wunsch nach größerer Distanz und die Bildungen von perversen Kompromissbildungen zur Regulierung dieser Bedürfnisse. Immer geht es um das Überleben des Ichs.

Therapeuten sollten taktvoll und vorsichtig, aber hartnäckig die Gefühlswelten dieser Patienten explorieren. Auch versuchen sie den Therapeuten dazu zu bringen, stellvertretend (im Sinne einer projektiven Identifikation also) ihre Affektkrisen zu übernehmen.

Tief innerlich wünschen sie sich zwar Nähe und Intimität, aber nicht im Sinne einer einfachen und einfach zu deutenden Abwehr. Williams (2013) betont besonders die Bedeutung der Angst, die bis zu psychotischen Ängsten reichen kann, bei dieser Patientengruppe.

Generell sollte man vorsichtig sein, wenn man bemerkt, dass die Übertragungs-Gegenübertragungs-Dyade stark die intellektuelle Abwehr verstärkt. (Therapeut und Patient verstehen sich gut und tauschen sich intellektuell aus oder der Patient spricht stark verallgemeinernd von sich. Der Therapeut wird als »Fachmann« (Wernz 2014, S. 834) angesprochen). Das Risiko von Überinterpretationen auf der Basis der Idealisierung der Selbstfunktionen beschreibt etwa auch Williams (2013, S. 172).

> *»Im Gegensatz zu anderen frühen Störungen lässt sich Schizoidie unter dem Abwehrgesichtspunkt schwer fassen, da die Patienten über weite Strecken gleichsam unneurotisch engangiert am Erkenntnisprozess beteiligt wirken und wenig Regression aufweisen«* (Wernz 2014, S. 831).

Gleichzeitig ist, wie Riemann (1970) dargestellt hat, erkennendes Verstehen die hauptsächliche Orientierungsmöglichkeit in Therapien für schizoide Patienten.

Dennoch sollten Therapeuten bei dieser Patientengruppe stark auch auf das (manchmal von Auffälligkeiten geprägte) Körpererleben achten (Kinston und Wolff 1975).

Wie bei allen Störungen der Persönlichkeit ist das Tolerieren von projektiv-identifikatorischen Prozessen und der Wechsel in der Gegenübertragung von konkordanten und komplementären Formen (Racker 1968) zu beachten, etwa zu große desidentifizierende Distanz (komplementäre Gegenübertragung) oder zu wenig Distanz und Identifikation mit dem Patienten (konkordante Gegenübertragung).

»Die wohlmögliche größte Herausforderung liegt behandlungstechnisch in der Bearbeitung der primitiven Übersetzung von (häufig persistierender) Angst in psychischen und physischen Schmerz, der zur Abwehr von Abhängigkeit und Vertrauen dient« (Williams 2013, S. 175).

Der Patient richtet sich immer gleichzeitig an ein anwesendes und an ein abwesendes Objekt, was es zu beachten gilt. Mal wird das abwesende Objekt belächelt und mal betrauert, mal passiert dies mit dem anwesenden.

»Hence the analyst needs intuitively to provide his own absence, perhaps as often as his own presence, to the patient at timely moments« (Searles 1986, S. 351).

Mit der Zeit sollte es dann in der Therapie gelingen nicht nur die Erfahrung von Beziehung und Bezogenheit erleben und tolerieren zu können, sondern ein Verständnis für und eine narrative Rekonstruktion der biographischen Situation zu erreichen, die zur schizoiden Charakterabwehr geführt hatte. Patienten erhalten jetzt ein vertieftes Verständnis, dass hinter dem »schizoiden Stil« zunächst eine notwendige Befreiung des Kindes aus dem mütterlichen Claustrum war. Therapeuten sollten toleranter sein mit Schweigephasen bei schizoiden Patienten und das Schweigen nicht vorschnell als Widerstand deuten. Wenn dies geschieht, werden sich die Patienten u. U. verantwortlich für ihre Kommunikationsschwierigkeiten sehen und gedemütigt fühlen. Auch sollten sie weniger distanziert sein, als es in klassischen psychoanalytischen Settings manchmal der Fall ist, da diese Patienten den Therapeuten auch als reale Person und nicht nur als Übertragungsfigur erfahren möchten (Robbins 1988).

Zusätzliche Gruppentherapie (obwohl der Patient anfangs das Gefühl haben kann, »den Löwen zum Frass vorgeworfen zu werden«) kann für schizoide Patienten ebenfalls ein hilfreicher Zugang sein, wo etwa die Gruppenmitglieder eine Rekonstruktion der Familiensituation darstellen, was es ihnen ermöglicht, mit den ängstigenden inneren Objektbeziehungen in Kontakt zu treten. Allerdings muss der Therapeut gelegentlich den schizoiden Patienten wie davor schützen, etwas sagen zu müssen, ohne gleichzeitig mit ihm in eine Kollusion zu geraten (Azima 1983; Appel 1974).

Masud Khan (1960) fasst, auf der Basis der Objektpsychologie Fairbairns, zusammen, dass schizoide Persönlichkeiten zwar eine extrem hohe Verfestigungstendenz aufweisen, was die Behandlung erschwert. Sie seien für Psychoanalysen jedoch besonders gut geeignet, weil sie zu tieferer psychologischer Einsicht besonders befähigt und Übertragungsbildungen gut möglich sind.

Spezifische Psychotherapiestudien in diesem Bereich wurden bisher noch nie durchgeführt.

Eine geringere Anzahl von Symptomen einer schizoiden Persönlichkeitsstörung zeigte sich prädiktiv für ein besseres Outcome bei der psychopharmakologischen Behandlung der Depression (Mulder et al. 2006).

> Gegen Ende der Behandlung ging es dem Patienten deutlich besser. Zwar hatte er nicht alle Rückzugstendenzen ganz verloren, konnte jedoch besser, d. h. flexibler damit umgehen und auch die Hintergründe der Ängste vor Überwältigung in näher werdenden Beziehungen besser verstehen. Seine berufliche Position hatte sich stabilisiert und er hatte die Beziehung zu einer jungen Frau, mit der er zusammengezogen war, intensivieren können und das Paar dachte ernsthaft über eine Heirat nach. In diesem Kontext war der Patient in einer Stunde sehr zuversichtlich über seine Zukunft, sprach vom dem Erreichten und seinen Hoffnungen und wirkt entspannt und glücklich. Zu meiner Verwunderung und auch Erheiterung sagte er dann plötzlich: »Ein Bounty [gemeint ist der Schokoladenriegel mit Kokos-Füllung] wär jetzt schön ...«. Wir mussten darauf hin beide über diese spontane und ungewöhnliche Äußerung schmunzeln. Ich fragte ihn, wie er denn darauf käme, worauf er zunächst antwortete, dass er schon als Kind gerne Bounty gehabt habe und sich das manchmal vom Taschengeld gekauft habe, um sich etwas Gutes zu tun oder wenn er glücklich gewesen sei. – Ich assoziiere dabei den berühmten Satz des französischen Künstlers Marcel Duchamp (▶ Abb. 2.1): »Der Junggeselle reibt sich seine Schokolade selbst« (le célibataire broie son chocolat lui-même). – Auf meine weitere Nachfrage, ob er noch mehr Assoziationen dazu habe, antwortete er, ja, dass er sich als Kind mit der Geschichte der Meuterei auf der Bounty 1789 (sieben Tage vor der französischen Revolution) beschäftigt habe. Die Begebenheit selbst und auch ihre Folgen bis heute, dass nämlich die Überlebenden auf einem sehr unwirtlichen Ozean-Eiland namens Pitcairn lebten, wo Gewalt, Rebellion und sogar Inzest diese Gemeinschaft am Rand prägen würde.
> Ich denke, dass sich im Unbewussten und der inneren Objektwelt des Patienten, nur wenig unter der schokoladenen und heiteren Oberfläche, weiterhin felsige Inseln, Trutzburgen, die Einsamkeit und Grenzenlosigkeit des Ozeans, Rebellion und sexuelle Exzesse befinden.

2.22 Zusammenfassung

- Die schizoide Persönlichkeitsstörung ist ursprünglich als charakterliche Spektrumsstörung der Schizophrenie entwickelt worden (Bleuler, Kahn).
- Früh wurden die Angst vor Nähe, die Distanziertheit und die Vorliebe für einzelgängerische Beschäftigungen beschrieben, aber auch ambivalente (nicht integrierte) Aspekte und Spaltungsphänomene.

- Objektpsychologen betonten dann die Überbesetzung der inneren Realität.
- Eine Abgrenzung zum Autismus und einer vorwiegend narzisstischen Problematik ist in der Regel gut möglich.
- Die schizoide Persönlichkeitsstörung ist seit dem DSM-III-R quasi eingeklemmt zwischen vermeidender und schizotypischer Persönlichkeitsstörung.
- Obschon die schizoide Persönlichkeitsstörung selten ist, sollte das Konzept der Schizoidie und schizoiden Abwehr vermehrt beachtet werden.
- Sie ist keine »dying« or »dead« entity, wie manche Forscher meinten (Blashfield und Intoccia 2000), sondern »simply understudied« (Parnas et al. 2005, S. 55).
- Zentral ist die unbewusste Angst, in enger werdenden Beziehungen, Emotionsüberwältigung, Ausgeliefertsein und gleichsam Verschlungenwerden und damit Selbstverlust zu erfahren, sowie die Angst vor Verlust von Autarkie und von Identität, was – aus Gründen der Abwehr – zu Rückzug (gerade auch auf innere Objekte), Affektisolierung und zur Überbesetzung der Ich-Funktionen und des (unbewusst als männlich erlebten) Denkens führt.
- Die schizoide Repräsentanzenwelt kann (analog der Hysterie oder dem Narzissmus) auf unterschiedlichen Strukturniveaus (level of personality functioning) organisiert sein (wie bereits Fairbairn im Zusammenhang mit der Schizoidie wechselnd von »Typen«, »Zuständen« oder »Charakteren« sprach).
- In der Phantasietätigkeit zeigen sich sowohl das Vermeidenkönnen von wie das Ausgeliefertsein durch Nähe; die Unabhängigkeit kann mit Kreativität assoziiert sein.
- »Schizoide Wut« (etwa durch das Gefühl, in die Enge getrieben worden zu sein) kann zu einer Deliktdynamik beitragen.
- Einzel- und Gruppentherapie sollten der Rückzugstendenz Rechnung tragen und Therapeuten sollten ausreichend fern sein können (bzw. nah in dieser Ferne) und das teilweise abgewehrte Bedürfnis nach Nähe nicht überschätzen.

Folgende Abbildung, die den berühmten französichen Künstler und Schachtheoretiker Marcel Duchamp zeigt, gibt zahlreiche Aspekte der in diesem Kapitel beschriebenen schizoiden Dynamik sehr gut und sublim wieder (die Dominanz des Rationalen, ein in sich Versunkensein, die Kreativität sowie den Hang zum Unkonventionellen und das Spiel mit einer abgespaltenen Sexualität) (▶ Abb. 2.1).

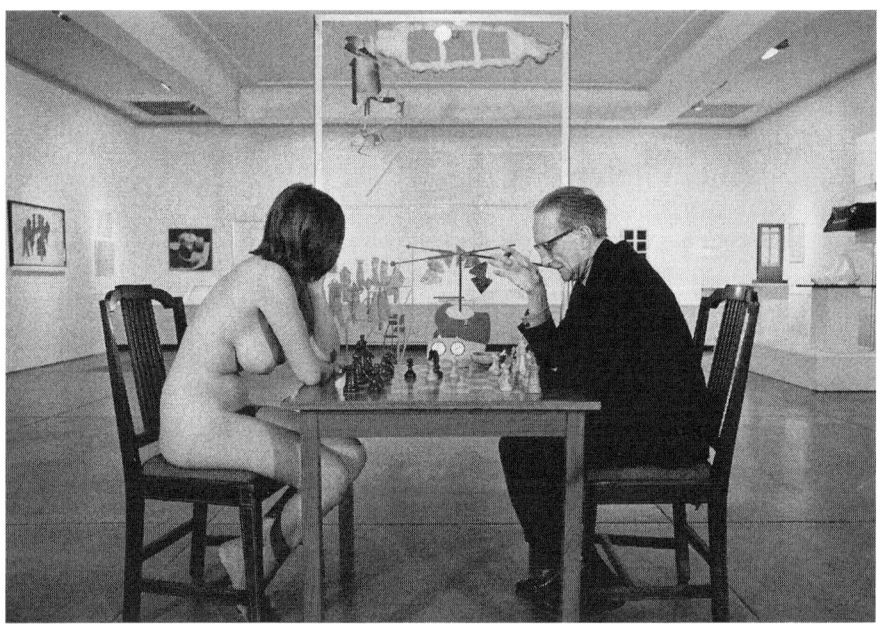

Abb. 2.1: Marcel Duchamp in Pasadena mit Eve Babitz beim Schachspiel © 1963, Julian Wasser

Literatur

Akhtar S (1986) Differentiating between schizoid and avoidant personality disorders. Am J Psychiatry 143:1061-1062.
Akhtar S (1987) Schizoid personality disorder: a synthesis of developmental, dynamic, and descriptive features. Am J Psychother 41:499-519.
Albert RS (1992) Genius and Eminence, 2nd edition. New York: Pergamon Press.
Alperin RM (2001) Barriers to intimacy: An object relations perspective. Psychoanal Psychol 18:137-156.
American Psychiatric Association (2013) Diagnostisches und Statistisches Manual Psychischer Störungen DSM-5®. Deutsche Ausgabe herausgegeben von P. Falkai und H.-U. Wittchen. Mitherausgegeben von M. Döpfner, W. Gaebel, W. Maier, W. Rief, H. Saß und M. Zaudig. Göttingen: Hogrefe 2015 und 2018.
Appel G (1974) An approach to the treatment of schizoid phenomena. Psychoanal Rev 61:99-113.
Arieti S (1976) Creativity: The Magic Synthesis. New York: Basic Books.
Arnheim R (1986) New Essays on the Psychology of Art. Berkeley, CA: University of California Press.
Azima FJC (1983) Group psychotherapy with personality disorders. In: Kaplan HI, Sadock BJ (Hrsg.) Comprehensive group psychotherapy, 2nd Edition. Baltimore, MD: Williams & Wilkins. S. 262-268.
Balint M (1959) Thrills and Regressions. Oxford: International Universities Press.
Baron-Cohen S (2003) The Essential Difference. Men, women and the extreme male brain. New York: Basic Books.
Bergman K (1978) Neurosis and personality disorder in old age. In: Isaacs AD, Post F (Hrsg.) Studies in Geriatric Psychiatry. New York: Wiley. S. 41-76.

Berze J (1925) Beiträge zur psychiatrischen Erblichkeits- und Konstitutions forschung. II. Schizoid, Schizophrenie, Dementia praecox. Z Ges Neurol Psychiatrie 96:603-652.

Binswanger L (1957) Schizophrenie. Pfullingen: Neske.

Black DW, Noyes Jr R, Pfohl B, Goldstein RB, Blum N (1993) Personality disorder in obsessive-compulsive volunteers, well comparison subjects, and their first-degree relatives. Am J Psychiatry 150:1226-1232.

Blais MA, Malone JC (2013) Structure of the DSM-IV Personality disorders as revealed in clinician ratings. Compr Psychiatry 54:326-333.

Blanchot M (1950; dt. 1987) Thomas der Dunkle. Frankfurt am Main: Suhrkamp.

Blashfield RK, Intoccia V (2000) Growth of the literature on the topic of personality disorders. Am J Psychiatry 157:472-473.

Bleuler E (1908) Die schizophrenen Geistesstörungen im Lichte langjähriger Kranken- und Familiengeschichten. Stuttgart: Thieme.

Bleuler E (1922) Die Probleme der Schizoidie und der Syntonie. Z Ges Neurol Psychiatrie 78:373-399.

Bleuler E (1983) Lehrbuch der Psychiatrie, 15. Auflage, neubearbeitet von Manfred Bleuler. Berlin: Springer.

Bleuler M. (1972) Die schizophrenen Geistesstörungen im Lichte vieljähriger Kranken und Familiengeschichten.Stuttgart: Thieme.

Bockian NR (2006) Depression in Schizoid Personality Disorder. In: Bockian NR (Hrsg.) Personality-guided therapy for depression. Washington, DC: American Psychological Association. S. 63-90.

Brotto LA, Knudson G, Inskip J, Rhodes K, Erskine Y (2010) Asexuality: A mixed-methods approach. Arch Sex Behav 39:499-618.

Burland AJ (1986) The vicissitudes of maternal deprivation. In: Lax R, Bach S, Burland AJ (Hrsg.) Self and Object Constancy. New York: Guilford. S. 324-348.

Caldwell-Harris CL, Aycicegi A (2006) When personality and culture clash: The psychological distress of allocentrics in an individualistic culture and idiocentrics in a collectivist culture. Transcult Psychiatry 43:331-361.

Casper RC (2004) Nutrients, neurodevelopment, and mood. Curr Psychiatry Rep 6:425-429.

Chanen AM, Jackson HJ, McGorry PD, Allot KA, Clarkson V, Yuen HP (2004) Two-year stability of personality disorder in older adolescent outpatients. J Pers Disord 18:526-541.

Cheek JM, Krasnoperova EN (1999) Varieties of shyness in adolescence and adulthood. New York: Oxford University Press.

Cheng JT, Tracy JL, Foulsham T, Kingstone A, Henrich J (2013) Two Ways to the Top: Evidence That Dominance and Prestige Are Distinct Yet Viable Avenues to Social Rank and Influence. J Personal Soc Psychol 104:103-125.

Chodorow NJ (1989) Feminism and Psychoanalytic Theory. New Haven: Yale University Press.

Coid J, Yang M, Tyrer P, Roberts A, Ullrich S (2006) Prevalence and correlates of personality disorder in Great Britain. Br J Psychiatry 188:423-431.

Connolly AJ, Cobb-Richardson P, Ball SA (2008) Personality disorders in homeless drop-in center clients. J Pers Disord 22:573-588.

Costello RM (1989) Schizoid Personality Disorder: A Rare Type in Alcoholic Populations. J Pers Disord 3:321-328.

Cramer V, Torgersen S, Kringlen E (2006) Personality disorders and quality of life: A population study. Compr Psychiatry 47:178-184.

Crockenberg SC, Leerkes EM, Lekka SK (2007) Pathways from marital aggression to infant emotion regulation: The development of withdrawal in infancy. Infant Behav Dev 30:97-113.

Deussen P (1901) Erinnerungen an Friedrich Nietzsche. Leipzig: Brockhaus.

Deutsch H (1934) Über einen Typus der Pseudoaffektivität (»als ob«). Int Z Psychoanal 20:323-335.

Dickinson E (1999) The Poems of Emily Dickinson. Ed. R. W. Franklin. 3 vols. Cambridge, MA: Harvard University Press.
Dolan M, Anderson IM, Deakin JF (2001) Relationship between 5-HT function and impulsivity and aggression in male offenders with personality disorders. Br J Psychiatry 178:352-359.
Domino G (2002). Creativity and Ego Defense Mechanisms: Some Exploratory Empirical Evidence. Creat Res J 14:17-25.
Egyptien J (2005) Beobachtungen zur Kunst des Verschwindens. Versuch über Ernst Gundolf. Castrum Peregrini 54(H 270):41-64.
Eickhoff FW (1998) Verleugnung. In: Ritter J, Gründer K (Hrsg.) Historisches Wörterbuch der Philosophie. Bd. 11. Basel: Schwabe. S. 719-722.
Eigen M (1973) Abstinence and the schizoid ego. Int J Psychoanal 54:493-498.
Esterberg ML, Goulding SM, Walker EF (2010) A Personality Disorders: Schizotypal, Schizoid and Paranoid Personality Disorders in Childhood and Adolescence. J Psychopathol Behav Assess 32:515-528.
Fairbairn WRD (1952) Psychoanalytic Studies of the Personality. London: Tavistock.
Fairbairn WRD (1940/1952) Schizoid factors in the personality. In: Fairbairn WRD. An object-relations theory of the personality. New York: Basic Books. S. 3-27.
Fenichel O (1945) The Psychoanalytic Theory of Neurosis. New York: Norton.
Filbey FM, Holcomb J, Nair TR, Christensen JD, Garver DL (1999) Negative symptoms of familial schizophrenia breed true in unstable (vs. stable) cerebral-ventricle pedigrees. Schizophr Res 35:15-23.
Freud S (1925) Die Verneinung. GW 14:11-15.
Gabbard GO (1989) On »doing nothing« in the psychoanalytic treatment of the refactory borderline patient. Int J Psychoanal 70:527-534.
Gabbard GO (1994) Psychodynamic Psychiatry in Clinical Practice. The DSM-IV Edition. Washington, DC: American Psychiatric Press.
Gallwey PLG (1985) The psychodynamics of borderline personality. In: Farrigton DP, Gunn J (Hrsg.) Aggression and dangerousness. New York: Wiley. S. 127-152.
Gillberg C (1989) Asperger syndrome in 23 Swedish children. Developm Med Child Neurol 31:99-119.
Grant BF, Hasin DS, Stinson FS, Dawson DA, Chou SP, Ruan WJ (2004) Prevalence, correlates, and disability of personality disorders in the United States: Results from the National Epidemiologic Survey on Alcohol and Related Conditions. J Clin Psychiatry 65:948-958.
Grant BF, Hasin DS, Stinson FS, Dawson DA, Chou PS, Ruan JW (2005) Co-occurrence of 12-month mood and anxiety disorders and personality disorders in the US: Results from the National Epidemiologic Survey on Alcohol and Related Conditions. J Psychiatric Res 39:1-9.
Grotstein JS (1977) The psychoanalytic concept of schizophrenia. Int J Psychoanal 58:403-425.
Guilford JP (1967) Creativity: Yesterday, today, and tomorrow. J Creative Behav 1:3-14.
Gunderson JG (1983) DSM-III diagnoses of personality disorders. In Frosch JP (Hrsg.) Current perspectives on personality disorders. Washington, DC: American Psychiatric Press. S. 20-39.
Gunsalus AJC, Kelly KR (2001) Korean cultural influences on the Millon Clinical Multiaxial Inventory III. J Ment Health Couns 23:151-161.
Guntrip H (1968) Schizoid phenomena, object relations, and the self. London: Hogarth Press.
Guntrip H (1991) A study of Fairbairn's theory of schizoid reactions. In: Kets de Vries MFR, Perzow SM (Hrsg.) Handbook of character studies: Psychoanalytic explorations. Madison, CT: International Universities Press. S. 407-436.
Harper RG (2004) Schizoid personality. In: Harper R (Hrsg.) Personality-guided therapy in behavioral medicine, Washington, DC: American Psychological Association. S. 47-64.

Hazlett EA, Buchsbaum MS, Haznedar MM, Newmark R, Goldstein KE, Zelmanova Y (2008) Cortical gray and white matter volume in unmedicated schizotypal and schizophrenia patients. Schizophr Res 101:111-123.
Heilbrun AB Jr, Heilbrun MR (1985) Psychopathy and dangerousness: comparison, integration and extension of two psychopathic typologies. Br J Clin Psychol 24:181-195.
Herpertz SC, Saß H (Hrsg.) (2003) Persönlichkeitsstörungen. Stuttgart: Thieme.
Herpertz S, Steinmeyer EM, Sass H (1994) »Patterns of comorbidity« among DSM-III-R and ICD-10 personality disorders as observed with a new inventory for the assessment of personality disorders. Eur Arch Psychiatry Clin Neuroscience 244:161-169.
Heston LL (1970) The genetics of schizophrenia and schizoid disease. Science 167:249-256.
Hill A, Habermann N, Berner W, Briken P (2007) Psychiatric disorders in single and multiple sexual murderers. Psychopathology 40:22-28.
Hiscoke UL, Långström N, Ottosson H, Grann M (2003) Self-reported personality traits and disorders (DSM-IV) and risk of criminal recidivism: A prospective study. J Person Disor 17:293-305.
Hoffner S (1999) Die schizoide Persönlichkeitsstörung – Ergebnisse einer empirischen Studie zur Klassifikation schizoider Störungen und erste Validierungsversuche des Interviews zur Diagnostik schizoider Störungen IDS, Ruprecht-Karls-Universität Heidelberg. Fakultät für Klinische Medizin Mannheim, Dissertation. (http://archiv.ub.uni-heidelberg.de/volltextserver/2545/1/diss99-71.pdf, Zugriff am 04.03.2018).
Hong JP, Samuels J, Bienvenu OJ, Hsu FC, Eaton WW, Costa Jr PT (2005) The longitudinal relationship between personality disorder dimensions and global functioning in a community-residing population. Psychol Med 35:891-895.
Hopf H (2008) Die unruhigen Jungen – Externalisierende Störungen, Philobatismus und Männlichkeit. In: Dammasch F (Hrsg.) Jungen in der Krise. Frankfurt a. M.: Brandes & Apsel. S. 39-60.
Howell EF (2005) The Dissociative Mind. Hillsdale, NJ: The Analytic Press.
Hummelen B, Pedersen G., Wilberg T, Karterud S (2015) Poor Validity of the DSM-IV Schizoid Personality Disorder Construct as a Diagnostic Category. J Pers Disord 29:334-346.
Iwamasa GY, Larrabee AL, Merritt RD (2000) Are personality disorder criteria ethnically biased? A card-sort analysis. Cultur Divers Ethnic Minor Psychol 6:284-297.
Johnson JG, Cohen P, Chen H, Kasen S, Brook JS (2006) Parenting behaviors associated with risk for offspring personality disorder during adulthood. Arch Gen Psychiatry 63:579-587.
Johnson JG, Cohen P, Smailes EM, Skodol AE, Brown J, Oldham JM (2001) Childhood verbal abuse and risk for personality disorders during adolescence and early adulthood. Compr Psychiatry 42:16-23.
Kaczynski D (2016) Every Last Tie: The Story of the Unabomber and His Family. Durham: Duke University Press.
Kafka F (1994) Tagebücher Band 3: 1914–1923 in der Fassung der Handschrift. Frankfurt am Main: S. Fischer.
Kahn E (1923) Schizoid und Schizophrenie im Erbgang. Beitrag zu den erblichen Beziehungen der Schizophrenie und des Schizoids mit besonderer Berücksichtigung der Nachkommenschaft schizophrener Ehepaare. Berlin: Springer.
Kalus O, Bernstein DP, Siever LJ (1993) Schizoid Personality Disorder: A Review of Current Status and Implications for DSM-IV. J Pers Disord 7:43-52.
Kalus O, Bernstein DP, Siever LJ (1995) Schizoid personality disorder. In Livesley WJ (Hrsg.) The DSM-IV personality disorders. New York: Guilford. S. 58-70.
Karlauf T (2007) Stefan George. Die Entdeckung des Charisma. München: Blessing.
Kasanin J, Rosen ZA (1933) Clinical Variables in Schizoid Personalities. Arch Neur Psych 30:538-566.
Katz JS (2004) The schizoid personality disorder. In: Masterson JF, Lieberman AR (Hrsg.) A therapist's guide to the personality disorders, Phoenix: Zeig, Tucker & Theisen. S. 91-109.

Kavaler-Adler S (1993) The Compulsion To Create: Women Writers And Their Demon Lovers, Foreword by Joyce McDougall. New York: Routledge.

Kendler KS, Myers J, Torgersen S, Neale MC, Reichborn-Kjennerud T (2007) The heritability of cluster A personality disorders assessed by both personal interview and questionnaire. Psychol Med 37:655-665.

Khan MR (1960) Clinical aspects of the schizoid personality: affects and techniques. Int J Psycho-Anal 41:430-436.

Khan MR (1969) Role of the 'Collated Internal Object' in Perversion-Formations. Int J Psycho-Anal 50:555-565.

Kinney DK, Richards R (2001) Creativity in Offspring of Schizophrenic and Control Parents: An Adoption Study. Creat Res J 13:17-25.

Klein R (1995) Disorders of the Self: New Therapeutic Horizons. New York: Brunner/Mazel.

Kinston MJ, Wolff N (1975) Bodily communication. Int J Psychiatry Med 6:195-201.

Koenigsberg HW, Kernberg OF, Stone MH, Appelbaum AH, Yeomans FE, Diamond D (Hrsg.) (2000) Borderline Patients: Extending the limits of Treatability. New York: Basic Books.

Koenigsberg HW, Buchsbaum MS, Buchsbaum BR, Schneiderman JS, Tang CY, New A (2005) Functional MRI of visuospatial working memory in schizotypal personality disorder: A region-of-interest analysis. Psychol Med 35:1019-1030.

Kohut H, Wolff E (1978) The disorders of the self and their treatment: an outline. Int J Psycho-Anal 59:413-426.

Koo MS, Dickey CC, Park HJ, Kubicki M, Ji NY, Bouix S (2006) Smaller neocortical gray matter and larger sulcal cerebrospinal fluid volumes in neuroleptic-naïve women with schizotypal personality disorder. Arch Gen Psychiatry 63:1090-1000.

Koponen S, Taiminen T, Portin R, Himanen L, Isoniemi H, Heinonen H (2002) Axis I and II psychiatric disorders after traumatic brain injury: a 30-year follow-up study. Am J Psychiatry 159:1315-1321.

Kosson DS, Blackburn R, Byrnes KA, Park S, Logan C, Donnelly JP (2008) Assessing interpersonal aspects of schizoid personality disorder: Preliminary validation studies. J Person Assess 90:185-196.

Kretschmer E (1921) Körperbau und Charakter. Untersuchungen zum Konstitutionsproblem und zur Lehre von den Temperamenten. Berlin: Springer.

Krohne HW (1996) Repression-Sensitization. In Amelang M (Hrsg.) Temperaments- und Persönlichkeitsunterschiede. Enzyklopädie der Psychologie, Differentielle Psychologie und Persönlichkeitsforschung, Band 3. Göttingen: Hogrefe, S. 153-184.

Kumin IM (1978) Emptiness and its relation in schizoid ego structure. Int Rev Psychoanal 5:207-216.

Laing RD (1969) The embodied and unembodied self. In: (ders.) The divided self. New York: Penguin.

Landmann M (1982) Figuren um Stefan George, Band 1. Amsterdam: Stiftung Castrum Peregrini.

Lemmerich J (2010) Bande der Freundschaft: Lise Meitner – Elisabeth Schiemann; kommentierter Briefwechsel 1911–1947. Wien: Verlag der Österreichischen Akademie der Wissenschaften.

Levinas E. (1961/2003) Totalität und Unendlichkeit. Versuch über die Exteriorität. Freiburg i.Br.: Karl Alber.

Li NP, Kanazawa S (2016) Country roads, take me home … to my friends: How intelligence, population density, and friendship affect modern happiness. Br J Psychol 107:675-697.

Lieberz K (1991) Ergebnisse zur Genese und Diagnostik schizoider Störungen. Z Psychosomatische Med Psychoanalyse 37:60-76.

Lieberz K, Porsch U (1997) Gegenübertragung bei schizoiden Störungen. PPmP 47:46-51.

Livesley WJ, West M (1986) The DSM-III distinction between schizoid and avoidant personality disorders. Can J Psychiatry 31:59-62.

Lopez NL, Vazquez DM, Olson SL (2004) An integrative approach to the neurophysiological substrates of social withdrawal and aggression. Dev Psychopath 16:69-93.
Loza W, Hanna S (2006) Is schizoid personality a forerunner of homicidal or suicidal behavior? A case study. Int J Offender Therap Compar Criminol 50:338-343.
Malphurs JE, Raag T, Field T, Pickens J, Pelaez-Nogueras M (1996) Touch by intrusive and withdrawn mothers with depressive symptoms. Early Dev Parenting 5:111-115.
Manouilenko I, Bejerot S (2015) Sukhareva – Prior to Asperger and Kanner. Nord J Psychiatry 69:479-482.
Markowitz I (1968) Respect, disrespect and the schizoid individual. Psychiatric Q 42:452-478.
Martens WHJ (2010) Schizoid personality disorder linked to unbearable and inescapable loneliness. Eur J Psychiatry 24:38-45.
Martens WHJ (2011) A schizoid man. Eur J Psychiatry 25:111-113.
Mather AA, Cox BJ, Enns MW, Sareen J (2008) Associations Between Body Weight and Personality Disorders in a Nationally Representative Sample. Psychosom Med 70:1012-1019.
McFadden RD (1996) Prisoner of Rage – A special report: From a Child of Promise to the Unabom Suspect. The New York Times 26. Mai 1996.
McWilliams N (2006) Some thoughts about schizoid dynamics. Psychoanal Rev 93:1-24.
McWilliams N (2011) Psychoanalytic diagnosis: understanding personality structure in the clinical process. New York Guilford.
McWilliams LA, Clara IP, Murphy PDJ, Cox BJ, Sareen J (2008) Associations between arthritis and a broad range of psychiatric disorders: Findings from a nationally representative sample. J Pain 9:37-44.
Melville H (1853) Bartleby, the Scrivener: A Story of Wall-Street. Putnam's Monthly Magazine (November/December 1853).
Millon T (1986) Schizoid and avoidant personality disorders in DSM-III. Am J Psychiatry 143:1321-1322.
Millon T, Davis RD (1996) Schizoid personality disorders: The asocial pattern. In: Millon T, Davis RD (Hrsg.) Disorders of personality DSM-IV TM and Beyond. New York: Wiley.
Minkowski E (1927) La schizophrénie. Psychopathologie des schizoides et des schizophrenes. Paris: Payot.
Mittal VA, Kalus O, Bernstein DP, Siever LJ (2007) Schizoid Personality Disorder. In: O'Donohue W, Fowler KA, Lilienfeld SO (Hrsg.) Personality Disorders. Thousand Oaks: Sage. S. 63-80.
Moldin SO, Rice JP, Erlenmeyer-Kimling L, Squires-Wheeler E (1994) Latent structure of DSM-III-R Axis II psychopathology in a normal sample. J Abnorm Psychol 103:259-266.
Molinari V, Ames A, Essa M (1994) Prevalence of personality disorders in two geropsychiatric inpatient units. J Geriatric Psychiatry Neurol 7:209-215.
Moran P, Stewart R, Brugha T, Bebbington P, Bhugra D, Jenkins R (2007) Personality disorder and cardiovascular disease: Results from a national household survey. J Clin Psychiatry 68:69-74.
Mulder RT, Joyce PR, Frampton CMA, Luty SE, Sullivan PF (2006) Six months of treatment for depression: Outcome and predictors of the course of illness. Am J Psychiatry 163:95-100.
Neuman, Y, Assaf D, Cohen Y, Knoll JL (2015) Profiling school shooters: automatic text-based analysis. Front Psychiatry 6. (https://doi.org/10.3389/fpsyt.2015.00086, Zugriff am 04.03.2018).
Nirestean A, Lukacs E, Cimpan D, Taran L (2012) Complex case: Schizoid personality disorder – the peculiarities of their interpersonal relationships and existential roles. Person Ment Health, 6:69-74.
Nossack HE (1961) »So lebte er hin ...«, Rede zum Georg Büchner-Preis gehalten 1961 vor der Deutschen Akademie für Sprache und Dichtung in Darmstadt. Deutsche Zeitung (Köln) 21./22. Oktober 1961.

O'Connor BP (2005) A search for consensus on the dimensional structure of personality disorders. J Clin Psychol 61:323-345.
Parnas J, Schulsinger F, Schulsinger H, Mednick SA, Teasdale TW (1982) Behavioral precursors of schizophrenia spectrum. A prospective study. Arch Gen Psychiatry 39:658-664.
Parnas J, Licht D, Bovet P (2005) Cluser A Personality Disorders: A Review, In: Maj M, Akiskal HS, Mezzich JW, Okasha A (Hrsg.) Personality Disorders (=WPA Series Vol. 8, Evidece and Experience in Psychiatry). Chichester: Wiley. S. 1-74.
Petry NM, Barry D, Pietrzak RH, Wagner JA (2008) Overweight and obesity are associated with psychiatric disorders: Results from the National Epidemiologic Survey on Alcohol and Related Conditions. Psychosom Med 70:288-297.
Pietrzak RH, Wagner JA, Petry NM (2007) DSM-IV personality disorders and coronary heart disease in older adults: Results from the National Epidemiologic Survey on Alcohol and Related Conditions. J Gerontol Series B, Psychol Sci Social Sci 62:P295-P299.
Pilkonis PA (1984) Avoidant and schizoid personality disorders. In: Adams HE, Sutker PB (Hrsg.) Comprehensive Handbook of Psychopathology. New York: Plenum Press. S. 479-494.
Poyurovsky M (2013) Schizo-obsessive disorder. Cambridge: Cambridge University Press.
Pulay AJ, Dawson DA, Hasin DS, Goldstein RB, Ruan WJ, Pickering RP (2008) Violent behavior and DSM-IV psychiatric disorders: Results from the National Epidemiologic Survey on Alcohol and Related Conditions. J Clin Psychiatry 69:12-22.
Racker H (1968) Transference and Countertransference. New York: International Universities Press.
Ramklint M, von Knorring AL, von Knorring L, Ekselius L (2003) Child and adolescent psychiatric disorders predicting adult personality disorder: A follow-up study. Nordic J Psychiatry 57:23-28.
Rasmussen PR (2005) The Schizoid Prototype. In: Rasmussen PR (Hrsg.) Personality-guided cognitive-behavioral therapy. Washington, DC: American Psychological Association. S. 73-87.
Rey JH (1979) Schizoid phenomena in the borderline. In: LeBoit J, Capponi A (Hrsg.) Advances in the psychotherapy of the borderline patient. New York: Jason Aronson. S. 449-484.
Reich J, Noyes Jr R (1986) Differating schizoid and avoidant personality disorders. Am J Psychiatry 143:1062.
Riemann F (1961) Grundformen der Angst und die Antinomien des Lebens. Basel: Ernst Reinhardt.
Riemann F (1970) Über den Vorteil des Konzepts einer pröoralen Phase. Z Psychosom Med Psychoanal 16:27-40.
Riemann F (1975) Die schizoide Gesellschaft. München: Kaiser.
Robbins A (1988) The interface of the real and transference relationships in the treatment of schizoid phenomena. Psychoanal Rev 75:393-417.
Rosenfeld H (1947) Analysis of a schizophrenic state with depersonalization. Int J Psychoanal 28:130-139.
Rubins JL (1970) A holistic (Horney) approach to the psychoses: The schizophrenias: II. The psychodynamics of clinical symptoms. Am J Psychoanal 30:30-50.
Rubin KH, Burgess KB (2001) Social withdrawal and anxiety. New York: Oxford University Press.
Rudolf G (1993) Psychischer und Sozialkommunikativer Befund (PSKB). Göttingen: Hogrefe.
Rudolf G, Henningsen P (Hrsg.) (2017) Psychotherapeutische Medizin und Psychosomatik. Ein einführendes Lehrbuch auf psychodynamischer Grundlage, 8. Auflage. Stuttgart: Thieme.
Saß H, Jünemann K (2001) Zur ätiologischen Stellung und Therapie der schizoiden und schizotypischen Persönlichkeitsstörung. Fortschr Neurol Psychiatr 69:120-126.

Schindler R (1960) Das psychodynamische Problem beim sogenannten schizophrenen Defekt. In: Benedetti G, Müller C (Hrsg.) 2. Internationales Symposium über die Psychotherapie der Schizophrenen. Basel: Karger. S. 276-288.
Schuldberg D (2001). Six subclinical spectrum traits in normal creativity. Creat Res J 13:5-16.
Searles HF (1968) My work with Borderline patients. Northvale, NJ: Jason Aronson.
Seiner SH, Gelfand DM (1995) Effects of mothers' simulated withdrawal and depressed affect on mother-toddler interactions. Child Dev 66:1519-1528.
Seinfeld J (1991) The Empty Core: an object relations approach to psychotherapy of the schizoid personality. Northvale, NJ: Jason Aronson.
Sherwood VR, Cohen CP (1994) Psychotherapy of the quiet borderline patient: The as-if personality revisited. Northvale, NJ: Jason Aronson.
Siever LJ, Kalus OF, Keefe RS (1993) The boundaries of schizophrenia. Psychiatr Clin North Am 16:217-244.
Skodol AE, Bender DS, Morey LC, Clark LA, Oldham JM, Alarcon RD, Krueger RF, Verheul R, Bell CC, Siever LJ (2011a) Personality disorder types proposed for DSM-5. J Pers Disord 25:136-169.
Skodol AE, Grilo CM, Keyes KM, Geier T, Grant BF, Hasin DS (2011b) Relationship of personality disorders to the course of major depressive disorder in a nationally representative sample. Am J Psychiatry 168:257-264.
Stone MH (1989) Schizoid personality disorder. In: American Psychiatric Association (Hrsg.), Treatments of psychiatric disorders. Vol. 3. Washington DC: American Psychiatric Association. S. 2712-2718.
Stone MH (2009) The Anatomy of Evil. New York: Prometheus Books.
Strunz S, Westphal L, Ritter K, Heuser I, Dziobek I, Roepke S (2015) Personality Pathology of Adults With Autism Spectrum Disorder Without Accompanying Intellectual Impairment in Comparison to Adults With Personality Disorders. J Autism Dev Disord 45:4026-4038.
Stuart S, Pfohl B, Battaglia M, Bellodi L, Grove W, Cadoret R (1998) The cooccurrence of DSM-III-R personality disorders. J Person Disord 12:302-315.
Ssucharewa GE (1926) Die schizoiden Psychopathien im Kindesalter. Mschr Psychiat Neurol 60:235-247.
Tantam D (1988) Life long eccentricity and social isolation. I: Psychiatric, social and forensic aspects. Br J Psychiatry 153:777-782.
Terry GC, Rennie TAC (1938) Analysis of Parergasia, Nerv. and Mental Disease Monograph Series No. 64. New York: Nervous and Mental Disease Publishing Company.
Thompson-Pope K, Turkat ID (1993) Schizotypal, schizoid, paranoid and avoidant personality disorders. In: Sutker PB, Adams HE (Hrsg.) Comprehensive handbook of psychopathology, 2nd. Edition. New York: Plenum Press. S. 411-434.
Thylstrup B, Hesse M (2009) »I am not Complaining« – Ambivalence Construct in Schizoid Personality Disorder. Am J Psychother 63:147-167.
Torgersen S (2009) Prevalence, sociodemographics, and functional impairment. In: Oldham JM, Skodol AE, Bender DS (Hrsg.) Essentials of personality disorders. Washington, DC: American Psychiatric Publishing. S. 83-102.
Torgersen S, Kringlen E, Cramer V (2001) The prevalence of personality disorders in a community sample. Arch General Psychiatry 58:590-596.
Triebwasser J, Chemerinski E, Roussos P, Siever LJ (2012) Schizoid Personality Disorder. J Pers Disord 26:919-926.
Tustin F (1986) Autistic Barriers in Neurotic Patients. London: Karnac.
Tyrer P, Mitchard S, Methuen C, Ranger M (2003) Treatment rejecting and treatment seeking personality disorders: Type R and Type S. J Person Disord 17:263-268.
Ullrich S, Farrington DP, Coid JW (2007) Dimensions of DSM-IV personality disorders and life-success. J Person Disord 21:657-663.
Viveier M (2011) The Treatment of Schizoid Personality Disorder Using Psychodynamic Methods. A Review of the Empirical Literature and Synthesis, Dissertation, Universal

Publisher. (http://www.universal-publishers.com/book.php?method=ISBN&book=161¬2337805, Zugriff am 04.03.2018).
Wernz C (2014) Schizoid, schizoide Persönlichkeit, In: Mertens W (Hrsg.) Handbuch psychoanalytischer Grundbegriffe, 4., überarbeitete Auflage. Stuttgart: Kohlhammer, S. 830-836.
Wheelis A (1956) The vocational hazards of psycho-analysis. Int J Psychoanal 37:171-184.
Williams P (2013) Psychotherapie von Cluster-A-Persönlichkeitsstörungen. In: Clarkin JF, Fonagy P, Gabbard GP (Hrsg.) Psychodynamische Psychotherapie der Persönlichkeitsstörungen. Handbuch für die klinische Praxis. Stuttgart: Schattauer. S. 162-183.
Willoughby R (2001) ›The dungeon of thyself‹: the claustrum as pathological container. Int J Psychoanal 82:917-931.
Winarick DJ, Bornstein RF (2015) Toward resolution of a longstanding controversy in personality disorder diagnosis: Contrasting correlates of schizoid and avoidant traits. Person Individ Diff 79:25-29.
Wing L (1981) Asperger's syndrome: a clinical account. Psychol Med 11:115-129.
Wolff S (1991a) ›Schizoid‹ personality in childhood and adult life I: The vagaries of diagnostic labeling. Br J Psychiatry 159:615-620.
Wolff S (1991b) ›Schizoid‹ personality in childhood and adult life III: The childhood picture. Br J Psychiatry 159:629-635.
Wolff S, Townshend R, McGuire RJ, Weeks DJ (1991) ›Schizoid‹ personality in childhood and adult life II: Adult adjustment and the continuity with schizotypal personality disorder. Br J Psychiatry 159:620-629.
Wolff S (1995) Loners: the Life Path of Unusual Children. London: Routledge.
World Health Organization (1993) The ICD-10 classification of mental and behavioural disorders: Clinical descriptions and diagnostic guidelines. Geneva : World Health Organization. (http://www.who.int/classifications/icd/en/bluebook.pdf?ua=1, Zugriff am 27.09.2018).
World Health Organiziation (2016) International Statistical Classification of Diseases and Related Health Problems 10th Revision. Geneva: World Health Organization. (http://apps.who.int/classifications/icd10/browse/2016/en#/F60-F69, Zugriff am 27.09.2018).
World Health Organiziation (2018) ICD-11 for Mortality and Morbidity Statistics (ICD-11 MMS); 2018 version. Geneva: World Health Organization. (https://icd.who.int/¬browse11/l-m/en, Zugriff am 27.09.2018).
Wu JY, Ko HC, Lane HY (2016) Personality Disorders in Female and Male College Students With Internet Addiction. J Nerv Ment Dis 204:221-225.
Wyrsch J (1940) Krankheitsprozeß oder psychopathischer Zustand? Beitrag zur Kenntnis der schizoiden Psychopathen. Mschr Psychiat Neurol 103:193-214.
Yan C, Liu WH, Cao Y, Chan RCK (2011) Self-reported pleasure experience and motivation in individuals with schizotypal personality disorders proneness. East Asian Arch Psychiatry 21:115-122.
Yang M, Ullrich S, Roberts A, Coid J (2007) Childhood institutional care and personality disorder traits in adulthood: Findings from the British national surveys of psychiatric morbidity. Am J Orthopsychiatry 77:67-75.
Yontef G (2001) Psychotherapy of schizoid process. Transactional Anal J 31:7-23.
Ziehen T (1894) Psychiatrie für Ärzte und Studierende. Berlin: F. Wreden.
Zimmermann J, Benecke C (2017) Diagnostik von Persönlichkeitsstörungen und die Erweiterungen nach DSM-5. In: Brakemeier EL, Jacobi F (Hrsg.) Verhaltenstherapie in der Praxis. Weinheim: Beltz. S. 180-189.
Zimmerman M, Rothschild L, Chelminski I (2005) The prevalence of DSM-IV personality disorders in psychiatric outpatients. Am J Psychiatry 162:1911-1918.

3 Neue Autismus-Theorien – Bedarf es noch des Schizoidie-Konzepts?

Helene Haker Rössler

3.1 Einleitung

Unterschiedliche Disziplinen sprechen über ein und denselben Gegenstand oft in unterschiedlichen Begriffen. Sie betrachten unterschiedliche Aspekte desselben in unterschiedlichen Kontexten. Dies birgt die Gefahr, das Verbindende nicht zu erkennen. Wird eine gemeinsame Sprache gefunden, kann eine Integration unterschiedlicher Perspektiven eines Phänomens gelingen und ein umfassenderes Verständnis des betrachteten Gegenstands entstehen.

Es freut mich, im Kontext dieses Buchs die mir vertraute Sicht auf Menschen, die die Kriterien der schizoiden Persönlichkeitsstörung erfüllen, nämlich die Betrachtung aus der Autismus-Perspektive, darzustellen. Vielleicht gelingt es, durch die Integration dieser Sichtweise in die psychodynamisch geprägte Betrachtung des Phänomens Schizoidie gewisse Aspekte des Themas plastischer und damit greifbarer zu machen.

Dieses Kapitel soll folgende Fragen beantworten: Was verstehen wir heute unter dem Begriff Autismus? Was wissen wir über den Pathomechanismus autistischer Symptome? Was ist der heutige Stellenwert des Konzepts Autismus in der Erwachsenenpsychiatrie? Wie hängen Schizoidie und Autismus zusammen? Zuletzt soll erörtert werden, ob das neue Autismus-Konzept für Betroffene, Angehörige und Behandler Vorteile gegenüber dem bisherigen Konzept der Schizoidie als Persönlichkeitsstörung bietet.

3.2 Was verstehen wir heute unter Autismus

3.2.1 Geschichte des Autismus-Begriffs

Der Begriff Autismus (von griechisch *autos*, selbst) ist 1911 von Eugen Bleuler in die Psychiatrie eingeführt worden. Bleuler hat damit die klinische Symptomatik chronisch an Schizophrenie Erkrankter beschrieben: Von der Außenwelt ab- und in sich gekehrte Menschen mit verarmter Interaktion und Kommunikation, die kaum mehr emotionale Regungen zeigten (Bleuler 1911). Im Jahr 1943 beschrieb Leo Kanner in seiner Schrift »Autistic Disturbances of Affective Contact« ein ähnliches klinisches Bild gestörter Interaktion, Kommunikation und emotionaler Regungen sowie stereotyper Handlungen bei Kindern (Kanner 1943). Im gleichen Jahr verfasste Hans Asperger in Wien »Die Autistischen Psychopathen im Kindesalter«, in welcher er eine ihm homogen erscheinende Störungs-Entität bei jungen Knaben beschrieb. Auch das Verhalten der von ihm beschriebenen Kinder war geprägt von gestörter Interaktion und Kommunikation mit der Umwelt, auffälliger Motorik und spezieller Interessen (Asperger 1943). Das von ihm beschriebene klinische Bild unterschied sich von demjenigen Kanners durch eine fehlende allgemeine Entwicklungsverzögerung und Intelligenzminderung.

1976 wurde das von Kanner beschriebene klinische Bild unter dem Begriff »Autismus« in das Kapitel der tiefgreifenden Entwicklungsstörungen in die diagnostische Klassifikation ICD-9 (resp. in 1980 in das DSM-III) aufgenommen. Parallel dazu verschwand der Begriff aus dem Kontext Schizophrenie, wo sich die Bezeichnung Negativsymptomatik zur Beschreibung des genannten klinischen Bildes durchgesetzt hat. Im Gegensatz zu Kanners englischer Schrift fand Aspergers deutsch verfasste Habilitationsschrift nur langsam Verbreitung (Wing 1981) und wurde erst 1991 ins Englische übersetzt (Frith 1991). In diesem Kontext wurde der Begriff Asperger-Syndrom geschaffen. Das Asperger-Syndrom wurde in der Folge 1992 in die ICD-10 (resp. 1994 in das DSM-IV) aufgenommen, ebenfalls in das Kapitel tiefgreifende Entwicklungsstörungen. Im Zuge dieser Revision wurde die schwerere Form von »Autismus« in »frühkindlicher Autismus« umbenannt.

So wurde der allgemeine Begriff Autismus viele Jahrzehnte lang mit der schweren Form autistischer Störungen – dem frühkindlichen Autismus – in Verbindung gebracht. Ein Bewusstsein für die leichtere Ausprägungsform, das Asperger-Syndrom, entstand erst ab den 1990er Jahren. Da deutlich wurde, dass in der Praxis die Grenze zwischen den beiden kategorialen Diagnosen fließend ist und ihnen wohl ein gemeinsamer Pathomechanismen zu Grunde liegt, hat sich der übergreifende Begriff der Autismus-Spektrum-Störung (ASS) etabliert. Dieser hat in der neusten Ausgabe des DSM (American Psychiatric Association 2013, S. 50) die kategoriale Einteilung abgelöst und soll auch in die zukünftige ICD-11 eingeführt werden, um Betroffene jeglichen Schweregrads in einer Kategorie zusammenzufassen. In der Praxis ist dieser Überbegriff auch in Europa schon länger gebräuchlich.

3.2.2 Klinik des Autismus-Spektrums

Autismus-Spektrum-Störungen sind tiefgreifende Entwicklungsstörungen. Das heißt, der Kern der Störung liegt in einer generellen Veränderung der sozio-emotionalen und kognitiven Entwicklung. Im Gegensatz zu umschriebenen Entwicklungsstörungen wirkt sich diese Veränderung nicht nur auf einzelne Funktionsbereiche aus, sondern prägt die gesamte Persönlichkeitsentwicklung. Die Auswirkungen dieser spezifischen Veränderung der kognitiven und emotionalen

Reifung auf das Verhalten, das Funktionsniveau und die Persönlichkeit hängen, wie auch bei der gewöhnlichen Persönlichkeitsentwicklung, von vielen Faktoren ab: Neben dem Alter spielen förderliche und hinderliche äußere Entwicklungsbedingungen, kognitive Lern- und sozio-emotionale Lebenserfahrungen sowie Motivation und die Möglichkeiten, sich aktiv mit der Bewältigung des eigenen Lebens und der Integration in die Umwelt auseinanderzusetzen, eine wesentliche Rolle. Neben dem Spektrum unterschiedlicher Schweregrade an Betroffenheit entsteht so mit zunehmendem Alter der Betroffenen eine immer größere Varianz an beobachtbaren Auffälligkeiten, Persönlichkeitsfärbungen und Fähigkeiten respektive Einschränkungen, das Leben zu meistern und mit der Umwelt zu interagieren. Als lebenslang beständig beschrieben wird die subjektive Besonderheit der Wahrnehmung, welche Denken, Fühlen und Handeln prägt. Daher beschreibe ich auch in der folgenden Übersicht über die typische Symptomatik der Autismus-Spektrum-Störung die subjektive Seite der Wahrnehmung zuerst.

Wahrnehmung

Die autistische Wahrnehmung ist auf kleine Details und formale Aspekte konzentriert. Der Fokus liegt stärker auf den basalen Ebenen der Reizverarbeitung als auf der Integration verschiedener Wahrnehmungsaspekte zu einem größeren Ganzen (Dakin und Frith 2005). Entsprechend ist das Erkennen abstrakter Bedeutung erschwert. Die Aufmerksamkeit wird nicht genügend auf das Wesentliche gelenkt. Irrelevante Aspekte der Wahrnehmung stören die Verarbeitung und führen zu Reizüberflutung. Dies ist mit subjektivem Stress und mangelnder Orientierung verbunden.

Am gravierendsten wirkt sich dies in Bereichen aus, in denen abstrakte Bedeutung aus komplexen Signalen extrahiert werden muss, wie z. B. in der verbalen und nonverbalen Kommunikation. Die Extraktion von Bedeutung aus der Interaktion mit Systemen großer Dynamik stellen eine weitere Herausforderung für Menschen mit dieser Art der Wahrnehmung dar. Gerade soziale Systeme zeigen kontinuierliche Veränderungen, von denen nicht alle für die Interaktion bedeutsam sind.

Interessen

Systeme, die sehr stabil sind, keine Mehrdeutigkeit zulassen und verstehbaren Regeln folgen, sind mit dieser Art der Wahrnehmung einfacher zu verarbeiten und daher für viele Betroffene attraktiv. Da in solchen Systemen jedes Detail von Bedeutung ist, sind hier Menschen mit einer Wahrnehmung, der kein Detail entgeht, gegenüber Nichtbetroffenen im Vorteil. Durch aktive Strukturierung der Umgebung oder der zu verarbeitenden Information versuchen viele Betroffene, auch dynamischere Lebensbereiche auf diese Art zu bewältigen. Dies kann sich in äußerst systematischer Beschäftigung (»bis ins letzte Detail«) mit einem Thema äußern. Die Beschäftigung mit diesen sogenannten autistischen

Spezialinteressen ist häufig isoliert von einem größeren inhaltlichen oder sozialen Kontext. Aber auch das Anlegen von Systemen und (Ordnungs-)Strukturen in allen Bereichen des täglichen Lebens kann so als Bewältigungsstrategie gesehen werden, sich im Chaos des Alltags zu orientieren (Baron-Cohen et al. 2003).

Emotionen

Eine weit verbreitete Fehlannahme ist, dass Autismus-Betroffene keine Emotionen empfinden und keine Empathie zeigen. Wer diese Menschen näher kennt, weiß, dass das nicht der Fall ist. Emotionen sind physiologisch verankerte, intuitive Bewertungen komplexer Reize, die unser automatisches Handeln steuern (Damasio und Carvalho 2013). Im Laufe der Entwicklung bringen wir diese physiologische Bewertung entsprechender Reize mit ihrem Kontext und unserem bewussten kognitiven Verständnis in Verbindung. Dies befähigt uns, unserer emotionalen Regungen bewusst zu werden, sie zu differenzieren, zu verbalisieren und unser Handeln immer feiner darauf abzustimmen. Letzteres dient wiederum der differenzierten Regulation emotionaler Regungen. Dieser Integrationsprozess kann durch die autistische Informationsverarbeitung erschwert sein. Da übliche Auslöser von Emotionen (meist komplexe soziale Signale) u. U. ungenügend erkannt werden (Harms et al. 2010), ist das Verständnis emotionaler Regungen bei sich selbst und bei anderen erschwert und kann zu verminderter intuitiver Handlungssteuerung führen (Garfinkel et al. 2016). Dazu gehört auch verminderter nonverbaler Ausdruck emotionaler Regungen. Die emotionale Entwicklung kann zudem durch die veränderte Reaktion der sozialen Umwelt auf diese verminderte Äußerung behindert werden. Umgekehrt kann eine soziale Umgebung, die Emotionen sehr eindeutig benennt und nonverbal signalisiert, diese Entwicklung fördern. Auch die bewusste Beschäftigung mit emotionalen Vorgängen anderer z. B. durch belletristische Literatur kann diesen Prozess bei Autismus-Betroffenen fördern (Hagenmuller et al. 2014).

Handeln

Die intuitive Umsetzung komplexer Pläne, d. h. das Erreichen eines größeren Ziels durch mehrere voneinander abhängige Schritte, ist für Autismus-Betroffene erschwert. Größere Projekte – und dazu kann bereits das Zubereiten einer Mahlzeit oder die tägliche Körperpflege gehören – werden oft bewusst, Schritt für Schritt geplant (Fabbri-Destro et al. 2008). Spontane Anpassung an Abweichungen vom Plan bringen die Durchführung aus dem Konzept und führen nicht selten zum Abbruch der Handlung. Ritualisierte Routinen sind zwar unflexibel, machen aber die Bewältigung vieler komplexerer Handlungen unter diesen Bedingungen effizienter und damit erst alltagstauglich (Preißmann 2013).

Interaktion

Soziale Interaktionen bestehen im Normalfall fast ausschließlich aus spontanen Reaktionen auf das im Gegenüber Wahrgenommene. Detaillierte Planung ist nur in sehr beschränktem Umfang oder in ganz speziellen Settings möglich. So wirken Autismus-Betroffene in sozialen Situationen oft wie Fremdkörper, die sich nicht mit der allgemeinen Dynamik des aufeinander Reagierens mitbewegen (Asperger 1943). Die Herausforderung durch soziale Situationen führt nicht notwendigerweise zu mangelndem Interesse an sozialer Interaktion. Viele Betroffene sind äußerst interessiert an Kontakt zu Mitmenschen und haben ein unverändertes Bedürfnis nach menschlicher Nähe (Sigman und Ungerer 1984; Rutgers et al. 2004). Da das Verhaltensrepertoire von Tieren überschaubarer ist als das menschliche, wird der Kontakt zu Tieren von vielen Betroffenen als unkomplizierter und daher angenehmer beschrieben. Wie auch das Bedürfnis nach Nähe, sind die basalen Aspekte der Empathiefähigkeit nicht prinzipiell beeinträchtigt. Werden komplexe emotionale Signale im Gegenüber als aussagekräftiges Muster wahrgenommen, können empathische Ansteckung und Mitfühlen ausgelöst werden (Hadjikhani et al. 2014). Da kognitive Einordnung des so Mitempfundenen (kognitive Empathie) nicht immer gelingt, sind die Folgen dieses Mitempfindens oft innerer Stress im autistischen Beobachter und weniger differenziert auf das Geschehen abgestimmte soziale Handlungen. Je nach Vertrautheit mit der Person und der Situation kann aber auch sehr hoch entwickeltes empathisches Verhalten bei Menschen mit einer Autismus-Spektrum-Störung erlebt werden.

Kommunikation

Im Gegensatz zur stereotypen, eindeutigen nonverbalen Kommunikation von Tieren birgt der sprachliche Austausch ein großes Potential für Mehrdeutigkeit und daher – bei erschwerter Integration von Kontextinformationen – die Gefahr von Missverständnissen. Autismus-Betroffene konzentrieren sich auf das wörtlich Gesagte und erfassen so nicht explizit geäußerte Gedanken häufig nicht. Gleichzeitig führen ihre an der Wahrheit orientierten Äußerungen in einer Gesellschaft, die sozial Unerwünschtes oder potentiell Kränkendes ungern ausspricht, oft zu Irritation. Diese explizite Art der sprachlichen Kommunikation kann aber auch geprägt sein von großer Offenheit und Klarheit, was sich in gewissen Kontexten positiv auswirkt. Nicht selten sind von Autismus betroffene Menschen äußerst begabt für die Arbeit mit anderen Menschen, die ebenfalls Schwierigkeiten mit der Mehrdeutigkeit nicht-autistischer Sprache haben, z. B. im heilpädagogischen Bereich.

Zusammenfassend lässt sich sagen, dass die subjektiven Symptome der detailfokussierten Wahrnehmung und die Schwierigkeiten der Informationsintegration interindividuell und auch über die Zeit als recht homogen beschrieben werden. Die objektiv sichtbaren Verhaltensauffälligkeiten werden mit zunehmendem Alter und Entwicklungsstand immer heterogener. Gewisse, als klassisch beschriebene Defizite, wie Defizite der »Theory of Mind« – d. h. der Repräsentation mentaler Zustände anderer – treten oft auf, insbesondere in unvertrauten, sehr dynamischen Situationen. Solche Defizite können aber bei einzelnen Betroffenen mit entsprechendem Fokus der Wahrnehmung auf soziale Signale in vertrautem Kontext auch fehlen.

3.2.3 Erklärungsmodelle

Bis in die 1980er Jahre dominierten psychodynamische Theorien zur Entstehung des Autismus (»Kühlschrankmutter«) (Kanner 1949; Bettelheim 1967). In den 1990er Jahren wurden diese durch neuropsychologische Erklärungen abgelöst. Diese beschrieben die sozialen Aspekte des Phänomens Autismus als »Theory-of-Mind«-Defizit (Baron-Cohen 1995), als Resultat verminderter sozialer Salienz (Klin et al. 2002) oder verminderter sozialer Motivation (Chevallier et al. 2012). Gleichzeitig wurde aber auch schon die Bedeutung der besonderen Wahrnehmung als wesentliches Element beschrieben (Frith 1989). In den letzten Jahren setzt sich immer mehr das Verständnis durch, dass die sozialen Symptome der Autismus-Spektrum-Störungen nicht den Kern des Problems darstellen, sondern Folgen einer veränderten kognitiven Informationsverarbeitung sind, die sich auf alle Lebensbereiche – auch die nicht-sozialen – auswirken. Neuere Theorien, die sog. »Bayesian Brain«- oder »Predictive Coding«-Theorien des Autismus, beschreiben die autistischen Besonderheiten auf der Ebene der komputationalen Informationsverarbeitung (Pellicano und Burr 2012; Van de Cruys et al. 2014; Lawson et al. 2014; Haker et al. 2016).

Komputationale Informationsverarbeitung im Gehirn: »Predictive Coding«

Die Aufgabe des Gehirns ist es, aus den mehrdeutigen multimodalen sensorischen Signalen der Extero- und Introzeption ihre wahrscheinlichste Ursache zu rekonstruieren, d. h. den wahrscheinlichsten Zustand der Außenwelt oder des Körpers, der die sensorischen Signale generiert hat (Helmholtz 1867; Dayan et al. 1995). Das Ziel dieses Prozesses ist es, über die aktuellen Lebensbedingungen orientiert zu sein und allfällig notwendige motorische oder physiologische Handlungen zur Aufrechterhaltung der Homöostase zu steuern. Eine sehr effiziente Art dafür ist, eine konstante innere Repräsentation der Umwelt aufrechtzuerhalten, gegen welche die eingehenden Signale verglichen werden. Weicht ein aktueller Reiz von der Erwartung (»prediction«) dieser inneren Repräsentation ab, ist das ein Stress-Signal für das Gehirn (»prediction error«), dass optimale Orientierung nicht gewährleistet ist, die Homöostase möglicherweise bedroht ist und korrigierende Handlungen notwendig sind (Friston et al. 2010). Die innere Repräsentation der Umwelt ist im Gehirn hierarchisch strukturiert, um nicht nur den aktuellen Zustand, sondern auch statistische Regelmäßigkeiten auf größeren räumlichen und zeitlichen Skalen abzubilden (Friston 2008). Diese hierarchisch strukturierte Information ermöglicht eine sehr effiziente Art, größere Zusammenhänge (räumlicher oder zeitlicher Natur) abzubilden, bis hin zu sehr generellen, abstrakten Konzepten, welche wir hinter dem im Hier und Jetzt Wahrgenommenen erkennen. Diese sehr umfassende Repräsentation von Zusammenhängen in der Umwelt ermöglicht es, viele Prädiktionsfehler, d. h. unerwartete Reize aus dem Hier und Jetzt, aufzulösen (in diesem Kontext oft »wegerklären« genannt). Je differenzierter dieses hierarchische innere Modell ausgereift ist, umso mehr kann es unerwartete Reize erklären und auch in dynamischen Situationen ein konstantes Gefühl von Orientierung gewährleisten.

Kann nun eine unerwartete Wahrnehmung auch durch hohe, abstrakte Modellebenen nicht »wegerklärt« werden, muss das Gehirn auf anderem Weg seine Homöostase (auf Ebene der Informationsverarbeitung) wiederherstellen. Dafür gibt es zwei Wege: 1. Das Gehirn kann durch eine Aktion den unerwarteten Zustand der Umwelt, den es als den wahrscheinlichsten Grund des wahrgenommenen Reizmusters annimmt, beeinflussen. Zum Beispiel, indem es die Umwelt in den Zustand bringt, den es erwartet, oder aber sich durch Lokomotion in den Teil der Umwelt bringt, der ihm vertraut ist. 2. Es kann sein inneres Modell anpassen, d. h. lernen. Es kann also die neue Wahrnehmung als neue bedeutungsvolle Information aus der Umwelt in das bestehende Modell integrieren, sodass diese unerwartete Wendung in Zukunft nicht mehr überraschend, sondern erwartet ist und keinen Prädiktionsfehler mehr verursacht. Die verschiedenen Instanzen hierarchischer Verarbeitung spiegeln sich in der hierarchischen Anordnung und Vernetzung der verschiedenen kortikalen Areale im Gehirn wider. Die Lernvorgänge beim Anpassen der bestehenden inneren Repräsentation an neue Wahrnehmungen spiegeln sich in synaptischer Plastizität zwischen kortikalen Neuronen wider (Friston 2005). Entsprechend ihrer konsekutiven Ausreifung im Laufe der Entwicklung der ersten zwei Lebensdekaden reift auch die Komplexität der inneren Repräsentation der Umwelt, reflektiert im Verstehen immer komplexerer Zusammenhänge bei wachsendem Schatz an Lebenserfahrungen.

In diesem Kontext wird oft der Begriff des »Bayesian Brain« benutzt. Es bezieht sich auf das Bayes'sche Theorem als Grundlage optimaler Integration probabilistischer Information (Bayes und Price 1763; Knill und Pouget 2004). »Predictive Coding« wird das oben beschriebene generelle Konzept genannt, wie diese Informationsintegration biologisch implementiert sein könnte (Rao und Ballard 1999).

»Predictive Coding«-Theorie der Autismus-Spektrum-Störung

Ein sinnvolles Ausreifen dieses inneren kognitiven Modells ist nur möglich, wenn unbedeutende Variationen in den sensorischen Signalen ignoriert werden und ausschließlich bedeutungsvolle Informationen/Prädiktionsfehler in das Modell integriert werden. Die Besonderheit autistischer Wahrnehmung kann zustande kommen, wenn diese Abstraktion irrelevanter Signale nicht stattfindet (Pellicano und Burr 2012). Die konstante Überladung des Informationssystems mit bedeutungslosen Prädiktionsfehlern führt einerseits zu chronischem Stress und verhindert, dass eine innere Repräsentation heranreift, die generell gültige Erwartungen bezüglich der Umwelt darstellen (Van de Cruys et al. 2014). Die Folge ist ein konstantes Gefühl, unvorbereitet zu sein auf das, was als nächstes passiert und wie darauf zu reagieren sei.

Bereiche der Umwelt, denen sich ein Betroffener sehr intensiv exponiert und über sehr häufige Repetition viele Wahrnehmungsmomente gesammelt hat, werden auf diesem Weg als Einzelinstanzen äußerst präzise im Gehirn repräsentiert sein. Da diese Art der Verarbeitung zu einer schlechten Generalisierung von Verständnis führt, werden Bereiche, denen ein Betroffener wenig exponiert ist, hingegen deutlich unterrepräsentiert sein. Entsprechend kann ein Betroffener in einigen Bereichen sehr große Handlungskompetenz erreichen bei Inkompetenz in anderen Bereichen. Insgesamt führt dies zu einem sehr unbalancierten Profil an Fähigkeiten, das bei jedem Betroffenen sehr stark von seinen konkreten Lebenserfahrungen und Interessen geprägt ist. Repetition und Strukturierung (z. B. Kategorisierung) äußerer Umstände und Abläufe sind so betrachtet verständliche Bewältigungsstrategien, der konstanten Informationsüberlastung und Ratlosigkeit bezüglich Verhalten entgegen zu wirken.

Als pathophysiologischer Mechanismus hinter dieser Art der Informationsverarbeitung wird eine angeborene Dysregulation synaptischer Plastizität angenommen. Anatomisch äußert sich dies in einer verminderten Konnektivität weit auseinanderliegender kortikaler Areale, welche verschiedene Ebenen des inneren Modells kodieren. Biologisch kann diese Funktionsveränderung, welche sich mit den Jahren strukturell auf die Konnektivität auswirkt, auf sehr viele Arten zustandekommen. So ist anzunehmen, dass bei unterschiedlichen Betroffenen unterschiedliche Ursachen dafür verantwortlich sind. Das ist eine Erklärung für den unterschiedlichen Schweregrad der Betroffenheit (Lawson et al. 2014).

Ein Vorteil dieses neuen Erklärungsmodells ist, dass es – wenn hier auch nur sehr verkürzt dargestellt – einen ganzheitlichen Rahmen bietet, der die Verhaltensebene, die Informationsverarbeitung (Kognition/Emotion) und die Neurophysiologie und -anatomie miteinander in Beziehung bringt. Gleichzeitig bietet dieser neue Ansatz ein Potential, das in der klinischen Praxis (z. B. Diagnostik oder Psychoedukation.) genutzt werden kann (Haker et al. 2016).

3.3 Das Autismus-Spektrum in der Erwachsenenpsychiatrie

3.3.1 Autismus-Betroffene werden erwachsen

Mit ICD-9 und DSM-III wurde in den 1980er Jahren die Diagnose Autismus in die Kinderpsychiatrie eingeführt. In der Folge kam langsam die Erwachsenenpsychiatrie mit diesem Phänomen in Kontakt. Da die schweren Formen im Erwachsenenalter längst diagnostiziert waren und oft in Institutionen wohnten und behandelt wurden, war der Kontakt der Erwachsenenpsychiater mit ihnen gering. So wurde bis vor wenigen Jahren das Kapitel Autismus als kinderpsychiatrisches Thema betrachtet und in vielen Lehrbüchern der Erwachsenenpsychiatrie gar nicht behandelt (z. B. Berger 2004).

Ab Mitte der 1990er Jahre erhielten erste Kinder die Diagnose Asperger-Syndrom (nach ICD-10/DSM-IV). Mit entsprechender Verzögerung begannen diese Betroffenen die Dienste der Erwachsenenpsychiatrie aufzusuchen.

Häufig sind es Folgeerkrankungen, die Erwachsene vom leichteren Ende des Autismus-Spektrums in Behandlung führen. Fast regelhaft führt eine chronische Überforderung in der Alltagsbewältigung zu Erschöpfung und Depression (Lugnegård et al. 2011). Aber auch Angst- oder Suchterkrankungen, Trauma-Folgestörungen oder psychotische Episoden – letztere v. a. bei Adoleszenten – sowie das ganze Spektrum an anderen psychiatrischen Diagnosen sind bei Betroffenen am leichteren Ende des Autismus-Spektrums zu beobachten (Attwood 2006). Der erste Eindruck solcher Patienten ist dann durch die akute Symptomatik einer Folgeerkrankung geprägt. Diese können die autismusbedingten Schwierigkeiten in der Alltagsbewältigung und der sozialen Integration zu Beginn einer Behandlung überdecken (Lai und Baron-Cohen 2015).

Auch wenn die sozio-emotionale Entwicklung autismusbedingt verändert und verlangsamt ist, so schreitet sie auch bei Betroffenen mit dem Erwachsenwerden fort. Das soziale Funktionsniveau sowie die Persönlichkeits- respektive Ich-Reife nimmt langsam zu. Repetitives Verhalten wird weniger offensichtlich, da es sich entsprechend dem allgemeinen Entwicklungsstand in größeren zeitlichen und räumlichen Dimensionen abspielt. Wie oben beschrieben, spielen äußere Faktoren wie Beziehungs- und Lebenserfahrungen, Struktur der Umwelt und spezifische Förderung eine entscheidende Rolle, aber auch innere Faktoren wie Motivation, sich aktiv mit der Bewältigung des eigenen Lebens und der Integration in die Umwelt auseinanderzusetzen. Entsprechend ist das Entwicklungs- und Fähigkeitenprofil intra-individuell sehr heterogen. Da sich Lernerfahrungen bei Autismus-Spektrum-Störungen (ASS) viel schwerer auf andere Lebensbereiche generalisieren, besteht meist auch intra-individuell eine Inhomogenität in Bezug auf den Entwicklungsstand und die Leistungsfähigkeit (Sappok et al. 2013).

Wie bei Nichtbetroffenen hängt die Reifung der Persönlichkeit neben dem angeborenen Temperament von den Beziehungserfahrungen ab. Störungsbedingt sind diese bei Autismus-Betroffenen oft ungünstig. So entwickeln viele ausgeprägte Persönlichkeitsakzentuierungen verschiedener Färbung (Lugnegård et al. 2012), die ihrerseits Störungswert haben können. Ob diese dann als komorbide, d. h. eigenständige Diagnose festgehalten oder als sekundäre Folge der ASS-Diagnose untergeordnet wird, ist eine akademische Frage und für den klinischen Umgang meines Erachtens irrelevant.

Sowohl beim Umgang mit Folgeerkrankungen als auch mit Persönlichkeitsakzentuierungen scheint mir die pathogenetische Relation zu der zugrunde liegenden Entwicklungsstörung relevant. Die ASS ist im Gegensatz zu anderen psychiatrischen Diagnosen nicht durch einen spezifischen Ist-Zustand, sondern als spezifische Störung der Entwicklung anzusehen. Daher ist für Diagnostik und Therapie ein mechanistisches Verständnis der Art der Störung – wie es die neuen komputationalen Theorien liefern – als Ursache solch heterogener Symptomatik und ihrer Folgen in unterschiedlichen Entwicklungsphasen und bei unterschiedlichen Lebensgeschichten notwendig (Haker et al. 2016).

3.3.2 Diagnostik im Erwachsenenalter

Viele Betroffene vom leichteren Ende des Spektrums werden erst im Erwachsenenalter diagnostiziert (Lai und Baron-Cohen 2015). Zum einen, weil in ihren Kindertagen das Wissen um ihre Störung noch nicht bekannt war, zum anderen, weil die Anforderungen ihrer Umgebung ihre soziale und kognitive Leistungsfähigkeit bis zu einem gewissen Zeitpunkt (z. B. junges Erwachsenenalter) noch nicht überfordert haben und im Kindesalter noch kein Drang zur Abklärung bestand.

Je nach Stand der Ich-Entwicklung sind Betroffene mehr oder weniger gut in der Lage, ihre eigenen Besonderheiten als solche zu erkennen, diese zu formulieren und darüber zu reflektieren. So spielen – ähnlich wie bei Persönlichkeitsstörungen – die Fremdanamnese und die Beobachtung des Verhaltens und der Interaktion über einen längeren Zeitraum eine wichtige Rolle in der Diagnostik. Es gilt, die autistische Natur der Informationsverarbeitungsstörung hinter den beschriebenen Schwierigkeiten und dem Verhalten zu erkennen.

Präsentiert sich ein erwachsener Betroffener mit dem klassischen Bild der kindlich autistischen Symptomatik, wie es von Hans Asperger beschrieben wurde (1943), dann ist das Erkennen nicht schwierig. Dies ist jedoch bei Erwachsenen nur selten der Fall. Je weiter die sozio-emotionale Entwicklung fortgeschritten ist, umso schwieriger wird es für nicht-spezialisierte Fachleute, die autistische Natur hinter einem bunten klinischen Bild zu erkennen. Auch für Spezialisten sind in solchen Fällen längere Explorationen und Beobachtungszeiträume notwendig, um den gemeinsamen Nenner hinter mannigfaltiger Symptomatik zu sehen. Nicht selten sind es Betroffene selbst, die – auf der Suche nach einer Erklärung für ihr lebenslang erlebtes Anderssein – über Autismus nachgelesen und sich in den Beschreibungen wiedererkannt haben. Falsch-positives Wiedererkennen ist nicht selten, da der Diagnose ASS im Gegensatz zu Persönlichkeitsstörungs-Diagnosen – welche interaktionelle Schwierigkeiten ebenfalls erklären könnten – unter Patienten oft eine größere Attraktivität zugeschrieben wird (Stichwort: Modediagnose, Haker 2014).

Eine objektive Erfassung gestörter Informationsintegration ist heute in der Diagnostik noch nicht möglich. Entsprechende kognitive Prozesse können nicht direkt am Verhalten z. B. in neuropsychologischen Tests abgelesen werden. Gleicher Leistung in solchen Tests können unterschiedliche kognitive Prozesse zugrunde liegen.

Komputationale Psychiatrie wird ein neues Fach in der Psychiatrie genannt, das sich mit der Entwicklung mathematischer Modelle kognitiver Informationsverarbeitung und ihrer biologischen Implementierung befasst, um verborgene Prozesse zu berechnen (REF Klaas, Haker). Es gibt bereits Modelle (z. B. Mathys et al. 2011), die sich zur Beschreibung kognitiver Informationsverarbeitung und damit verbundener Neurophysiologie bewährt haben (Iglesias et al. 2013; Diaconescu et al. 2014). An verschiedenen Orten sind Studien im Gange, welche solche Modelle im Kontext ASS anwenden mit dem Ziel, die postulierten autismustypischen Alterationen zu bestätigen und entsprechende Testparadigmen als Basis für diagnostische Tests zu entwickeln. Eine klinische Validierung und Einführung in die Praxis wäre eine sehr hilfreiche Entwicklung für die Diagnostik der ASS (Haker et al. 2016).

3.3.3 Therapie im Erwachsenenalter

Die Behandlung Autismus-Betroffener im Erwachsenenalter richtet sich hauptsächlich auf die drei Bereiche Aufklärung, Alltagsbewältigung und Entwicklungsförderung, welche in der Praxis in einander übergehen.

Nach der Diagnosestellung steht Psychoedukation an erster Stelle. Das Vermitteln eines Konzepts, worin die meist lebenslang erlebte Andersartigkeit besteht, woher der Stress im Alltag kommt und welche prinzipiellen Maßnahmen Stress und Überforderung reduzieren können. Oft wird den Betroffenen erst dann klar, wie ihre verschiedenen Schwierigkeiten und auch ihre Stärken zusammenhängen.

Die weitere Arbeit richtet sich nach den konkreten erlebten Schwierigkeiten und Stressoren. Ziel hierbei sind Förderung der Homöostase durch Schaffung von zeitlichen und/oder örtlichen Ruheinseln im Alltag, Verbesserung der Orientierung in der sozialen Welt durch gemeinsame Analyse und Erklärung erlebter Situationen sowie Vereinfachung der Interaktion mit der Umwelt durch konkrete Hilfen bei der Handlungsplanung oder durch »Übersetzungsarbeit« zwischen den Betroffenen und ihrem Umfeld. Diese Maßnahmen sind auch die ersten Schritte in der Behandlung psychiatrischer Folgeerkrankungen. Falls diese Maßnahmen nicht ausreichen, sind zur deren Behandlung die üblichen wirksamen (u. U. auch medikamentösen) Behandlungen einzusetzen. Bei anderen psychotherapeutischen Verfahren ist auf die veränderte autistische Kognition Rücksicht zu nehmen (Fangmeier et al. 2011).

Findet die Alltagsbewältigung unter einigermaßen homöostatischen Bedingungen statt, und besteht seitens des Betroffenen Motivation für Veränderung, kann die weitere sozio-emotionale Entwicklung oder Selbstwirksamkeit gefördert werden. Neben formalisierten Trainingsprogrammen sozialer Kompetenzen (z. B. KOMPASS: Jenny et al. 2011; FASTER: Ebert et al. 2013) dienen dazu auch ganz allgemein das Planen von Aktionen außerhalb des vertrauten Handlungsradius. Hierbei besteht die therapeutische Begleitung nicht nur in der Unterstützung bei der Planung konkreter Einzelschritte auf ein anvisiertes Ziel hin, sondern, oft schon einen Schritt davor, in der Erarbeitung der Vorstellung möglicher Ziele, welche aufgrund der mangelnden Generalisierung des bereits Erlebten ungenügend repräsentiert sind.

3.4 Eine integrative Sicht auf Schizoidie und Autismus

3.4.1 Persönlichkeitsstörung vs. Entwicklungsstörung

Als Ausgangspunkt für die Überlegung, wie Schizoidie und Autismus zusammenhängen, bietet sich einen Blick auf ihre Einordnung innerhalb der heutigen Klassifikationssysteme an: Was ist der Unterschied zwischen den Konzepten der Persönlichkeitsstörungen und der Entwicklungsstörungen? Auf der deskriptiven Ebene von ICD-10/ICD-11 oder DSM-5 sind die Persönlichkeitsstörungen als tief verwurzelte Empfindungs- und Verhaltensmuster definiert, die eine Abweichung im Wahrnehmen, Denken, Fühlen, Handeln und in sozialen Beziehungen darstellen. Sie werden üblicherweise nicht vor dem Erwachsenenalter diagnostiziert. Als Ursprung werden konstitutionelle Faktoren und soziale Erfahrungen zu unterschiedlichen Zeiten der Entwicklung genannt (Dilling et al. 1991, S. 225). Entwicklungsstörungen werden als in der Kindheit auftretende Einschränkung oder Verzögerung in der Entwicklung von Funktionen beschrieben, welche eng mit der Reifung des Zentralnervensystems verknüpft sind. Sie zeichnen sich durch einen kontinuierlichen Verlauf und eine langsame Verminderung ihrer Auswirkungen mit dem Älterwerden bei unterschiedlich starker Persistenz von entsprechender Defizite im Erwachsenenalter aus (Dilling et al. 1991, S. 262).

Die oben genannten konstitutionellen Faktoren, die die Persönlichkeitsreifung stören können, können Störungen sein, die mit der Reifung des Zentralnervensystems verknüpft sind, also Entwicklungsstörungen. Es gibt also keinen konzeptuellen Widerspruch zwischen den beiden Kapiteln, eher einen unterschiedlichen Fokus bezüglich der betrachteten Altersgruppe und eine große Überlappung bei betroffenen Erwachsenen. Da Kinder und Jugendliche mit einer Entwicklungsstörung durch ihre erschwerte soziale Interaktion für ungünstige Beziehungserfahrungen prädestiniert sind, ist bei ihnen die Reifung einer ausgeglichenen Persönlichkeit gefährdet. So betrachtet, könnte man das Konzept Persönlichkeitsstörung als die erwachsenenpsychiatrische Perspektive auf das Ergebnis unterschiedlicher Entwicklungsstörungen sehen, seien diese nun konstitutionell, d. h. Entwicklungsstörungen sensu stricto, wie z. B. die ASS, oder umwelt- oder interaktionsbedingte Störungen der Persönlichkeitsreifung.

3.4.2 Persönlichkeitsstörungen bei Autismus-Spektrum-Störung

In einer Untersuchung von 54 jungen Erwachsenen mit einer Autismus-Spektrum-Störung erfüllten ca. zwei Drittel der Männer und ein Drittel der Frauen die Kriterien einer Persönlichkeitsstörung (Lugnegård et al. 2012). Dabei handelte es sich größtenteils um schizoide Persönlichkeitsstörungen, an zweiter Stelle standen vermeidende und zwanghafte Persönlichkeitsstörungen sowie vereinzelte schizotype Störungen. Ein erfreulicher Aspekt dabei ist, dass im Durchschnitt die Hälfte der untersuchten Gruppe eine ausgeglichene Persönlichkeit entwickelt zu haben schien. Alle vier genannten Persönlichkeitsstörungen bilden Verhalten ab, welches als unterschiedliche Bewältigungsstrategien Autismus-Betroffener interpretiert werden kann, also als Verhaltensantwort auf die autistische Art der Informationsverarbeitung: generelle Abkehr von der sozialen Welt (Schizoidie, Schizotypie), übermäßige Strukturierung der Umwelt und der Mitmenschen (Anankasmus) oder Verbleiben in der sozialen Welt unter Vermeidung erlebter Überforderung (vermeidende Persönlichkeitsstörung). Man kann sie also als Endpunkte unterschiedlicher Entwicklungspfade einer Autismus-Spektrum-Störung sehen, in Abhängigkeit von anderen Charaktereigenschaften der Betroffenen und ihrer individuellen Lebensgeschichten.

Gemäß ICD-10 muss ein Asperger-Syndrom bei der Diagnose einer schizoiden Persönlichkeitsstörung ausgeschlossen werden (Dilling et al. 1991, S. 228). Hierbei ist zu bedenken, dass dieses Ausschlusskriterium zur gleichen Zeit formuliert worden ist, als das Asperger-Syndrom ins Klassifikationssystem aufgenommen wurde. Damals bestand noch kaum klinische Erfahrung mit der Veränderung seiner Präsentation mit dem Erwachsenwerden; und die neuen Hypothesen zum Pathomechanismus der Autismus-Spektrum-Störung, welche diese Veränderungen in der klinischen Symptomatik mit fortschreitender Entwicklung erklären, gab es noch nicht. Gleichzeitig war der Blick auf Persönlichkeitsstörungen hauptsächlich psychodynamisch geprägt. Der eben formulierte Zusammenhang zwischen den beiden diagnostischen Kapiteln war damals nicht im Blickfeld.

3.4.3 Bedarf es aus Sicht der neuen Autismus-Theorie noch des Schizoidie-Konzepts?

An diesem Punkt der Überlegung stellt sich die Frage, ob es das Schizoidie-Konzept aus Sicht der neuen Autismus-Theorie noch braucht. Um diese Frage zu beantworten, lohnt die Überlegung, welche diagnostischen Konzepte die Psychiatrie und Psychotherapie heute überhaupt braucht.

Neue Konzepte in der Psychiatrie

Im Gegensatz zu den meisten somatisch-medizinischen Disziplinen fehlt es in der Psychiatrie an diagnostischen Konzepten, die ein Störungsbild auf der Ebene eines Pathomechanismus beschreiben, der die ganze Kette der Molekularbiologie, Physiologie über die Kognition/Emotion bis zum sichtbaren Verhalten erklärt. Daher sind die heutigen Diagnosen auf der Symptomebene definiert, mit der Folge, dass verschiedene Patienten die gleiche Diagnose erhalten, sofern sie das gleiche klinische Bild zeigen, auch wenn dieses möglicherweise auf unterschiedlichen Pathomechanismen beruht. Dies ist – neben dem großen Einfluss sozialer Faktoren – ein wesentlicher Grund für die Unmöglichkeit genauer Prognosen bezüglich Verlauf und Therapieansprechen. Anders ist das in Disziplinen, in denen die diagnostischen Entitäten auf Basis eines konkreten pathophysiologischen Mechanismus definiert sind und die Therapie auf dieser Basis viel gezielter geplant werden kann; z. B. die Behandlung eines Ikterus im Rahmen einer Hämolyse im Gegensatz zur Therapie eines Ikterus im Rahmen einer viralen Hepatitis. Beide manifestieren sich auf der Symptomebene als »Gelbsucht«.

Neue Störungskonzepte in der Psychiatrie versprechen dann Fortschritt, wenn sie in der Lage sind, nicht nur Psychologie und Verhalten oder nur genetisch-neurophysiologische Aspekte eines Störungsbildes zu erklären, sondern wenn sie diese Ebenen mechanistisch miteinander verbinden können (Stephan et al. 2016). Erst solche ganzheitlichen pathomechanistischen Betrachtungen psychiatrischer Störungsbilder werden validere Vorhersagen bezüglich Therapieansprechen und Prognose im Individuum ermöglichen, als die heutigen rein symptom-orientierten Diagnosen es zulassen.

Komputationale Theorien, welche auf biologisch plausible Weise die kognitive Informationsverarbeitung (d. h. bewusstes Erleben) und Handlungssteuerung beschreiben, haben das Potential, solche Verbindungen zu bilden. Solche Theorien sind die Basis für die Entwicklung komputationaler Testparadigmen, die entsprechende verborgene Pathomechanismen im einzelnen Betroffenen errechenbar machen sollen (Stephan et al. 2017). Entsprechende theoretische Bezugssysteme stellen hierfür z. B. die »Bayesian Brain«- (Knill und Pouget 2004), »Predictive Coding«- (Rao und Ballard 1999) oder »Active Inference«-Theorien dar (Friston et al. 2010). Ein Beispiel einer solchen umfassenden Theorie ist die »Dysconnection«-Theorie der Schizophrenie (Stephan et al. 2006; 2009).

Ein anderes Beispiel ist die o.g. »Predictive Coding«-Theorie des Autismus. Aus Platzgründen wurde in diesem Artikel auf die Beschreibung der neurophysiologischen Grundlage der beschriebenen kognitiven Prozesse verzichtet. Sie sind aber ebenfalls Teil dieser Theorien (Lawson et al. 2014; Quattrocki und Friston 2014). Diese Autismus-Theorien können auch das gesamte Spektrum der Symptome einer Schizoidie aus biologischer, kognitiv-emotionaler sowie Entwicklungs-Perspektive erklären.

Pathomechanistische Theorien zur Erklärung schizoider Symptomatik

Als nächstes stellt sich die Frage, ob es zur Erklärung der Schizoidie noch andere pathomechanistische Theorien gibt, die das oben genannte Desiderat der gleichzeitigen Erklärung sowohl biologischer als auch psychologisch-behavioraler Aspekte erfüllt. Oder anders gefragt: Kann sich das klinische Bild einer schizoiden Persönlichkeitsstörung auf einem anderen Weg als auf Basis einer Entwicklungsstörung im Sinne einer (leichten) Autismus-Spektrum-Störung entwickeln? Kann eine gleiche Symptomatik – ein nicht mit der Welt in Beziehung Treten – auf anderem Weg, als durch die verminderte primäre Entwicklung einer mentalen Repräsentation ebendieser Welt zustande kommen? Ja, durch den sekundären Abbau einer primär entwickelten Repräsentation. Dies kommt nach wiederholter psychotischer Entgleisung vor, die schizophrene Negativsymptomatik oder Autismus in der ursprünglichen Verwendung des Begriffs (Bleuler 1911). Dann allerdings in Kombination mit anderen Symptomen und einer anderen Vorgeschichte, sodass die diagnostische Einordnung eher nicht im Kapitel der Persönlichkeitsstörungen stattfindet. Andere Situationen, in denen eine Abkehr von der Welt stattfindet, wie z. B. die Depression oder Trauma-Folgestörungen, gehen mit weiteren spezifischen Symptomen einher, die zur diagnostischen Einordnung außerhalb der schizoiden Persönlichkeitsstörung führen. Die lebenslang bestehende schizoide Symptomatik verlangt also nach einer Erklärung, die unabhängig von sekundären Erkrankungen die Besonderheit der primären Persönlichkeitsreifung beschreibt.

Solange keine anderen biologisch und kognitiv fundierten Pathomechanismen zur Erklärung der schizoiden Symptomatik postuliert sind, betrachte ich die neuen Autismus-Theorien als die – gemäß den o. g. Kriterien – umfassendste Erklärung für diese Symptomatik.

Praktischer Nutzen psychodynamischer Theorien für Menschen mit schizoiden Symptomen

Wie sind die psychodynamischen Theorien in diese Überlegung einzuordnen? Sie fokussieren auf die Erklärung berichteten Empfindens und beobachteten Verhaltens durch innerpsychische Motivationen, welche durch die Lebensgeschichte geprägt sind. Diese Betrachtungsebene hat sich für das Verständnis und die Therapie vieler Persönlichkeitsstörungen als hilfreich erwiesen (z. B. Kernberg 1984). Die Therapie bedient sich oft einer metaphorischen und symbolhaften Sprache.

Im Kontext der Behandlung von Patienten mit schizoiden Symptomen, deren Informationsverarbeitung als autistisch verstanden werden kann, zeigt die Praxis, dass diese symbolische Ebene der Betrachtung für die Betroffenen schwer greifbar ist. Ihr Denken ist im Konkreten verhaftet. Größere Zusammenhänge erkennen sie schwer. Auch der Fokus auf Beziehungserfahrungen ist für sie schwierig. Sie erleben Beziehungen primär anders. Eine analytische Interpretation der Lebensgeschichte Betroffener aus herkömmlicher Sicht läuft Gefahr, viele Ereignisse und Prägungen fehlzuinterpretieren. Betroffenen empfinden andere Dinge als angenehm oder unangenehm oder gar als traumatisierend als Menschen mit nicht-autistischer Informationsverarbeitung.

Metaphorische psychodynamische Deutungen leben auf einer anderen Ebene als derjenigen, auf der diese Patienten die Welt betrachten. Daher sind sie für sie kaum nachvollziehbar oder zur Veränderung ihres Erlebens und Verhaltens nutzbar. Dadurch ist das Etablieren eines gemeinsamen Störungsverständnisses auf der Ebene psychodynamischer Deutungen erschwert, mit ungünstigen Folgen für die therapeutische Arbeit (persönliche Kommunikation diverser Patienten und Patientinnen der Autorin).

Praktischer Nutzen der neuen Autismus-Theorien für Menschen mit schizoiden Symptomen

Die neuen Theorien, welche die Andersartigkeit der Informationsverarbeitung beschreiben, haben sich in der Praxis als erfolgreich erwiesen, Betroffenen ein Verständnis ihrer lebenslangen Schwierigkeiten und Andersartigkeiten zu vermitteln. Sie beschreiben die vermuteten Prozesse konkret und generisch. Dies macht sie für diese Menschen greifbar und auf diverse Bereiche ihres (Er-)Lebens anwendbar. Gleichzeitig instruieren diese Theorien die Behandler, wie die therapeutische Beziehung zu gestalten ist. Eindeutigkeit in der Sprache und im Handeln, klare Anweisungen, Verbalisierung eigener Empfindungen helfen dem Verständnis und schaffen das nötige Vertrauen für die Kontaktaufnahme. Das Realisieren, dass das therapeutische Gegenüber ein Konzept hat, ihre Besonderheiten zu verstehen und ihnen zu erklären, führen dazu, dass diese sonst so verschlossenen Menschen sich öffnen und sich eine vertrauensvolle Beziehung etabliert. Ebenfalls informativ sind die neuen Theorien für therapeutische Maßnahmen im Alltag der Betroffenen. Die Theorien formulieren klar, woher die Schwierigkeiten im Alltag kommen, und inspirieren dadurch, worauf sich Veränderungen richten müssen, um das Funktionieren in dieser (sozialen) Welt zu erleichtern und gegebenenfalls weitere Entwicklungsschritte zu tätigen.

Ausgehend von diesen theoretischen Überlegungen und meinen persönlichen praktischen Erfahrungen mit vielen – primär als autistisch oder primär als schizoid diagnostizierten – Betroffenen komme ich zum Schluss, dass das neue Konzept der Autismus-Spektrum-Störung viele praktische Vorteile gegenüber dem psychodynamischen Schizoidie-Konzept bietet, sowohl für Betroffene und Angehörige wie Behandler. Es gibt ein Verständnis der Symptomatik und eine Perspektive auf die Lebensgeschichte, die von den Betroffenen spontan verstanden und geteilt wird, was eine optimale Ausgangslage für die Bewältigung ist. Daher bedarf ich persönlich in meiner Praxis nicht mehr des Schizoidie-Konzepts. Und ich kenne unter vielen Betroffenen keinen, der es für sich als hilfreich erlebt hat.

Ist aber das heutige Autismus-Konzept bereits ein ideales neues psychiatrisches Konzept für diese Betroffenen? Der Begriff Autismus beschreibt ja in seinem wörtlichen Sinne auch primär die Ebene der Symptomatik: den Rückzug auf das Selbst, das mangelnde In-Kontakt-Treten mit der Welt; sekundär bei der Schizophrenie oder primär bei der Autismus-Spektrum-Störung. Viele leichter Betroffene, z. B. Menschen mit dem Asperger-Syndrom, sind oft gar nicht besonders autistisch im wörtlichen Sinne. Sie können sehr interessiert sein an anderen, trotz ihren Schwierigkeiten in der Interaktion und Kommunikation. Dies ist mit ein Grund, weshalb es vielen schwerfällt, das leichte Ende des Autismus-Spektrums als solches zu erkennen und zu verstehen. Der Begriff Autismus beschreibt eine Verhaltensäußerung, die im Kontext des vermuteten kognitiven Pathomechanismus (erschwerte Informationsintegration) auftritt. Je schwerer die Betroffenheit ist und je jünger die Betroffenen sind, also je weniger die Entwicklung fortgeschritten ist, umso eher ist dieser Phänotyp zu beobachten. Er ist aber bei weitem nicht der einzige. Daher halte ich auch den Autismus-Begriff nicht für ideal, um die Gesamtheit dieser Menschen, die eine spezifische Art der Informationsverarbeitung teilen, zu beschreiben.

Wenn die Entwicklung in der Psychiatrie dahin gehen soll, dass neue Konzepte sich von der Ebene der Symptomatik wegbewegen hin zu pathomechanistischen oder gar ätiologischen Charakterisierungen von Störungsbildern, dann müsste die Nomenklatur dieser Störungsbilder (und die gesamte Klassifikation) den gleichen Weg gehen. »Angeborene Informations-Integrations-Störung« wäre dann vielleicht eine Bezeichnung, die das, was heute unter dem Begriff Autismus-Spektrum-Störung subsummiert wird, umfassen könnte.

Unter den erwachsenen Autismus-Betroffenen würde ich aber gerade diejenigen mit schizoider Symptomatik als die – im wörtlichen Sinne – autistischsten, d. h. die am meisten auf sich selbst Bezogenen bezeichnen (im Gegensatz z. B. zu den anankastischen, die mehr außenorientiert sind). Daher halte ich für diese Untergruppe von Menschen mit dieser spezifischen Art der Informationsverarbeitung den heutigen Begriff autistisch für mindestens so passend wie schizoid (wörtlich: »eine Art von abgespalten«).

Unabhängig von der Begrifflichkeit ist das damit verbundene theoretische Konzept das Entscheidende, mit dem sowohl Betroffene als auch Behandler arbeiten. Ich hoffe verständlich gemacht zu haben, dass die neuen Autismus-Theorien eine wertvolle neue Perspektive liefern, zu verstehen, wie diese Menschen sich und die Welt erleben. Und dass diese andere Perspektive auf die Menschen, die man auch schizoid nennen kann, einen sehr hilfreichen Ausgangspunkt für die Beziehungsgestaltung und die therapeutische Arbeit bietet.

Literatur

American Psychiatric Association (2013) Diagnostic and Statistical Manual of Mental Disorders, Fifth Edition. Washington, DC.: American Psychiatric Publishing.

Asperger H (1943) Die »Autistischen Psychopathen« im Kindesalter. Medizinische Fakultät der Wiener Universität.

Attwood T (2006) The complete guide to Asperger's syndrome. London and Philadelphia: Jessica Kingsley Publishers.

Baron-Cohen S (1995) Mindblindness: an essay on autism and theory of mind. Cambridge: MIT Press/Bradford Books.

Baron-Cohen S, Richler J, Bisarya D, Gurunathan N, Wheelwright SJ (2003) The systemizing quotient: an investigation of adults with Asperger syndrome or high-functioning autism, and normal sex differences. Philos Trans R Soc Lond B Biol Sci 358:361-374.

Bayes M, Price M (1763) An Essay towards Solving a Problem in the Doctrine of Chances. By the Late Rev. Mr. Bayes, F. R. S. Communicated by Mr. Price, in a Letter to John Canton, A. M. F. R. S. Philosophical Transactions (1683-1775) 53:370-418.

Berger M (2004) Psychischer Erkrankungen. München: Elsevier GmbH.

Bettelheim B (1967) The empty fortress. New York: The Free Press.

Bleuler E (1911) Dementia praecox oder Gruppe der Schizophrenien. Handbuch der Psychiatrie. Leipzig: Franz Deuticke.

Chevallier C, Kohls G, Troiani V, Brodkin ES, Schultz RT (2012) The social motivation theory of autism. Trends Cogn Sci 16:231-239.

Dakin S, Frith U (2005) Vagaries of Visual Perception in Autism. Neuron 48:497-507.

Damasio A, Carvalho GB (2013) The nature of feelings: evolutionary and neurobiological origins. Nat Rev Neurosci 14:143-152.
Dayan P, Hinton GE, Neal RM, Zemel RS (1995) The Helmholtz machine. Neural Comput 7:889-904.
Diaconescu AO, Mathys C, Weber LAE, Daunizeau J, Kasper L, Lomakina EI, Fehr E, Stephan KE (2014) Inferring on the Intentions of Others by Hierarchical Bayesian Learning. PLoS Comput Biol 10:e1003810.
Dilling H, Mombour W, Schmidt MH, World Health Organization (1991) Internationale Klassifikation psychischer Störungen: ICD-10, Kapitel V (F, klinisch-diagnostische Leitlinien.
Ebert D, Fangmeier T, Lichtblau A, Peters J (2013) Asperger-Autismus und hochfunktionaler Autismus bei Erwachsenen. Göttingen: Hogrefe.
Fabbri-Destro M, Cattaneo L, Boria S, Rizzolatti G (2008) Planning actions in autism. Exp Brain Res 192:521-525.
Fangmeier T, Lichtblau A, Peters J, Biscaldi-Schäfer M, Ebert D, van Elst LT (2011) Psychotherapie des Asperger-Syndroms im Erwachsenenalter. Der Nervenarzt 82:628-635.
Friston KJ (2005) A theory of cortical responses. Philosophical Transactions of the Royal Society B: Biological Sciences 360:815-836.
Friston KJ (2008) Hierarchical Models in the Brain. PLoS Comput Biol 4:e1000211.
Friston KJ, Daunizeau J, Kilner J, Kiebel SJ (2010) Action and behavior: a free-energy formulation. Biol Cybern 102:227-260.
Frith U (1989) Autism: Explaining the enigma. Oxford: Blackwell.
Frith U (1991) Autism and Asperger Syndrome. Cambridge: Cambridge University Press.
Garfinkel SN, Tiley C, O'Keeffe S, Harrison NA, Seth AK, Critchley HD (2016) Discrepancies between dimensions of interoception in autism: Implications for emotion and anxiety. Biological Psychology 114:117-126.
Hadjikhani N, Zürcher NR, Rogier O, Hippolyte L, Lemonnier E, Ruest T, Ward N, Lassalle A, Gillberg N, Billstedt E, Helles A, Solomon P, Prkachin KM, Gillberg C (2014) Emotional contagion for pain is intact in autism spectrum disorders. Translational Psychiatry 4:e343.
Hagenmuller F, Rössler W, Wittwer A, Haker H (2014) Research in Autism Spectrum Disorders. Research in Autism Spectrum Disorders 8:851-859.
Haker H (2014) Asperger-Syndrom – eine Modediagnose? PRAXIS 103:1191-1196.
Haker H, Schneebeli M, Stephan KE (2016) Can Bayesian Theories of Autism Spectrum Disorder Help Improve Clinical Practice? Front Psychiatry 7:1174.
Harms MB, Martin A, Wallace GL (2010) Facial emotion recognition in autism spectrum disorders: a review of behavioral and neuroimaging studies. Neuropsychol Rev 20:290-322.
Helmholtz von H (1867) Handbuch der physiologischen Optik. Leipzig: Leopold Voss.
Iglesias S, Mathys C, Brodersen KH, Kasper L, Piccirelli M, Ouden den HEM, Stephan KE (2013) Hierarchical prediction errors in midbrain and basal forebrain during sensory learning. Neuron 80:519-530.
Kanner L (1943) Autistic disturbances of affective contact. Nervous child 2:217-250.
Kanner L (1949) Problems of nosology and psychodynamics in early childhood Autism. American Journal of Orthopsychiatry 19:416-426.
Kernberg O (1984) Severe personality disorders. New Haven: Yale University Press.
Klin A, Jones W, Schultz R, Volkmar F, Cohen D (2002) Defining and quantifying the social phenotype in autism. Am J Psychiatry 159:895-908.
Knill DC, Pouget A (2004) The Bayesian brain: the role of uncertainty in neural coding and computation. Trends Neurosci. 27:712-719.
Lai M-C, Baron-Cohen S (2015) Identifying the lost generation of adults with autism spectrum conditions. The Lancet Psychiatry 2:1013-1027.
Lawson RP, Rees G, Friston KJ (2014) An aberrant precision account of autism. Front Hum Neurosci 8:611.

Lugnegård T, Hallerbäck MU, Gillberg C (2011) Psychiatric comorbidity in young adults with a clinical diagnosis of Asperger syndrome. Res Dev Disabil 32:1910-1917.
Lugnegård T, Hallerbäck MU, Gillberg C (2012) Personality disorders and autism spectrum disorders: what are the connections? Compr Psychiatry 53:333-340.
Mathys C, Daunizeau J, Friston KJ, Stephan KE (2011) A bayesian foundation for individual learning under uncertainty. Front Hum Neurosci. 5:39.
Pellicano E, Burr D (2012) When the world becomes »too real«: a Bayesian explanation of autistic perception. Trends Cogn Sci 16:503-509.
Preißmann C (2013) Asperger: Leben in zwei Welten. Stuttgart: Georg Thieme.
Quattrocki E, Friston KJ (2014) Autism, oxytocin and interoception. Neurosci Biobehav Rev 47:410-430.
Rao RP, Ballard DH (1999) Predictive coding in the visual cortex: a functional interpretation of some extra-classical receptive-field effects. Nat Neurosci. 2:79-87.
Rutgers AH, Rutgers AH, Bakermans-Kranenburg MJ, Bakermans-Kranenburg MJ, van Ijzendoorn MH, van Ijzendoorn MH, van Berckelaer-Onnes IA, van Berckelaer-Onnes IA (2004) Autism and attachment: a meta-analytic review. J Child Psychol Psychiatry 45:1123-1134.
Sappok T, Budczies J, Bölte S, Dziobek I, Došen A, Diefenbacher A (2013) Emotional Development in Adults with Autism and Intellectual Disabilities: A Retrospective, Clinical Analysis. PLoS One 8:e74036-13.
Sigman M, Ungerer JA (1984) Attachment behaviors in autistic children. J Autism Dev Disord 14:231-244.
Jenny B, Goetschel P, Isenschmid M, Steinhausen H-C (2011) KOMPASS – Zürcher Kompetenztraining für Jugendliche mit Autismus-Spektrum-Störungen: Ein Praxishandbuch für Gruppen-und Einzelinterventionen. Stuttgart: Kohlhammer.
Stephan KE, Bach DR, Fletcher PC, Flint J (2016) Charting the landscape of priority problems in psychiatry, part 1: classification and diagnosis. The Lancet 3:84-90.
Stephan KE, Baldeweg T, Friston KJ (2006) Synaptic Plasticity and Dysconnection in Schizophrenia. Biol Psychiatry 59:929-939.
Stephan KE, Friston KJ, Frith CD (2009) Dysconnection in Schizophrenia: From Abnormal Synaptic Plasticity to Failures of Self-monitoring. Schizophr Bull 35:509-527.
Stephan KE, Siemerkus J, Bischof M, Haker H (2017) Hat Computational Psychiatry Relevanz für die klinische Praxis der Psychiatrie? Zeitschrift für Psychiatrie, Psychologie und Psychotherapie 65:9-19.
Van de Cruys S, Evers K, Van der Hallen R, Van Eylen L, Boets B, de-Wit L, Wagemans J (2014) Precise minds in uncertain worlds: Predictive coding in autism. Psychological Review. 121:649-675.
Wing L (1981) Asperger's syndrome: a clinical account. Psychol Med 11:115-129.

4 Emotionen und Schizoidie

Cord Benecke, Miriam Henkel und Steffen Müller

4.1 DSM-5/ICD-10 versus Psychodynamik

Die nosologischen und psychodynamischen Perspektiven auf Schizoidie und schizoide Persönlichkeitsstörung wurden schon in vorherigen Beiträgen ausführlich behandelt. Es soll daher hier nur sehr kurz auf die für diesen Beitrag relevanten Aspekte eingegangen werden.

DSM-5 und ICD-10 sind sich sehr einig hinsichtlich der diagnostischen Kriterien der schizoiden Persönlichkeitsstörung. Im Kasten sind die Kriterien des ICD-10 wiedergegeben (vgl. auch Kasten in ▶ Kap. 2.7).

> **Diagnostische Kriterien der schizoiden Persönlichkeitsstörung laut ICD-10**
>
> 1. Wenige oder überhaupt keine Tätigkeiten bereiten Vergnügen.
> 2. Emotionale Kühle, Distanziertheit oder flache Affektivität.
> 3. Anscheinende Gleichgültigkeit gegenüber Lob oder Kritik.
> 4. Wenig Interesse an sexuellen Erfahrungen mit einer anderen Person (unter Berücksichtigung des Alters).
> 5. Übermäßige Vorliebe für einzelgängerische Beschäftigungen.
> 6. Übermäßige Inanspruchnahme durch Phantasie und Introspektion.
> 7. Mangel an engen Freunden oder vertrauensvollen Beziehungen (oder höchstens zu einer Person) und fehlender Wunsch nach solchen Beziehungen.
> 8. Deutlich mangelnde Sensibilität im Erkennen und Befolgen gesellschaftlicher Regeln.

Wie ersichtlich, gehen die Klassifikationssysteme von einem weitgehenden *Fehlen* von Wünschen, Beziehungen und Emotionen aus. Über die Ätiologie dieses Defizits machen die Klassifikationssysteme naturgemäß keine Angaben.

In den psychoanalytischen Modellen (Überblick in Benecke 2014) wird von defizitären Beziehungserfahrungen in Form von schwerwiegenden emotionalen Defiziten und massiven Enttäuschungen ausgegangen, dem Fehlen von emotionaler Wärme und spielerisch-freundlicher Atmosphäre, stattdessen von Erfahrungen emotionaler Kühle, die bis zu »emotionaler Verwahrlosung« reichen kann, die in der Folge die schizoiden Phänomene »hervorbringen«.

Im Zentrum der Psychodynamik wird eine schwerwiegende Störung der Selbstregulation gesehen (Tress et al. 2002), mit defizitärer Selbst-Objekt-Differenzierung, hoher Durchlässigkeit der Selbstgrenzen – daher bedeuten zwischenmenschliche Kontakte schnell eine Bedrohung der Kohärenz des Selbst.

> *Intensive Sehnsüchte nach Verschmelzung mit idealen anderen Menschen bedrohen die Selbst-Kohärenz und das Selbstwertgefühl und müssen daher mittels archaischer Abwehrmechanismen, vor allem Idealisierung und Entwertung, Projektion und Introjektion, abgewehrt werden. Eine Folge dieser Entwertung ist der soziale Rückzug«* (Tress et al. 2002, S. 87).

Laut Fairbairn (1952) schützt sich die schizoide Person vor ihren eigenen Liebeswünschen, die mit intensiven Abhängigkeits- und Verschmelzungsphantasien verbunden sind und daher gleichzeitig die Gefahr der Desintegration bergen. Die eigenen Vereinnahmungsbestrebungen werden unbewusst als bedrohlich erlebt, weil sie mit Vernichtung des Objekts gleichgesetzt werden. Ähnlich Gabbard (2010): »*Liebe wird mit der Verschmelzung mit einem anderen Menschen, mit dem Verlust der eigenen Identität und der Vernichtung des anderen gleichgesetzt*« (Gabbard 2010, S. 471).

Kernberg (1988) weist darauf hin, dass sich hinter dem sozialen Rückzug eine tiefe Sehnsucht nach nahen Beziehungen verbirgt. Entsprechend ist das schizoide Verhalten (sozialer Rückzug, Abschottungstendenzen, aktive Zurückweisung anderer) als eine *Abwehrstrategie* gegen potenziell bedrohliche enge Beziehungen zu verstehen, aber auch gegen eigene aggressive Impulse.

Auch Sachse (2004) geht in seinem Modell der doppelten Handlungsregulation von intensiven Beziehungswünschen aus: Nach Anerkennung, nach Wichtigkeit, nach Verlässlichkeit, nach Solidarität. »*All diese Motive hat der Klient mit schizoider Persönlichkeitsstörung ... vollständig aus seinem Bewusstsein ausgeblendet: Den Personen ist selbst völlig unklar, ja unbekannt, dass sie diese Bedürfnisse aufweisen. Deshalb nimmt das DSM an, die Klienten hätten kein Bedürfnis nach Beziehungen*« (Sachse 2002, S. 102), aber dies sei »ein Selbstschutz«.

4.2 Einige empirische Daten

Wahrscheinlich aufgrund der Tatsache, dass die schizoide Persönlichkeitsstörung erstens eher selten ist und dass die Patienten zweitens, wenn überhaupt, dann wegen anderer Symptome therapeutische Hilfe aufsuchen, liegen nur sehr wenige empirische Studien spezifisch zur schizoiden Persönlichkeitsstörung vor.

Die folgenden Auswertungen wurden mit den Daten aus der DPG-Praxisstudie (Benecke et al. 2011) durchgeführt.[5] Innerhalb der DPG-Praxisstudie wurde

---

5 Wir danken der Deutschen Psychoanalytischen Gesellschaft für die finanzielle Unterstützung.

Erfüllte SKID-Kriterien in Prozent

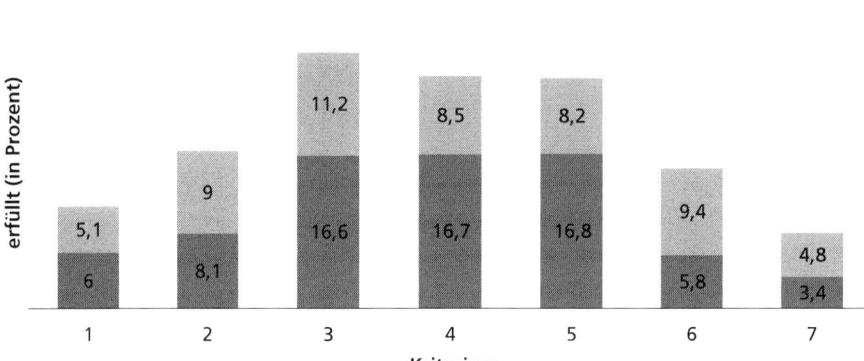

Abb. 4.1: Anzahl erfüllter und teilweise erfüllter DSM-IV-Kriterien der schizoiden Persönlichkeitsstörung in der Gesamtstichprobe der DPG-Praxisstudie in Prozent. Anmerkung: Die sieben Kriterien für die schizoide Persönlichkeitsstörung im DSM-IV lauten in Kurzform: 1) *Hat weder den Wunsch nach engen Beziehungen noch Freude daran*; 2) *Wählt fast immer einzelgängerische Unternehmungen*; 3) *Hat wenig/kein Interesse an sexuellen Erfahrungen*; 4) *Nur wenige/keine Tätigkeiten bereiten Freude*; 5) *Hat keine/wenige engen Freunde oder Vertraute*; 6) *Erscheint gleichgültig gegenüber Lob und Kritik*; 7) *Zeigt emotionale Kälte, Distanziertheit oder eingeschränkte Affektivität*.

mit 806 Patientinnen und Patienten, die um ambulante Psychotherapie ansuchten (entweder an einer psychoanalytischen Ausbildungsambulanz oder in einer niedergelassenen Praxis), jeweils ein SKID-Interview durchgeführt sowie weitere Fragebogendaten erhoben.

Die psychische Symptomatik wird mit dem *Strukturierten Klinischen Interview für DSM-IV (SKID)* erfasst. Das SKID-Interview umfasst zwei Teile: SKID-I (Wittchen et al. 1997) für *alle psychischen Störungen* (Achse I) außer den *Persönlichkeitsstörungen*, die mit dem SKID-II (Achse II, Fydrich et al. 1997) erfasst werden. SKID-I und SKID-II ermöglichen eine schnelle, reliable und valide Diagnosestellung nach DSM-IV. Gleichzeitig wird das Maß an *Komorbidität* systematisch erfasst, und es können differenzierte Untergruppen sowie Komplexitätsgrade der Störungen erstellt werden.

Von den 806 Patienten der DPG-Praxisstudie erfüllen 28 (3,4 %) die Kriterien einer schizoiden Persönlichkeitsstörung.

Wie aus der Grafik (▶ Abb. 4.1) hervorgeht, sind insbesondere die DSM-IV-Kriterien 3 (*Hat wenig/kein Interesse an sexuellen Erfahrungen*), 4 (*Nur wenige/keine Tätigkeiten bereiten Freude*) und 5 (*Hat keine/wenige engen Freunde oder Vertraute*) relativ häufig in der Gesamtstichprobe anzutreffen, entweder als *erfüllt* oder *teilweise erfüllt*. Auch die anderen Einzel-Kriterien der schizoiden Persönlichkeitsstörung kommen durchaus in relevantem Ausmaß vor. Das heißt, dass *schizoide Aspekte* durchaus deutlich häufiger anzutreffen sind, als es die eher geringe Anzahl von Patienten mit vollständig ausgeprägter schizoider Persönlichkeitsstörung vermuten lässt.

4.2.1 Komorbiditäten

Bezogen auf die 28 Patienten und Patientinnen mit vorliegender schizoider Persönlichkeitsstörung zeigt sich eine extrem hohe Komorbidität mit anderen psychischen Störungen, sowohl Achse-I-Störungen als auch weiteren Persönlichkeitsstörungen (Achse II). Im Durchschnitt sind *sechs Störungen* (2.5 Achse-I- und 3.5 Achse-II-Störungen) gleichzeitig vorhanden, d.h. Patienten mit schizoider Persönlichkeitsstörung können in der Regel als schwer psychisch krank angesehen werden, wobei das subjektiv empfundene Leiden wahrscheinlich eher durch die komorbiden Störungen entsteht als durch die Schizoidie selbst.

Die zweite Grafik gibt einen Überblick über die häufigsten Komorbiditäten (▶ Abb. 4.2).

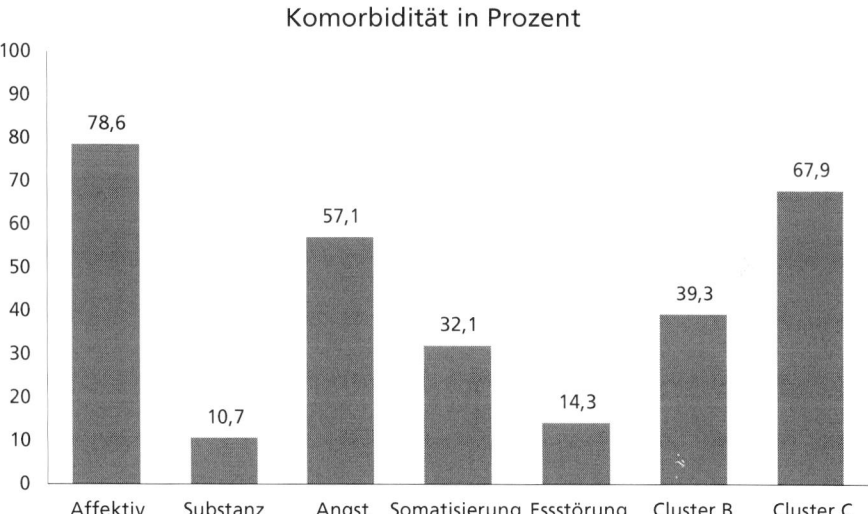

Abb. 4.2: Die häufigsten komorbiden Störungen bei Vorliegen einer schizoiden Persönlichkeitsstörung. Anmerkungen: »Affektiv« = alle affektiven Störungen, »Substanz« = alle Störungen mit Substanzmittelmissbrauch /-abhängigkeit, »Angst« = alle Angststörungen (inkl. Zwangsstörungen), »Somatisierung« = alle somatoformen Störungen, »Essstörung« = alle Essstörungen, »Cluster B« = alle Persönlichkeitsstörungen des Clusters B, »Cluster C« = alle Persönlichkeitsstörungen des Clusters C.

4.2.2 Emotionen und Beziehungserleben

Emotionen und Emotionsregulation sowie Beziehungsgestaltungen spielen mittlerweile in nahezu allen klinischen Theorien in Bezug auf fast alle psychischen Störungen eine zentrale Rolle (vgl. Benecke 2014; Benecke und Brauner 2017).

In der DPG-Praxisstudie wurden das Emotionserleben und die Emotionsregulation mit dem *Fragebogen zu Emotionserleben und Emotionsregulation* (EER; Benecke et al. 2008) erfasst: Der EER erfasst das emotionale Erleben auf relativ breiter Basis, neben den so genannten *Basis-Emotionen* werden zudem klinisch hoch-relevante Erlebenskategorien wie beispielsweise Gefühle von *Leblosigkeit, Einsamkeit, diffuse Ängste* oder *Hilflosigkeit* erfasst (59 Items). In Bezug auf die subjektiv »schwierigste« Erlebenskategorie wird zudem der Umgang bzw. die Regulierungskapazität erfragt (abgebildet auf den »Regulierungs-Skalen« wie z. B. *Reflexion, Perspektivübernahme, Dissoziation, Externalisierung* usw.); die Emotionsregulierung wurde in Kurzform mit 20 Items erhoben.

Das Beziehungserleben wurde mit *dem Inventar zur Erfassung interpersoneller Probleme* (IIP; Horowitz et al. 2000) erfasst. Das IIP ist ein verbreitetes Instrument zur Selbsteinschätzung interpersoneller Probleme. Die hier verwendete Kurzversion enthält 64 fünffach gestufte Items, die acht faktorenanalytisch bestätigte Skalen beschreiben, die sich auf zwei orthogonalen Achsen (Interdependenz und Affiliation) anordnen.

Tab. 4.1: Unterschiede im *Emotionserleben* zwischen Patienten mit schizoider Persönlichkeitsstörung und Patienten ohne schizoide Persönlichkeitsstörung

Emotionserleben	schizoide Persönlichkeitsstörung	keine schizoide Persönlichkeitsstörung	t	p	Hedges' g
positiv	1.52 (.87)	2.13 (.80)	−3.22	.001	−0.77
passiv-negativ	3.08 (1.07)	2.48 (1.15)	2.18	.030	0.52
aktiv-negativ	2.24 (1.00)	1.87 (.82)	1.53	.127	0.36

Aus Tabelle 4.1 geht hervor, dass sich die Patienten mit einer schizoiden Persönlichkeitsstörung von den Patienten ohne schizoide Persönlichkeitsstörung hinsichtlich ihres Emotionserlebens dahingehend unterscheiden, dass die Patienten mit schizoider Persönlichkeitsstörung signifikant weniger positive Emotionen und signifikant mehr passiv-negative Emotionen (also z. B. Trauer, Angst, Hilflosigkeit etc.) erleben. Beim Erleben aktiv-negativer Emotionen (wie Ärger/Wut, Ekel, Verachtung) unterscheiden sich die beiden Gruppen nicht signifikant voneinander (▶ Tab. 4.1).

Im zweiten Teil des *Fragebogens zu Emotionserleben und Emotionsregulation* (EER) wird nach einem subjektiv »schwierigen Gefühl« gefragt. Von Patienten mit schizoider Persönlichkeitsstörung wurde hier häufig genannt: *isoliert, leer, erstarrt, traurig, niedergeschlagen.*

Tab. 4.2: Unterschiede in der *Emotionsregulation* (Faktoren 2. Ordnung) zwischen Patienten mit schizoider Persönlichkeitsstörung und Patienten ohne schizoide Persönlichkeitsstörung

Emotions-regulation	schizoide Persönlichkeitsstörung	keine schizoide Persönlichkeitsstörung	t	p	Hedges' g
Dissoziation	3.39 (1.18)	2.83 (1.20)	1.97	.049*	0.47
Reflexion	3.51 (.87)	2.72 (1.10)	3.03	.003**	0.72
Externalisierung	2.37 (1.10)	2.16 (1.18)	.73	.464	0.17
Ablenkung	3.06 (1.15)	2.55 (1.14)	1.90	.058+	0.45

(Signifikanzniveaus: + p < .1, * p < .05, ** p < .01)

Unterschiede beim Umgang mit den schwierigen Gefühlen (Regulationsstrategien) sind in Tabelle 4.2 dargestellt. Wie diese zeigt, versuchen Patienten mit schizoider Persönlichkeitsstörung die subjektiv schwierigen Gefühle signifikant ausgeprägter durch *Reflexion* zu regulieren, was aber augenscheinlich oftmals nicht gelingt, da es signifikant ausgeprägter zu *Dissoziation* als Reaktion auf diese Gefühle kommt (▶ Tab. 4.2).

Tab. 4.3: Vergleich zwischen Patienten mit und ohne schizoide Persönlichkeitsstörung

IIP-Skalen	schizoide Persönlichkeitsstörung	keine schizoide Persönlichkeitsstörung	t	p	Hedges' g
zu autokratisch	.91 (.61)	.89 (.63)	.098	.922	0.02
zu streitsüchtig	1.40 (.88)	1.02 (.65)	2.09	.047*	0.56
zu abweisend	1.95 (1.04)	1.21 (.80)	4.74	.000**	0.93
zu introvertiert	2.14 (1.03)	1.51 (.88)	3.50	.000**	0.71
zu selbstunsicher	2.24 (1.13)	1.96 (.91)	1.58	.114	0.31
zu ausnutzbar	2.10 (.90)	1.80 (.77)	1.85	.064+	0.38
zu fürsorglich	2.24 (.90)	1.92 (.79)	2.08	.038*	0.42
zu expressiv	1.29 (.68)	1.36 (.71)	.484	.629	–0.10

(Signifikanzniveaus: + p < .1, * p < .05, ** p < .01)

Auch im interpersonellen Bereich erleben sich die Patienten mit einer schizoiden Persönlichkeitsstörung mit stärkeren Problemen behaftet (▶ Tab. 4.3). Insbesondere erleben sich die Patienten mit einer schizoiden Persönlichkeitsstörung als hochsignifikant stärker *zu abweisend* sowie *zu introvertiert* als Patienten ohne schizoide Persönlichkeitsstörung.

Tab. 4.4: Korrelationen zwischen EER-Erlebens-Skalen und IIP-Skalen von Patienten mit schizoider Persönlichkeitsstörung (N = 28)

IIP-Skalen	Verachtung	Trauer	Angst	Hilflosigkeit	Leblosigkeit
zu autokratisch	−.519*	.063	−.022	−.014	−.037
zu streitsüchtig	−.037	.163	−.216	.134	.149
zu abweisend	.117	.419+	.040	.343	.337
zu introvertiert	.233	.563*	.482*	.504*	.267
zu selbstunsicher	.509*	.746**	.596**	.755**	.594**
zu ausnutzbar	.123	.499*	.669**	.378	.489*
zu fürsorglich	.131	.287	.656**	.306	.261
zu expressiv	.133	.401 +	.519*	.356	.196

(Signifikanzniveaus: + p < .1, * p < .05, ** p < .01)

Die signifikanten Zusammenhänge zwischen Emotionserleben und interpersonellen Problemen innerhalb der Gruppe der Patienten mit einer schizoiden Persönlichkeitsstörung sind in Tabelle 4.4 dargestellt. Die abgebildeten signifikanten Korrelationen zwischen EER-Erlebens-Skalen und IIP-Skalen innerhalb der Gruppe der Patienten mit einer schizoiden Persönlichkeitsstörung sind durchaus erstaunlich, da die Stichprobe mit 28 Individuen sehr klein ist, was sehr starke Zusammenhänge erfordert, um die Signifikanzgrenze zu überschreiten (▶ Tab. 4.4). Dies spricht dafür, dass emotionales Erleben und interpersonelles Verhalten auch bei Patienten mit schizoider Persönlichkeitsstörung regelhaft und spezifisch miteinander verknüpft ist, dergestalt, dass insbesondere hohe Angst und Trauer mit als problematisch erlebten interpersonellem Verhalten einhergehen. Die oben in den psychoanalytischen Modellen beschriebene Selbstunsicherheit zeigt besonders starke Zusammenhänge mit negativen Affekten. (Über die »Richtung« dieser Zusammenhänge, also über einen Ursache-Wirkungs-Zusammenhang, kann bei Korrelationen keine Aussage getroffen werden.)

4.3 Ein Fallbeispiel[6]

Die 32 Jahre alte Patientin befindet sich zum Zeitpunkt der Untersuchung in stationärer Behandlung, vornämlich aufgrund ihrer ausgeprägten Zwangsstö-

---

6 Das Beispiel entstammt dem Projekt »Affektivität, Beziehung, und psychische Störungen«, welches unter der Leitung von C. Benecke an der Universität Innsbruck durchgeführt und vom Jubiläumsfonds der Österreichischen Nationalbank finanziell unterstützt wurde.

rung. Neben der Zwangsstörung liegen laut SKID-Interview folgende Störungen vor: rezidivierende Depression, Cannabis-Abhängigkeit, selbstunsichere Persönlichkeitsstörung sowie schizoide Persönlichkeitsstörung.

Beim Emotionserleben hat sie hohe Werte bei *Trauer, Hilflosigkeit, Wut*. Als schwieriges Gefühl nennt sie »*ausgeliefert*«, was häufig zu *Dissoziation* (»sich verlieren im Gefühl«) führt.

Gemäß Operationalisierter Psychodynamischer Diagnostik (OPD, Arbeitskreis OPD 2006) dominiert der Konflikt *Abhängigkeit vs. Individuation* auf dem *aktiven Bewältigungsmodus*, d. h., die Patientin vermeidet nahe Beziehungen und achtet auf eine möglichst große Unabhängigkeit in verschiedenen Lebensbereichen. Das Strukturniveau wurde als *gering integriert* eingeschätzt.

Die Patientin spricht im OPD-Interview eingangs ausführlich über ihre Zwangssymptomatik, beschreibt beispielsweise detailliert, wie es kommt, dass sie ca. zwei Stunden braucht, bis sie einen Pullover angezogen hat. Dann kommt das Gespräch auf ihre Degus (kleine niedliche Nager als Haustiere, auch als Strauchratten bekannt), und die Patientin beschreibt eine extrem innige Beziehung zu den beiden Tieren.

Patientin	diese Tiere waren mir mein Ein und Alles, also das war im letzten Jahr, als ich nicht mehr therapeutisch in Behandlung war, also habe ich auch wirklich für sie gelebt und überlebt und zu den Tieren war es mit den Gefühlen immer recht einfach gewesen – zu einem Menschen ist es ja schwierig;
Therapeut	hm
Patientin	sehr schwierig, überhaupt stabile Beziehungen aufrechtzuerhalten; bei den Tieren war es immer ganz einfach und ich habe auch gewusst, also, ich liebe sie und sie lieben mich und das ist wirklich was, ein sehr sehr intensives Gefühl, die sind aber eben, weil mir keine Wahl gelassen wurde, musste ich sie irgendwo unterbringen (räuspert sich) und habe sie also, mein Bruder hat sich bereit erklärt und er hat uns abgeholt, also am Dienstag war die Aufnahme, am Freitag hat er mich hat er uns abgeholt also nach X, und sie ah: haben den Stress und den Transport nicht überstanden und sind gestorben
Therapeut	hm
Patientin	und in diesen ah: diesen ersten Tagen in Y war die Trauer mehr als präsent bah: es war äußerst intensive Trauer und Verzweiflung und eigentlich ah: eben ab dem Zeitpunkt, als ich auf der Station war, haben sich die Zwänge eben schlimmer geworden und gleichzeitig ist es mir schwer geworden und das war für mich auch sehr schlimm, das, den Zugang zu mir zu ihnen her zu führen
Therapeut	hm
Patientin	also, wenn ich wenn ich an sie gedacht habe irgendwie, dass das Gefühl kommt dass ich, sei es das Gute, das war die Liebe die

	war, sei es die Trauer, die die die das präsente Gefühl wäre an und für sich, also da ist es mir schwer gefallen
Therapeut	also das ging verloren
Patientin	da ging da ging da ging das Wichtigste in mir verloren, das was das einzige das ich also die Lie- das ich das letzte Jahr wirklich stabil in mir halten konnte, die Liebe zu ihnen, das ging verloren und gleichzeitig waren die Zwänge schlimmer.

Weiter spricht die Patientin darüber, dass sie das Gefühl habe, durch die Zwänge »zu verschwinden«; sie definiere sich über ihren Intellekt, aber mit den Zwängen verblöde sie langsam, und das sei auch dazu da, um die Gefühle zu verdecken. Sie wisse mittlerweile nicht mehr, was von ihr authentisch sei. Sie habe wenig Hoffnung, dass sich das alles nochmal bessern könne, und habe ...

Patientin	einfach die Empfindung, dass nur Müll übrigbleibt und Müll wirft man weg
Therapeut	hm
Patientin	und es war auch so, dass ich eben, dass meine Degus mich so weit, dass ich leben musste und mir auch öfter gewünscht habe, ich hätte sie nicht gekauft, dass ich sie nicht kennen gelernt hätte
Therapeut	hm
Patientin	als die, die sie sind auch
Therapeut	also klingt so ein bisschen oder vorher klang es an, wenn Sie die nicht gehabt hätten, dann würde es Sie nicht mehr geben jetzt?
Patientin	ja also pf: natürlich rein rein hypothetisch, aber wäre sicher sicher eher in die Planung gegangen das zu beenden, ja, und ich habe auch irgendwie das Gefühl, sie sind gegangen; also man kann das jetzt so sehen wie mein Bruder, sie haben sie haben mich in einer schwierigen Phase begleitet und jetzt muss ich auf mich schauen
Therapeut	hm
Patientin	aber ich habe das Gefühl okay, sie haben sie haben sie sind jetzt gegangen und sie haben mich sich also ich kann jetzt gehen, sie lassen sie lassen mich gehen.

Auf Nachfrage meint die Patientin, dass sie zwar »den Wunsch, aber keinen Plan« habe, sich das Leben zu nehmen. Ein Problem sei allerdings, dass sie in ihre Wohnung nicht zurückkönne, wenn sie aus der Klinik komme, da die Wohnung »die Welt der Degus« gewesen sei, da könne sie nun nicht mehr hin.

Wie das Fallbeispiel mit den Spontanangaben der Patientin unseres Erachtens zeigt, kann keine Rede davon sein, dass die Patientin kein Interesse an nahen und tiefen Beziehungen hat. Im Gegenteil. Aber wie in den oben skizzierten psychoanalytischen Modellen beschrieben, sind solche Beziehungen zu anderen Menschen auch für diese Patientin höchst problematisch, und sie löst dies damit, dass sie eine geradezu mystische Liebesbeziehung zu zwei Nagetieren entwickelt. Aber auch diese Beziehung, die zudem offensichtlich durch mangelnde Selbst-Objekt-Differenzierung gekennzeichnet ist, kann die Patientin nicht lange aufrechterhalten: Es ist zu vermuten, dass sie den Tod der Tiere auf dem genannten Transport selbst herbeiführte (beispielsweise indem sie sie in einem unsachgemäßen Behältnis transportierte) und so die bevorstehende Trennung einerseits gewissermaßen aufhob, andererseits eben dadurch die Trennung ermöglichte (nach der inneren Gleichung: Liebe ist Verschmelzung und Selbstverlust, Trennung ist Tod) – die danach einsetzende starke Intensivierung der Zwangssymptomatik spricht dafür, dass es einer massiven Bändigung unbewusster Aggressionen bedurfte.

4.4 Fazit

Während die schizoide Persönlichkeitsstörung eher selten ist, sind *schizoide Aspekte* durchaus häufig bei Patienten anzutreffen, die um ambulante Psychotherapie ansuchen. Da eine extrem hohe Komorbidität mit anderen psychischen Störungen besteht – Patienten mit schizoider Persönlichkeitsstörung haben durchschnittlich sechs Störungen gleichzeitig gemäß SKID-Interview –, geht die schizoide Persönlichkeitsstörung wahrscheinlich im klinischen Alltag meist unter: Die Patienten kommen aufgrund anderer Beschwerden und werden auch aufgrund dieser anderen, »sichtbareren« Beschwerden und Störungen behandelt. Es kann aber vermutet werden, dass ein Übersehen einer schizoiden Persönlichkeitsstörung oder auch schon deutlicher schizoider Aspekte den Behandlungsverlauf negativ beeinflusst.

Die Auswertung der Instrumente zum Emotionserleben und zur Emotionsregulation zeigt, dass Patienten mit schizoider Persönlichkeitsstörung zwar einerseits die in den diagnostischen Kriterien beschriebene Reduzierung positiver Affekte aufweisen (also noch deutlich weniger positive Emotionen erleben als die anderen Patienten in der Studie), allerdings zeigte sich (entgegen den Beschreibungen im DSM und ICD) keine allgemeine affektive Verflachung oder Indifferenz, sondern stattdessen ein ausgeprägt starkes Erleben negativer Affekte, insbesondere passiv-negativer Affekte, auch im Vergleich zu den Patienten mit anderen Störungen. Auch in ihren Reaktionen auf die »schwierigen Gefühle« unterscheiden sich die Patienten mit schizoider Persönlichkeitsstörung von anderen Patienten: Sie geraten vermehrt in dissoziative Zustände und vor allem versuchen sie, diese Gefühle durch »Reflexion« zu regulieren, was hier allerdings als maladaptives »Grübeln« erscheint. Letzteres entspricht Kriterium 6 der ICD-10 sowie der übermäßigen »Besetzung des Denkapparates« (▶ Kap. 2 in diesem Band).

Sowohl die Intensität der erlebten Gefühle (wie Trauer, Angst, Einsamkeit etc.) als auch das Fallbeispiel sprechen dafür, dass Patienten mit schizoider Persönlichkeitsstörung durchaus intensive Beziehungssehnsucht empfinden. Diese ist allerdings – wie in den psychoanalytischen Modellen beschrieben – mit extremen Abhängigkeits- und Verschmelzungsphantasien verbunden, wodurch sie (tödlich) bedrohlich werden, sodass das typisch schizoide Verhalten durchaus sinnvoller Weise in erster Linie als Abwehrstrategie verstanden werden sollte und weniger als schlichtes Defizit.

Literatur

Arbeitskreis OPD (2006) Operationalisierte Psychodynamische Diagnostik OPD-2. Das Manual für Diagnostik und Therapieplanung. Bern: Huber.
Benecke C (2014) Klinische Psychologie und Psychotherapie. Ein integratives Lehrbuch. Stuttgart: Kohlhammer.
Benecke C, Brauner F (2017) Motivation und Emotion. Psychologische und psychoanalytische Perspektiven. Stuttgart: Kohlhammer.
Benecke C, Tschiesner R, Boothe B, Frommer J, Huber D, Krause R, Staats H. (2011) Die DPG-Praxis-Studie. Vorstellung des Studiendesigns zur Untersuchung von Langzeiteffekten psychoanalytisch begründeter Psychotherapien. Forum der Psychoanalyse 27:203-218.
Benecke C, Vogt T, Bock A, Koschier A, Peham D. (2008) Emotionserleben und Emotionsregulation und ihr Zusammenhang mit psychischer Symptomatik. Psychother Psychosom Med Psychol 58, S. 366-370.
Fairbairn WR (1952) Psychoanalytic Studies of the Personality. London: Tavistock/Routledge.
Fydrich T, Renneberg B, Schmitz B, Wittchen HU (Hrsg.) (1997) SKID-II. Strukturiertes Klinisches Interview für DSM-IV. Achse II: Persönlichkeitsstörungen. Göttingen: Hogrefe.
Gabbard GO (2010) Psychodynamische Psychiatrie. Gießen: Psychosozial Verlag.
Horowitz LM, Strauß B, Kordy H (2000) IIP-D. Inventar zur Erfassung interpersoneller Probleme – Deutsche Version. 2. Auflage. Göttingen: Beltz Test.
Kernberg OF (1988) Schwere Persönlichkeitsstörung. Theorie, Diagnose, Behandlungsstrategien. Stuttgart: Klett-Cotta.
Sachse R (2004) Persönlichkeitsstörungen. Leitfaden für die psychologische Psychotherapie. Göttingen: Hogrefe.
Tress W, Wöller W, Hartkamp W, Langenbach M, Ott J (2002) Persönlichkeitsstörungen – Leitlinien und Quellentext. Stuttgart: Schattauer.
Wittchen HU, Wunderlich U, Gruschwitz S, Zaudig M (1997) SKID-I. Strukturiertes Klinisches Interview nach DSM-IV. Achse I: Psychische Störungen. Interviewheft. Göttingen: Hogrefe.

5 Die distanzierte Bindungsrepräsentation und schizoide Erlebniswelten

Anna Buchheim

5.1 Einleitung

Kennzeichen einer schizoiden Persönlichkeit (nach ICD-10, F60.1) sind eine starke und anhaltende Tendenz zum Rückzug von gefühlsmäßigen und sozialen Kontakten zu anderen Menschen, eine einzelgängerische Lebensweise und in sich gekehrte emotionale Zurückhaltung, ein begrenztes Vermögen, durch Worte oder Mimik Gefühle auszudrücken. Diese Personen wirken introvertiert, in sich gekehrt und ungesellig, sie sind sehr empfindlich und ertragen Nähe und Intimität schwer, obwohl sie sich gleichzeitig sehr danach sehnen. Oft können sie Kontaktwünsche nicht richtig dosieren, die Gefühle anderer Menschen nicht sicher einschätzen oder einordnen. Diese genannten Eigenschaften haben aus klinischer Sicht naheliegende Implikationen für ihre vermutlich eingeschränkte Fähigkeit, Bindungen mit anderen einzugehen.

Die Bindungstheorie wurde von dem Psychoanalytiker und Psychiater John Bowlby (1980) formuliert und bietet ein Konzept zur Erklärung der menschlichen Neigung, enge emotionale Beziehungen zu anderen zu entwickeln. Sie ist zugleich ein Modell der Bedeutung früher Erfahrungen in den ersten Bindungsbeziehungen für die spätere sozio-emotionale Entwicklung. Der Säugling sucht von sich aus den überlebensnotwendigen Schutz und die Bindung zu einer vertrauten Person. Menschen verfügen lebenslang über ein »Bindungsverhaltenssystem«, das in Belastungs-, Trennungs- und Gefahrensituationen aktiviert wird, um die Nähe zur Bindungsperson zu erhalten oder bei gegebener Distanz wiederherzustellen.

Innere Arbeitsmodelle von Bindung werden als Organisationsstrukturen beschrieben, die Aufmerksamkeit, Gedächtnis und Handlungen und später auch Sprache beeinflussen (Bretherton 2008) und aufgrund von Erfahrungen zunächst in der Interaktion mit den Bindungsfiguren entstehen.

Das sichere Arbeitsmodell bildet die Fähigkeit zu emotionaler Integrität und Kohärenz ab, so dass diese Person positive und negative Gefühle wahrnehmen, sie realitätsgerecht einschätzen, kommunizieren und entsprechend aktiv, wirklichkeitsgerecht handeln kann. Ein unsicheres Arbeitsmodell erlaubt keine realitätsangemessene Einschätzung und führt zu einer Einschränkung von Wahrnehmung und Integration verschiedener Gefühle, wirklichkeitsbezogenes Kommunizieren und Handeln werden erschwert (Grossmann et al. 1988).

5.2 Forschungsbefunde

Ein möglicher Baustein für die Entstehung psychischer Krankheiten findet sich beispielsweise in den Kognitionen und der Emotionsregulation unsicher-gebundener Personen. Während unsicher-verstrickte Personen ihre Aufmerksamkeit besonders auf negative Affekte bzw. emotional relevante Reize richten, zeigen distanzierte Personen Abwehrstrategien gegenüber negativen als auch positiven Affekten. Kennzeichen einer distanzierten Bindung sind demnach das Streben nach Eigenständigkeit und Unabhängigkeit, größere interpersonale Distanz und Kontrolle. Diese Personen sind eher autonomiestrebend, wirken kühl, rational, emotional ungebunden, neigen zu Bagatellisierung von Problemen und weisen Hilfe zurück. Unschwer zu erkennen, liegen Parallelen zu den Kriterien einer schizoiden Persönlichkeit vor, wobei bisher keine empirische Studie mit den Methoden der Bindungsforschung den Zusammenhang zwischen einer Bindungsdistanzierung und schizoiden Persönlichkeit belegt.

Wie werden innere Arbeitsmodelle von Bindung im Kindes- und Erwachsenenalter operationalisiert, um beispielsweise Bindungsvermeidung zu beobachten? Dazu wird das Bindungssystem bei Kindern und Erwachsenen aktiviert, entweder durch eine experimentelle Stresssituation (Trennung) in der Fremden Situation (Fremde-Situations-Test, Ainsworth et al. 1978) oder durch aktivierende Themen oder Bilder in Interviews zur Erfassung der Bindungsrepräsentation bei Erwachsenen (George et al. 1985; George und West 2012). In der Bindungsforschung unterscheiden wir ein sicheres von drei unsicheren Bindungsmustern. Kinder mit einer unsicher-vermeidenden Bindung in der Fremden Situation haben die Erfahrung gemacht, dass sie zurückgewiesen werden, wenn sie die Bindungsfigur brauchen oder wenn sie negative Gefühle zeigen. Die Kinder umgehen die schmerzvolle Zurückweisung durch vermeidende Verhaltensweisen im Dienste der Nähe. Diese Kinder zeigen wenig bis keine offenen Anzeichen von Stress während der Trennung von der Bindungsperson. Sie weinen gewöhnlich nicht und ignorieren die Mutter bzw. den Vater bei der Wiedervereinigung. Ihr Explorationsverhalten ist auf Kosten des Bindungsverhaltens überaktiviert, d. h., die Aufmerksamkeit ist zu stark auf die Exploration gerichtet (siehe auch Buchheim 2016).

Eine Bindungsperson in sicheren Bindungen reagiert feinfühlig auf Bindungs- wie auf Explorationsverhaltensweisen, dagegen entmutigt eine Bindungsperson in vermeidenden Bindungen das Bindungsverhalten des Kindes. Selbst wenn die vermeidende Verhaltensstrategie nur erreicht, die Zuwendung der auf Distanz bedachten Bindungsperson nicht zu verlieren, wird sie als »zweitbeste« Strategie angewandt (Grossmann und Grossmann 2012).

Wenn auf der Verhaltensebene keine effektiven Bewältigungs- und Reaktionsmöglichkeiten zur Verfügung stehen, werden die physiologischen Systeme besonders aktiviert und es kommt zu den ausgeprägten anhaltenden Anstiegen dieser Parameter. Schieche und Spangler (2005) untersuchten als erste im Rahmen der Fremden Situation sowohl die Herzfrequenz der Kinder als auch psychoendokrine Prozesse (Cortisol). Bei allen Kindern kam es während der zweiten Trennung zu einem Anstieg der Herzfrequenz. Bei unsicher-gebundenen Kindern, insbesondere unsicher-vermeidenden Kindern, zeigte sich im Gegensatz zu den sicher gebundenen Kindern ein erhöhter Cortisolspiegel im Speichel (Schieche und Spangler 2005). Im Längsschnitt zeigen unsicher-vermeidende Kinder mehr aggressives, feindseliges Verhalten gegenüber Gleichaltrigen im Vergleich zu den sicheren Kindern (Grossmann und Grossmann 2012). In der Vorschule werden vermeidend gebundene Jungen als feindseliger und verhaltensauffälliger eingestuft und kommen in der Grundschule gehäuft in der Gruppe aggressiver Kinder vor (Groh et al. 2014).

In der Erwachsenen-Bindungsforschung lassen sich zwei Hauptstränge zur Diagnostik von Bindung nachzeichnen. Zum einen hat sie ihre Wurzeln in der klinischen Entwicklungspsychologie, in deren Kontext das Adult Attachment Interview (AAI) (George et al. 1985) und das Adult Attachment Projective Picture System (AAP) (George und West 2012) entwickelt wurden. Beide Instrumente eignen sich dazu, eher unbewusste, strukturelle Aspekte der Bindungsorganisation valide und reliabel zu erfassen. Der zweite Strang liegt in der Persönlichkeits- und Sozialpsychologie und der Erforschung zu Einsamkeit bzw. Partnerbeziehungen. Die Mehrheit der Selbstbeurteilungsbögen teilt in sichere, ängstliche und vermeidende Bindungsstile ein. Im Gegensatz dazu stehen die Interviewmethoden (AAI, AAP), die sichere, distanzierte und verstrickte Bindungsrepräsentation sowie ein unverarbeitetes Trauma unterscheiden und demnach »organisierte« und »desorganisierte« Muster differenzieren. In die fragebogenbasierte Erfassung des Bindungsstils hat die Bindungsdesorganisation keinen Eingang gefunden, da die unbewusste Verarbeitungsstruktur von Traumata mit einer subjektiven Einschätzung nicht zu differenzieren ist.

Das Adult Attachment Interview (AAI) war die erste bindungstheoretisch fundierte Methode zur Erfassung von Bindungsrepräsentationen bei Erwachsenen und ist ein klinisches, semi-strukturiertes Interview mit 18 Fragen zur Beziehung zu den Eltern während der Kindheit und Jugend, zu Trennungen, Verlusten und potentiellen Missbrauchserfahrungen in dieser Zeit und zu gegenwärtigen Erfahrungen mit Bindungspersonen und deren Einfluss auf die Entwicklung der Persönlichkeit. Das Instrument liefert ein umfassendes, konstruktvalides Bild der mentalen Repräsentationen von Erwachsenen-Bindung (inneres Arbeitsmodell), das vor allem auf der Beurteilung der Kohärenz der Erzählungen und anderer bindungsrelevanter Merkmale, wie z. B. Idealisierung oder Beeinflussung durch Bindung, beruht. Sicher autonome Personen haben einen flexiblen Zugang zu bindungsrelevanten Gefühlen und zeichnen sich durch offene und kohärente Schilderungen aus. Unsicher-distanzierten Personen fehlt ein freier emotionaler Zugang zu bindungsrelevanten Gefühlen, was sich durch Minimierung bzw. Deaktivierung von Bindungsbedürfnissen ausdrückt. Unsicher-verstrickte Personen hyperaktivieren Bindungsbedürfnisse und präsentieren stark emotionale und konflikthafte Schilderungen über ihre Kindheit. Die Beurteilung der Kategorie »unverarbeiteter Verlust« erschließt sich aus sprachlichen Auffälligkeiten, ängstlichen oder irrationalen Schilderungen früher Verluste von Bindungspersonen, z. B. Vorstellungen über eigenes Verschulden des erlebten Todesfalls, die Überzeugung (»wenn ich ihn noch besucht hätte, wäre er nicht gestorben«), dass die verstorbene Person noch unter den Lebenden weilt (siehe auch Buchheim und George 2012).

Zusammenfassend kann man festhalten, dass beim Vorgang der Deaktivierung bindungsrelevante Gefühle, negative Affekte unterdrückt werden. Im Kindesalter stellt dies eine frühe Anpassungsstrategie dar, das Zeigen von Bindungssignalen im Dienste der Aufrechterhaltung der Nähe zur Bindungsperson einzuschränken. Grossmann und Grossmann (1995, S. 172) heben hervor: »*die individuelle Autonomie eines Kindes entsteht auf der Grundlage einer sicheren Bindung zu seinen Bezugspersonen und nicht auf erzwungener Unabhängigkeit oder Beziehungslosigkeit.*«

Die Aussage einer distanzierten Bindungsperson soll dies verdeutlichen:

»*... Ich bin im Osten aufgewachsen, wir Kinder hatten einen Schlüssel und ich habe die ganze Verantwortung für meine Geschwister gehabt, es war eine sehr schöne Kindheit. Meist war ich im Leistungssport, Körperkontakt kannte ich nicht, das möchte ich meinem Kind geben, aber er ist ein wenig hyperaktiv und ich bin froh, wenn er selbständig spielt und ich das Kind im Kinderzimmer parken kann ...*«

Im Adult Attachment Interview werden z. B. folgende Kriterien anhand des Narrativs zur Auswertung einer unsicher-distanzierten Bindungsrepräsentation herangezogen: überwiegend knappe Ausführungen, Erinnerungsverlust, Hervorhebung eigener Unabhängigkeit und Normalität, Vermeidung von emotionalen Themen, Idealisierung der Elternbeziehung oder Kindheit, inhaltliche Widersprüche. Folgendes Transkriptbeispiel soll dies veranschaulichen:

Interviewer Wie würden Sie die Beziehung zu Ihren Eltern damals beschreiben?
Patient Das war, ich war, ich habe eine glückliche Kindheit gehabt, also das war echt super.
Interviewer Könnten Sie mir dazu ein Beispiel nennen?
Patient Einfach so eine harmonische Familie, wie man sich das vorstellt, ganz allgemein, also ganz normal halt.
Interviewer Was verstehen Sie unter normal?
Patient Keine Ahnung, also – oh je, also ja, sehr herzlich
Interviewer Gibt es dazu eine Erinnerung?
Patient Nein, ich kann mich nicht erinnern, keine nein –
Interviewer Fällt Ihnen ein konkretes Beispiel ein, das die Herzlichkeit beschreiben würde?
Patient Also ich weiß nur noch, dass es mich als Kind immer so aufgeregt hat, wenn ich die abgetragenen Kleider von meiner Schwester tragen musste, so Sachen fallen mir ein, aber es war eigentlich alles super.

Auf der experimentellen Ebene lassen sich auch bei den Erwachsenen mit dieser Bindungsrepräsentation Auffälligkeiten finden, die darauf hindeuten, dass die scheinbare Unberührtheit mit Prozessen der Unterdrückung von negativen Gefühlen einhergehen, die sich physiologisch niederschlagen (siehe die aktuelle Zusammenfassung bei Gander und Buchheim 2015): unsicher-distanzierte Probanden reagierten während des AAI mit Zunahme der Hautleitfähigkeit (z. B. Dozier und Kobak 1992; Rifkin-Graboi 2008); erhöhter Herzrate (z. B. Sroufe und Waters 1977; Feldmann 2011), erhöhter Kortisolausschüttung (Laurent und Powers 2007), bindungs-distanzierte Jugendliche zeigten in experimenteller Studie (Darbietung ausgewählter bindungsbezogener Filme) eine reduzierte Mimikreaktion, auch im Hinblick auf die Unterscheidung positiver und negativer Stimuli (siehe auch Grossmann und Grossmann 2012).

In einer fMRT-Studie von Strathearn et al. (2009) wurden Mütter mit dem Adult Attachment Interview (AAI, George et al. 1985-1996, Main und Goldwyn 1985-1998) befragt und mit Fotos von ihrem eigenen oder einem fremden Kind mit unterschiedlichen Gesichtsausdrücken im Scanner konfrontiert. Wenn Mütter mit einer sicheren Bindungsrepräsentanz Bilder ihres lächelnden oder weinenden Babies während der fMRT-Messung betrachteten, so ging dies einher mit stärkerer Aktivität von »Belohnungsregionen« wie dem Striatum, aber auch mit anderen Oxytocin-assoziierten Hirnarealen. Ergebnisse zu peripher ermittelten Oxytocinwerten während des Kontakts der Mutter mit dem dann sieben Monate alten Kind korrelierten nicht nur positiv mit den Bildgebungsbefunden der erwähnten Hirnregionen, sondern waren auch deutlich höher als bei Müttern mit einer distanzierten Bindungsrepräsentation. Bei Letzteren fand sich zudem eine stärkere Aktivierung der Insula beim Betrachten der Bilder, wenn ihr Kind einen traurigen Ausdruck zeigte. Dieser Befund ist insofern interessant, als dass hier erstmals eine erste neurobiologische Entsprechung zu einer von Vermeidung und Zurückweisung gekennzeichneten Mutter-Kind-Interaktion gefunden wurde.

In einer weiteren experimentellen Untersuchung (Martin et al. 2007) wurden Studenten und angehenden Psychotherapeuten prototypische Sequenzen aus dem Adult Attachment Interview per Tonband vorgespielt. Die Probanden sollten nach jedem Interview ihre eigenen interpersonalen Impulse, ihre Befindlichkeit und Gegenübertragungsgefühle standardisiert beurteilen. Die beiden Gruppen unterschieden sich hinsichtlich ihrer Reaktionen nicht voneinander. In beiden Gruppen riefen bindungs-distanzierte Narrativausschnitte feindseligere Reaktionen, eher schlechte Befindlichkeit und negative Gegenübertragungsimpulse hervor. Die sicher Gebundenen wurden mit Abstand am positivsten bewertet. Den angehenden Therapeuten wurden zusätzlich Fragen über hypothetische Behandlungsentscheidungen bzw. -indikationen gestellt. Dabei wurden die Narrativausschnitte von unsicher-verstrickten Probanden am ehesten für eine Therapie indiziert und bevorzugt, während hingegen die von unsicher-distanzierten Personen am häufigsten wegen fehlender Indikation abgelehnt wurden. Dieses Paradigma wurde auch aktuell im neurowissenschaftlichen Kontext validiert. Die Befunde der Untersuchung zeigen, dass beim Zuhören eines prototypisch bindungsdistanzierten Transkriptausschnitts im fMRT-Scanner die gesunden Probanden eine verzögerte neuronale Aktivität und verminderte Konnektivität aufweisen (Borchardt et al. 2015).

5.3 Klinische Implikationen

Das Wissen über Charakteristiken von Bindungsmustern und deren Entstehung kann für Therapeuten gerade dann besonders hilfreich sein, wenn es in der Therapie um die Arbeit im Hier und Jetzt an der Veränderung von aktualisierten maladaptiven verzerrten Selbst- und Objektpräsentationen geht (z. B, Köhler 1998; Buchheim und Kächele 2001, 2002, 2003; Buchheim 2016).

Im Hinblick auf die Bereitschaft, therapeutische Hilfe in Anspruch zu nehmen, wurden in Abhängigkeit vom Bindungsstil Unterschiede zwischen Patienten berichtet, bei denen distanziert gebundene Personen seltener Hilfe suchten und dazu neigten, ihre Probleme zu bagatellisieren (Strauss 2011). Weiterhin wurden die Konzepte der Übertragung und Gegenübertragung im bindungstheoretischen Kontext neu beleuchtet. Dozier und Bates (2004) weisen z. B. daraufhin, dass sich Interviewer bei der Durchführung eines Bindungsinterviews mit einer unsicher-distanzierten Person in der Gegenübertragung eher abgelehnt fühlten, da diese besonders bei potenziell emotionalen Themen ihr Bedürfnis nach Distanz vermehrt zum Ausdruck brachten. Im Gegensatz dazu werden verstrickte Personen eher als emotional beanspruchend erlebt, da diese eine oft endlose Diskussion über ihre Konflikte auslösen und die Interviewer in die Gesprächssituation mit verwickeln. Die Interviews mit sicher Gebundenen werden hingegen »oftmals als Vergnügen« erlebt (Dozier und Bates 2004).

Muller (2013) widmete sich dem therapeutischen Umgang mit bindungsdistanzierten Patienten. Im Fokus seiner klinischen Beobachtungen stehen insbesondere Patienten, die die Nähe zu wichtigen Personen und dem Therapeuten vermeiden. Charakteristisch für die vermeidende Bindung ist das Deaktivieren und Bagatellisieren schmerzvoller Bindungserfahrungen. Deaktivierung beschreibt eine Form der Abwehr, die das Individuum einsetzt, um bindungsrelevante Themen zu vermeiden, abzulehnen oder zu entwerten. Einige Postulate werden von Muller (2013) aufgestellt, wie z. B. »wenn die Deaktivierung nicht infrage gestellt wird, kann sich der Patient nicht verändern« oder »die Deaktivierung erweist sich als unzulängliche Bewältigungsstrategie«. Vermeidende Patienten werden einerseits als vulnerable Patienten beschrieben, die dementsprechend mannigfaltige Symptome aufweisen; andererseits neigen sie dazu, Hilfsangebote defensiv abzulehnen. Der Therapeut fühle sich in den Sitzungen in zwei verschiedene Richtungen gleichzeitig gezogen. Er stehe unter dem Druck, den traumatischen Distress des Patienten anzuerkennen und ins Zentrum seiner Arbeit zu rücken; paradoxerweise aber fühle auch er sich gedrängt, das Trauma zu bagatellisieren und das Gespräch darüber zu vermeiden, um den Erwartungen des Patienten zu entsprechen. Muller betont, dass der Behandler gefordert ist, sich zu erforschen und mit sich selbst auseinanderzusetzen, und geht davon aus, dass Therapeut-Patient-Dyaden mit gegensätzlichen Bindungsstilen effektiver arbeiten.

Auch Pinter (2014) beschrieb anhand einer Einzelfallstudie ihre therapeutische Arbeit mit einem vermeidend gebundenen Klienten und schlug dabei konkrete bindungsorientierte Interventionsstrategien vor. Aus ihrer Perspektive und klinischen Erfahrung brauchen diese Patienten ein hohes Maß an Aktivierung auf verschiedenen Ebenen. Die Frage »Wie geht es Ihnen?« führe bei solchen Klienten zu emotionellem Stress, denn sie wissen es einfach wirklich nicht. Die therapeutische Aktivität umfasst bei einem vermeidenden Bindungstyp eine stetige Stimulation, das Überwinden von blockierenden Signalen (wie Rationalisierung, Verlust der Aufmerksamkeit) und die Aufrechterhaltung des wachen Interesses am inneren Zustand der Klienten – mit dem Ziel, eine sichere Basis in der Beziehung zu schaffen, um dann zur Exploration weitergehen zu können (Pinter 2014).

In der folgenden Einzelfallstudie soll das Zusammenspiel von Bindungsdistanzierung, Psychodynamik und neuronalen Korrelaten herausgearbeitet werden. Diese Studie ist bereits publiziert und wurde von der DPV-Stiftung gefördert (Buchheim et al. 2013).

5.4 Einzelfallstudie

Die Psychoanalyse weist eine lange erfolgreiche Tradition in der Therapie und Auswertung klinischen Materials von Einzelfällen vor (z. B. Kächele et al. 2006). Kürzlich wurden Einzelfallstudien auch im Bereich der neurowissenschaftlichen Anwendung vorgelegt (Schiepek et al. 2009, 2013).

Das Ziel der neuropsychoanalytischen Studie (Buchheim et al. 2013) war es, erstmals eine analytische Psychotherapie mit einer dysthymen Patientin mit schizoiden und narzisstischen Zügen im Einzelfall-Design mithilfe repetitiver Untersuchungen auf verschiedenen Ebenen zu objektivieren und das Zusammenspiel dieser zu beleuchten. Es erfolgte die Erhebung eines Bindungsinterviews als Grundlage für ein experimentelles Paradigma, die subjektive Einschätzung der Analytikerin der Therapiestunden, die objektive Auswertung von zwölf transkribierten Sitzungen anhand des Psychotherapy Q-Set (Jones 2000) sowie die zwölfmalige fMRT-Messung der Patientin mithilfe des Bindungsparadigmas (Buchheim et al. 2012) innerhalb eines Jahres. Die Behandlung war als niederfrequente analytische Langzeittherapie angelegt. Der Beobachtungszeitraum betrug 12 Monate und die Datenerhebung wurde in regelmäßigen Zeitabständen, alle vier Wochen, durchgeführt (Buchheim et al. 2013).

Die Patientin, eine 42-jährige Frau mit akademischer Ausbildung, litt innerhalb des Untersuchungszeitraums unter oszillierenden affektiven Zuständen. Beim Aufwachen am Morgen wusste sie, ob heute ein »leichter Tag« oder ein »schwerer Tag« sein würde. Die Stimmung an den »schweren Tagen« verhinderte, dass die Patientin konzentriert und erfolgreich arbeiten konnte. Sie fühlte sich depressiv und war »nicht in der Lage zu denken«. An solchen Tagen isolierte sich die Patientin, zog sich eher aus Beziehungen zurück und arbeitete hart, um ihre emotionale Verletzlichkeit zu verbergen. Diese stagnierende depressive Pathologie der Patientin sowie deren fragile und verletzliche Wahrnehmung von sich selbst und anderen waren zentrale Aspekte der psychoanalytischen Behandlung in diesem Zeitraum.

Um ein tieferes Verständnis der bindungsbezogenen Abwehrprozesse zu erhalten, wurde ein Bindungsinterview mittels des Adult Attachment Projective Picture System (AAP, George und West 2012) erhoben, das vielfach im klinischen und experimentellen Setting eingesetzt wurde (siehe auch Buchheim et al. 2017).

Das AAP ist ein validiertes Interviewverfahren zur Erfassung der Bindungsrepräsentation (sicher, distanziert, verstrickt, unverarbeitetes Trauma) bei Erwachsenen und Jugendlichen (George und West 2012; Buchheim et al. 2014; Gander et al. 2015) und besteht aus einem Set von acht Bildern. Es beginnt mit einem Aufwärmbild (neutraler Stimulus), darauf folgen sieben Bindungsszenen (Kind am Fenster, Abschied, Bank, Bett, Krankenwagen, Friedhof, Kind in der Ecke). Die Versuchsperson soll zu den Bildern jeweils nach einer festgelegten Instruktion eine Geschichte erzählen.

Die AAP-Narrative zu den sieben bindungsrelevanten Bildern werden wörtlich transkribiert und nach festgelegten Kriterien (Markern) ausgewertet (George und West 2012). Die sog. Inhaltsmarker bilden ab, wie Beziehungen in den Geschichten dargestellt werden. Sie betreffen Selbstwirksamkeit, Verbundenheit und Synchronizität. Selbstwirksamkeit beurteilt das Ausmaß, inwieweit das Selbst sich psychologisch oder verhaltensmäßig in Richtung Aktivierung, Integration oder Verstehen durch Nachdenken bewegt: (1) internalisierte sichere Basis, (2) Hafen der Sicherheit, (3) Handlungsfähigkeit. Synchronizität erfasst, wie die Personen in den Geschichten zu den dyadischen Bildern dargestellt werden, inwieweit sie sich in einer wechselseitigen und gegenseitigen Beziehung einbringen.

Die Analyse von Abwehr beinhaltet die Identifizierung von Markern zu den drei Formen der Abwehr, wie sie Bowlby (1980) beschrieb: Deaktivierung, kognitive Entkoppelung und abgetrennte Systeme. Mit Markern zur Deaktivierung kommt in der Geschichte zum Ausdruck, dass die beschriebenen Charaktere Bindung oder den Einfluss von Bindung minimieren, entwerten oder ausblenden. Dazu gehören beispielsweise Themen der Stärke, Bestrafung, Leistung und Autorität sowie der Zurückweisung oder negative Bewertungen. Kognitive Entkoppelung wird bei Markern klassifiziert, die eine Form des verzerrten Zugangs zu bindungsrelevanten Themen über widersprüchliche, gegensätzliche Bilder zum Ausdruck bringen. Dazu zählt man Unsicherheit, den Ausdruck von Ärger, Konflikt und Wut. Abgetrennte Systeme repräsentieren Themen der Bedrohung und Gefahr, aber auch einen Verlust der Grenzen zwischen den Lebenden und den Toten. Wenn solche Elemente auftauchen, wird in einem nächsten Schritt beurteilt, inwieweit die bedrohliche Situation aufgelöst oder wieder integriert werden kann. Ein desorganisierter Bindungsstatus (Unverarbeitetes Trauma = U) wird beispielsweise dann klassifiziert, wenn das Individuum nicht in der Lage ist, bedrohliche Inhalte (z. B. Gefahr, Verlust, Hilflosigkeit etc.) zu integrieren und einer konstruktiven Lösung zuzuführen. Personen in diesen Geschichten greifen auf keine internalisierte sichere Basis zurück, können nicht handeln, um sich zu reorganisieren (siehe auch Buchheim und George 2012; Buchheim et al. 2014).

Im Bindungsinterview erhielt die Patientin der Einzelfallstudie die Klassifikation »unverarbeitetes Trauma« bezüglich ihres Narrativs zum AAP-Bild »Friedhof«; weiterhin zeigte sich überwiegend die Abwehrform der Deaktivierung. In den Narrativen zu anderen AAP-Bildern wurden zwar mentale Ressourcen der Patientin sichtbar (Handlungsfähigkeit, Denkprozesse), aber es zeichneten sich gleichzeitig auch Themen des Rückzugs, der Nähe-Distanz-Problematik, Angst vor Bestrafung und Schuldverarbeitung ab, die sowohl mit den unabhängigen Einschätzungen der Analytikerin bezüglich der Patientin als auch mit den Ergebnissen der objektiven Analyse aus den Stundentranskripten (PQS-Analyse) korrespondierten (Labek 2011).

Zum AAP-Bild »Bank« erzählt sie folgende Geschichte (anonymisierter Auszug):

> Eine junge Frau die alleine ist, nachdenkt, ich sehe auch wieder so ein bisschen, also so die Frage nach Einsamkeit, nach Verlassenheit, aber auch so das In-sich-Geschlossene, dass sie sich vielleicht auch selber zurück, auf sich zurückziehen wollen, nachdenken wollen. Also so dieses, ja, da ist so was In-sich-Geschlossenes mit dabei. ... Ach ich glaube, wenn sie so ganz bei sich gewesen ist, wird sie dann wird sie aufstehen und nach vorne blicken und weitergehen. Ob sie die Mauer überwinden wird oder umgehen wird, bleibt die Frage.

In diesem Narrativ wird deutlich, dass die beschriebene Person Alleinsein und Verlassenheit durch Nachdenken zwar bewältigen kann und dies in einer konstruktiven Handlungsfähigkeit (aufstehen) mündet, dass sich jedoch thematisch auch ein repetitiver Modus der Verarbeitung des Rückzugs, in sich geschlossen zu bleiben und ganz bei sich sein, abzeichnet.

Zum AAP-Bild »Friedhof« erzählt sie folgende Geschichte (anonymisierter Auszug):

> Ein Mann am Grab, das ist kein frisches Grab, es ist schon was länger Zurückliegendes. Es ist der Verlust. Ich bin gerade eigentlich unsicher, ob die Person, die gestorben ist, seine Frau gewesen ist oder sein Vater ist ... wo man zurück kommt, auf den man sich auch bezieht und kommt nicht oft dahin, also so körperliche Richtung. ... Es ist ein Dialog, mit, ja, vier Augen sehen mehr als zwei.

In diesem Narrativauszug sticht vor allem der Dialog mit der verstorbenen Person am Ende der Geschichte hervor. Eigene Erfahrungen werden spürbar und der Satz »vier Augen sehen mehr als zwei« birgt eine »gespenstische« Qualität, die in Zusammenhang mit angsterregenden Ereignissen stehen könnte und auf ein Verschwimmen der Grenzen zwischen den Lebenden und den Toten hinweist. Es wird nach den Auswertekriterien des AAP davon ausgegangen, dass hier ein potentieller Trauerprozess nicht aufgelöst ist, da in dem Narrativ integrierende Denkprozesse oder eine konstruktive Handlungsfähigkeit fehlen.

Zum AAP-Bild »Ecke« erzählt sie folgende Geschichte (anonymisierter Auszug):

> ... Also so diese Distanz-Nähe, wobei das ja da gar nicht drin ist. ... Der Kopf ist so weggedreht, das heißt, für mich bedeutet es, da weiß ich nicht, ob es ein bisschen was mit Scham oder sich schämen oder Schuld zu tun hat, Schuldbewusstsein, vielleicht auch Beschuldigungen nicht auf sich laden will, nicht haben will. ... Also so, ja er hatte einen Auftrag und hatte ihn nicht erfüllt. Die Frage ist, hat er Angst vor dem anderen. Hat er Angst vor einer Bestrafung, aber ich glaube es ist eher, ich glaube nicht, dass es so richtig ist, sondern dass er eher seine eigene Schuld merkt und sogar seine eigene Schuld wegdrücken möchte. Es kommt die Person, die ihm den Auftrag gegeben hat, und sie nimmt ihn an den Händen und umarmt ihn dann ...

In diesem Narrativ werden am Ende der Geschichte innere bindungsrelevante Ressourcen in Form einer Wiedergutmachung seitens der Bindungsperson deutlich. Dies impliziert, dass die Patientin eine innere Vorstellung davon hat, wie eine angsterregende, bindungsrelevante Situation durch Responsivität gelöst werden kann. Andererseits weisen Wörter wie z. B, Bestrafung, Auftrag, Beschuldigung auf einen hohen Anteil von Abwehrmarkern der Deaktivierung hin, die sich hier in Form von Bestrafung, Beschuldigung sowie der negativen Beurteilung der Person in der Geschichte abbilden.

Nach den unabhängigen Dokumentationen der Analytikerin wurden folgende Themen als zentral für das psychodynamische Verständnis der Patientin bezüglich ihrer Behandlung im damaligen Beobachtungszeitraum formuliert: »Bei der depressiven Patientin bestand ein Zusammenhang der Symptomatik mit schuldhafter Verarbeitung von Verlusten und daraus entstehenden starken Ängsten und Trauerprozessen. An den ›schweren‹ Tagen zeigten sich eine massive Denkhemmung und ein Unvermögen, Gedanken und Gefühle in den Stunden zu benennen. Damit einher ging ein tief verankertes mangelndes Selbstwertgefühl. Während die Patientin an ›schweren‹ Tagen in Schweigen versank, redete sie an den »leichten« Tagen expansiv und zeigte sich extrovertiert« (zitiert aus Labek 2011; dazu auch Buchheim et al. 2013).

Eine weitere Fragestellung betraf, ob klinische Daten aus den Therapiestunden und neuronale Aktivierungen reziproke Informationen über die mentalen und emotionalen Zustände auf Basis der »leichten« und »schweren« Stundeneinschätzungen liefern könnten. Dazu wurde ein spezifisch entwickeltes individualisiertes fMRT-Bindungsparadigma bei dieser Patientin insgesamt zwölf Mal innerhalb dieses Jahres eingesetzt (Buchheim et al. 2013). Die Patientin wurde bei jeder Messung gebeten, sich auf die AAP-Bilder und im Anschluss die präsentierten persönlichen und neutralen Sätze emotional einzulassen.

Berechnete man den sog. Interaktionseffekt Stundenqualität (»leicht« oder »schwer«), eingeschätzt durch die Analytikerin, und persönliche Relevanz des Stimulus-Materials, zeigte sich bei der Patientin über die Zeit hinweg eine signifikante Aktivierung im posterioren cingulären Kortex unter der Bedingung »schwere Stunde« (Buchheim et al. 2013). Vorherige fMRT-Studien verdeutlichten, dass der posteriore cinguläre Kortex dann moduliert wird, wenn sich Patienten von negativen Themen (z. B. soziale Interaktionen) distanzieren sollten (Koenigsberg et al. 2010) oder emotional dysreguliert waren (Lang et al. 2012). Diese Aktivierung wurde demnach in dieser Studie ebenso als ein möglicher Hinweis auf emotionale Selbstdistanzierung interpretiert und validierte auch auf neuronaler Ebene die Abwehrformationen der Patientin an »schlechten Tagen« (Schweigen, Inhibition) (Buchheim et al. 2013).

5.5 Fazit

Menschen mit schizoider Persönlichkeitsstörung wirken oft kühl, distanziert, scheu und gelegentlich sogar sonderlich und fallen durch Einschränkungen in ihrer emotionalen Ausdrucks- und Erlebnisfähigkeit auf, die zu Schwierigkeiten und Vermeidungstendenzen in den zwischenmenschlichen Kontakten führen. Desinteresse und geringes Engagement im Aufrechterhalten näherer Beziehungen gehen mit unzureichender Empathie für andere Menschen einher. In diesem Beitrag wurden die klinisch relevanten Übereinstimmungen zwischen schizoiden Merkmalen und Charakteristiken der Bindungsdistanzierung herausgearbeitet. Dabei stand der Vorgang der sog. Deaktivierung als bindungsrelevanter Abwehrmechanismus im Fokus. Deaktivierung ist sowohl im Kindes- als auch im Erwachsenenalter messbar. Klinisch zeigen bindungsdistanzierte Patienten Rückzug, Affektisolierung, Normalisierung, und lösen eine negative Gegenübertragung aus. Auf physiologischer Ebene zeigen sich erhöhte Werte (z. B. Herzrate, Cortisol), neuronale Korrelate zeigen einen Zusammenhang zwischen Bindungsvermeidung und erhöhter Aktivierung in Netzwerken, die mit Aversion und Ekel assoziiert sind. In einer psychodynamischen Therapie sind die Sicherheits-, Distanz- und Autonomiebedürfnisse des Patienten zu berücksichtigen und es wird ein eher zurückhaltender Interaktionsstil mit vorsichtigem Einsetzen von Deutungen empfohlen (S2-Leitlinien, Bohus et al. 2008). Hilfreich ist das aufmerksame Beachten der eigenen Gegenübertragungsreaktionen, über die sich hinter dem Gefühl einer Zurückweisung durch den Patienten auch dessen emotionale Bedürftigkeit erspüren lässt. In den letzten Jahren wurden spezifische Interventionen bei Patienten mit distanzierten Bindungsrepräsentationen herausgearbeitet sowie Gegenübertragungsprozesse experimentell untersucht. Die empirische Untersuchung des möglichen Zusammenhangs zwischen distanzierter Bindungsrepräsentation und schizoiden Persönlichkeitsstörungen steht jedoch noch aus.

Literatur

Ainsworth MDS, Waters E, Wall S (1978) Patterns of attachment: A psychological study of the strange situation. Hillsdale, NJ: Erlbaum.

Bohus M, Buchheim P, Doering S Herpertz SC, Kapfhammer HP, Linden M, Schweiger U, Resch F, Tress W (2008) S2-Praxisleitlinien in Psychiatrie und Psychotherapie. Bd 1 Behandlungsleitlinie Persönlichkeitsstörungen. Darmstadt: Steinkopf.

Borchardt V, Krause AL, Li M, van Tol MJ, Demenescu LR, Buchheim A, Metzger CD, Sweeney-Reed CM, Nolte T, Lord AR, Walter M (2015) Dynamic disconnection of the supplementary motor area after processing of dismissive biographic narratives. Brain Behav 5(10):e00377. doi: 10.1002/brb3.377.

Bowlby J (1980) Attachment and loss. Vol. 3: Loss, sadness and depression. Attachment and Loss. London: Hogarth.

Bretherton I, Munholland KA (2008) Internal working model in attachment relationships: Elaborating a central construct in attachment theory. In: Cassidy J, Shaver P (Hrsg.) Handbook of Attachment, 2nd. Edition. New York: Guilford. S. 102-127.

Buchheim A (2016) Bindung und Exploration. Ihre Bedeutung im klinischen und psychotherapeutischen Kontext. Stuttgart: Kohlhammer.

Buchheim A, George C, Gündel H, Viviani R (2017) Editorial: Neuroscience of Human Attachment. Front. Hum. Neurosc. Doi: 10.3389fnhum.2017.00136.

Buchheim A, Gander M, Juen F (2014) Klinische Bindungsforschung mit dem Adult Attachment Projective Picture System: Methodik, klinische Anwendung und Perspektiven. Psychotherapie Forum 19:42-49.

Buchheim A, George C (2012) Das Adult Attachment Interview (AAI) und das Adult Attachment Projective Picture System (AAP). In: Doering S, Hörz S (Hrsg.) Handbuch der Strukturdiagnostik. Stuttgart: Schattauer, S. 182-218.

Buchheim A, Kächele H (2001) Adult Attachment Interview einer Persönlichkeitsstörung: Eine Einzelfallstudie zur Synopsis von psychoanalytischer und bindungstheoretischer Perspektive. Persönlichkeitsstörungen Theorie und Therapie 5:113-130.

Buchheim A, Kächele H (2002) Das Adult Attachment Interview und psychoanalytisches Verstehen. Psyche – Z Psychoanal 56: 946-973.

Buchheim A, Kächele H (2003) Adult Attachment Interview and psychoanalytic perspective. Psychoanal Inquiry 23:55-81.

Buchheim A, Labek K, Walter S, Viviani R (2013) A clinical case study of a psychoanalytic psychotherapy monitored with functional neuroimaging. Frontiers in Human Neuroscience. doi: 10.3389/fnhum.2013.00677.

Buchheim A, Viviani R, Kessler H, Kächele H, Cierpka M, Roth G, George C, Kernberg O, Bruns G, Taubner S (2012) Changes in prefrontal-limbic function in major depression after 15 months of long-term psychotherapy. PLoS ONE 7(3): e33745.

Dozier M, Bates BC (2004) Attachment state of mind and the treatment relationship. In: Atkinson L, Goldberg S (Hrsg.) Attachment issues in psychopathology and intervention. Mahwah NJ: Earlbaum, S. 167-180.

Dozier M, Kobak RR (1992) Psychophysiology in attachment interviews: converging evidence for deactivating strategies. Child Dev 63:1473-1480.

Feldman R, Magori-Cohen R, Galili G, Singer M, Louzoun Y (2011) Mother and infant coordinate heart rhythms through episodes of interaction synchrony. Infant Behav Dev 34:569-577.

Gander M, Buchheim A (2015) Attachment classification, psychophysiology and frontal EEG asymmetry across the lifespan: a review. Front Hum Neurosci 9:79. doi: 10.3389/fnhum.2015.00079].

Gander M, George C, Pokorny D, Buchheim A (2016) Assessing Attachment Representations in Adolescents: Discriminant Validation of the Adult Attachment Projective Picture System. Child Psychiatry Hum Dev 48:270-282.

George C, Kaplan N, Main M (1985-1996) The Adult Attachment Interview. Unpublished Manuscript. Berkeley: University of California.

George C, West M (2012) The Adult Attachment Projective Picture System. New York: Guilford Press.

Groh AM, Fearon RP, Bakermans-Kranenburg MJ, van Ijzendoorn MH, Steele RD, Roisman GI (2014) The significance of attachment security for children's social competence with peers: a meta-analytic study. Attach Hum Dev 16:103-136.

Grossmann K, Fremmer-Bombik E, Rudolph J, Grossmann KE (1988) Maternal attachment representations as related to patterns of infant-mother attachment and maternal care during the first year. In: Hinde R, Stevenson-Hinde J (Hrsg.) Relationships within families. Mutual influences. Oxford: Clarendon Press. S. 241–261.

Grossmann KE, Grossmann K (1995) Frühkindliche Bindung und Entwicklung individueller Psychodynamik über den Lebenslauf. Familiendynamik, 20:171-192.

Grossmann K, Grossmann KE (2012) Bindungen. Das Gefüge psychischer Sicherheit, 5. Auflage. Stuttgart: Klett-Cotta.

Jones EE (2000) Therapeutic Action. A guide to psychoanalytic therapy. Northvale, NJ: Jason Aronson.

Kächele H, Albani C, Buchheim A, Hölzer M, Hohage R, Jimenez JP, Leuzinger-Bohleber M, Mergenthaler E, Neudert L, Thomä H (2006) The German Specimen Case Amalia X: Empirical Studies. Int J Psychoanal 87:1-18.

Koenigsberg HW, Fan J, Ochsner KN, Liu X, Guise K, Pizzarello S, Dorantes C, Tecuta L, Guerreri S, Goodman M, New A, Flory J, Siever LJ (2010) Neural correlates of using distancing to regulate emotional responses to social situations. Neuropsychologia 48:1813-1822.

Köhler L (1998) Zur Anwendung der Bindungstheorie in der psychoanalytischen Praxis. Psyche 52:369-403.

Labek K (2011) Psychoanalytische Psychotherapieforschung – Auswertung eines Einzelfalls einer depressiven Patientin mit dem »Psychotherapie Prozess Q-Set«. Unveröffentlichte Masterarbeit. Innsbruck: Universität.

Lang S, Kotchoubey B, Frick C, Spitzer C, Grabe HJ, Barnow S (2012) Cognitive reappraisal in trauma-exposed women with borderline personality disorder. NeuroImage 59:1727-1734.

Laurent H, Powers S (2007) Emotion regulation in emerging adult couples: temperament, attachment, and HPA response to conflict. Biol Psychol 76:61-71.

Main M, Goldwyn R (1985-1998) Adult Attachment scoring and classification system, Version 6.0. Unpublished manuscript. Berkeley: University of California.

Martin A, Buchheim A, Berger U, Strauß B (2007) The impact of attachment organization on potential countertransference reactions. Psychother Res 17:46-58.

Muller RT (2013) Wenn Patienten keine Nähe zulassen. Strategien für eine bindungsbasierte Traumatherapie. Stuttgart: Klett-Cotta.

Rifkin-Graboi A (2008) Attachment status and salivary cortisol in a normal day and during simulated interpersonal stress in young men. Stress 11:210-224.

Pinter K (2014) Vermeidend gebunden – ein Bindungsmuster als Herausforderung für den psychotherapeutischen Prozess. Psychotherapie Forum 19:21-30.

Schieche M, Spangler G (2005) Individual differences in biobehavioral organization during problem-solving in toddlers: the influence of maternal behavior, infant-mother attachment, and behavioral inhibition on the attachment-exploration balance. Dev Psychobiol 46:293-306.

Spangler G, Schieche M (1998) Emotional and adrenocortical responses of infants to the strange situation: The differential function of emotional expression. International J Behav Dev 22:681-706.

Strathearn L, Li J, Fonagy P, Montague P (2008) What's in a smile? Maternal brain responses to infant facial cues. Pediatrics 122:40-51.

Schiepek G, Tominschek I, Heinzel S, Aigner M, Dold M, Unger A, Lenz, G, Windischberger C, Moser E, Plöderl M, Lutz J, Meindl T, Zaudig M, Pogarell O, Karch S (2013) Discontinuous Patterns of Brain Activation in the Psychotherapy Process of Obsessive Compulsive Disorder: Converging Results from Repeated fMRI and Daily Self-Reports. PloS ONE 8: e71863.

Schiepek G, Tominschek I, Karch S, Lutz J, Mulert C, Meindl T, Pogarell O (2009) A controlled single case study with repeated fMRI measures during the treatment of a patient with obsessive-compulsive disorder: testing the nonlinear dynamics approach to psychotherapy. World J Biol Psychiatry 10:658-668.

Sroufe LA, Waters E (1977) Heart rate as a convergent measure in clinical and developmental research. Merrill-Palmer Quarterly 23:3-27.

Strauss B (2011) Ergebnisse der klinischen Bindungsforschung mit Bedeutung für die Psychotherapie. Psychother Psych Med 61:436-444.

Teil II Psychodynamik schizoider Phänomene

6 Henri Reys Überlegungen zu schizoiden Zuständen und das agora-klaustrophobe Dilemma des Borderline-Patienten

Heinz Weiß

6.1 Einleitung

Wenn wir von »schizoiden Zuständen« sprechen, dann meinen wir für gewöhnlich einen Bereich, der von unserem Mitgefühl und unserem allgemeinen Verständnis wie abgeschnitten ist. Menschen, die in solchen Zuständen gefangen sind, wirken oft zurückgezogen, misstrauisch und seltsam, so als hätten sie sich in etwas verkapselt, in dem sie nur schwer erreichbar sind.

Ich möchte die Verbindung dieser Zustände zu einer Untergruppe von Borderline-Pathologie aufzeigen und werde die schizoide Verkapselung als einen seelischen Rückzugsort (Steiner 1993; vgl. Weiß 2009) beschreiben, an dem das Individuum vor weitergehender Fragmentierung und Desintegration geschützt ist – allerdings um den Preis von emotionalem Kontakt und psychischer Entwicklung. Der Rückzug in eine einsame, von Ängsten und Kontrollbedürfnissen geprägte Welt stellt dann den Versuch dar, ein prekäres psychisches Gleichgewicht aufrechtzuerhalten, das auf der einen Seite von Verfolgungsängsten, auf der anderen Seite von der Angst vor zu viel Nähe oder Verlust bedroht ist.

6.2 Reys Beschreibung des agora-klaustrophoben Dilemmas

Henri Rey (1912–2000), einer der Pioniere der psychoanalytischen Erforschung schizoider Pathologien, sprach vom »schizoiden Syndrom« als einem Kernbereich, der sowohl bestimmten narzisstischen Störungen, psychotischen und Borderline-Pathologien, aber auch autistischen Zuständen zugrunde liegt (vgl. Rey 1994a, 1994b; Tustin 1987, 1994; Meltzer et al. 2008). Ich möchte mich heute einem spezifischen Problem zuwenden, das er in seiner Arbeit »*Schizoide Phänomene im Borderline-Syndrom*« aus dem Jahr 1979 als »agora-klaustrophobes Dilemma« beschrieb. Ich meine die Schwierigkeit dieser Patienten, einen inneren Raum zu bilden, der vom äußeren Raum ihrer zwischenmenschlichen Beziehungen verschieden ist. Es scheint, als lebten sie in einem Grenzbereich zwischen innerer und äußerer Realität, den sie misstrauisch bewachen, ohne jemals in einer dieser beiden Welten einen sicheren Platz zu finden. Hierzu ein kurzes klinisches Beispiel.

Frau A., eine junge Kunststudentin, die wegen einer schweren Depression mit Verfolgungsgefühlen in unsere Tagesklinik gekommen war, konnte sich außerhalb der Therapiesitzungen zunächst nur im verglasten Eingangsbereich der Klinik aufhalten. Sie idealisierte den ästhetischen Charakter dieses Raumes, von dem aus sie Bäume, Wasser und Himmel sehen konnte, als befände sie sich in der »freien Natur«.

In den Einzelgesprächen sprach sie in einem melodischen Singsang, empfand die Gruppentherapie aber als Bedrohung. Sie hatte Angst, durch ihre Mitpatienten »verrückt« zu werden, und verhielt sich wie ein scheues Reh, das sich bei jedem zu nahen Kontakt mit den Menschen wieder in die Unerreichbarkeit der »freien Natur« zurückzog.

Bereits in der zweiten Woche drohte sie, ihre Behandlung abzubrechen. Sie trug diese Absicht mit solcher Entschiedenheit vor, dass die Krankenschwester mich bat, mit ihr noch ein kurzes Abschlussgespräch zu führen. In diesem Gespräch versuchte ich als ihr behandelnder Therapeut, ihre Bedrohungsgefühle, die Therapie könnte sie verrückt machen, zu thematisieren, woraufhin ihre paranoide Angst etwas nachließ und sie sich vorerst zum Bleiben entschied. Während der folgenden Sitzung kam sie auf den noch nicht sehr lange zurückliegenden Suizid ihres Vaters zu sprechen. Mitten im Gespräch verlor sie die Kontrolle über ihre Gefühle, begann heftig zu weinen und bat mich hilflos um eine Papierserviette. Als sie am Nachmittag die Tagesklinik verließ, war sie immer noch verstört. Zuhause angekommen, zettelte sie jedoch einen Streit mit ihrem Freund an und ließ Suiziddrohungen durchblicken, als dieser nicht sofort ein Telefongespräch beendete, um sich ihr zuzuwenden.

Mit ihrem Weinen in der Stunde war sie zwar in der Tagesklinik etwas mehr »angekommen«. Allerdings hatte sie den Verlust ihrer Kontrolle als so beschämend und bedrohlich erlebt, dass sie zuhause einen Machtkampf vom Zaun brach, um einem befürchteten Zusammenbruch zuvorzukommen. Dabei war sie unbewusst mit ihrem Vater identifiziert, der sich in einem ähnlichen Zustand das Leben genommen hatte.

Patienten wie Frau A. können es auf Dauer oft weder innerhalb noch außerhalb der Klinik aushalten. Sie leben in einem beschränkten Raum mit eingeschränkten zwischenmenschlichen Beziehungen – stets in der Gefahr, auseinanderzufallen, stets unter dem Druck, sich aus dem Gefühl des Eingeschlossenseins befreien zu müssen.[7] Geraten sie dem anderen zu nahe, fühlen sie sich in ihm gefangen. Entfernen sie sich jedoch zu weit von ihm, geraten sie an den agoraphoben Pol ihrer Angst und befürchten, Teile ihres Selbst zu verlieren. Aus diesem Grund müssen sie verzweifelt nach Nähe suchen, um sie im nächsten Mo-

---

7 Vgl. auch Donald Meltzers Untersuchungen zum »Klaustrum« und zur pathologischen projektiven Identifizierung (Meltzer 1966; 1992).

ment wieder zu fliehen. Ein rastloses Hin und Her, in dem sie niemals Sicherheit finden.

Oft haben diese Erfahrungen eine verrücktmachende Qualität und werden nicht nur im Leben, sondern auch in der psychoanalytischen Behandlung in einer sehr konkreten Weise agiert. In solchen Situationen kann der Analytiker nicht umhin, etwas von dem quälenden inneren Zustand des Patienten mitzuempfinden, und manchmal scheint es, als werde er auf die Probe gestellt, inwieweit er diese Erfahrungen aufnehmen kann, ohne sie zurückzuweisen oder von ihnen überwältigt zu werden.

> So hatte eine andere Patientin, Frau B., lange Zeit das Gefühl, ich sei gegen ihre quälende innere Unruhe »immun«. In anderen Momenten befürchtete sie hingegen, mich mit ihrer Verwirrtheit »anzustecken«, und ängstigte sich, ich könnte versuchen, sie »loszuwerden«. Sie war überzeugt, der verrückte Zustand ihrer drogenabhängigen und delinquenten Mutter habe sich in ihrer Kindheit »eins zu eins« auf sie übertragen. Deshalb befürchtete sie nun, ihre Verrücktheit »eins zu eins« auf mich zu übertragen, so dass ich mich vor ihr schützen müsste, um nicht selbst verrückt zu werden. Zugleich fühlte sie sich verzweifelt auf die Behandlung angewiesen, da sie glaubte, nur hier einen Zufluchtsort vor ihrer quälenden inneren Unruhe zu finden.

Es ist genau dieser Zustand, den Henri Rey meint, wenn er sagt, der schizoide Mensch finde »nirgendwo einen Ort«. Er bewohnt einen Zwischenraum, in dem er sich nie wirklich heimisch fühlt. Wie in dem berühmten Wettlauf zwischen dem Hasen und dem Igel läuft er rastlos vor sich davon und zugleich hinter sich her, ohne jemals anzukommen.

Das grundlegende Problem der schizoiden Persönlichkeiten zeigt sich für Rey deshalb darin, eine einigermaßen stabile Identität zu finden. Oft vermeiden solche Patienten nahe und intensive Beziehungen. Gelingt es ihnen jedoch, eine Beziehung einzugehen, führt diese schnell zu intensiver Abhängigkeit und Identitätsverwirrung:

> »*Rasch und oberflächlich identifizieren sie sich mit ihren Objekten und erfahren einen Verlust ihres Identitätsgefühls, der mit intensiver Angst und der Furcht vor (...) Fragmentierung oder Auflösung ihres Selbst einhergeht.*« (Rey 1979, S. 254).

Wie Rey betont, verfügen solche Menschen über kein stabiles inneres Gerüst. Deshalb versuchen sie in ihrem Gegenüber eine Art »Exoskelett« zu finden, in das sie hineinschlüpfen können. Da sie dorthin aber auch abgespaltene und projizierte Teile ihres Selbst verschieben, reagieren sie mit Bedrohungsgefühlen und können letztlich keinen Halt finden.

6.3 Die Entfaltung des inneren Raumes und die Entstehung der agora-klaustrophoben Situation

Rey hat die Entstehung der agora-klaustrophoben Situation auf Schwierigkeiten bei der Konstruktion des psychischen Raums in der frühkindlichen Entwicklung zurückgeführt. Nach seiner Auffassung ist es für die menschliche Entwicklung charakteristisch, dass biologische und psychologische Geburt nicht miteinander identisch sind. Vielmehr bewege sich der Säugling für lange Zeit in einem Raum, der weitgehend mit dem Raum der mütterlichen Zuwendung und Pflege zusammenfällt. Rey nennt diesen Raum in Anlehnung an die Anatomie des Kängurus »Beuteltier-Raum« (»marsupial space«), der, einer Einfaltung oder Überlappungszone vergleichbar, an der Grenze zwischen innerer Welt und äußerer Realität liegt.

Mit fortschreitender Entwicklung entfaltet sich dieser Raum, bis er sich allmählich dem äußeren Raum, wie ihn die Mutter wahrnimmt, annähert, d. h. dem objektiven Raum, in dem das Subjekt ein Objekt unter anderen Objekten sein wird. Zugleich entsteht ein Raum im Inneren des Subjekts, in dem es mit inneren Objekten in Beziehung tritt. Fungiert der anfängliche »Beuteltier-Raum« hinreichend gut, dann kann sich auch der innere Raum allmählich entfalten. Wird dieser Prozess jedoch gestört, so bleibt die Differenzierung zwischen innerer Welt und äußerer Realität unvollständig, mit der Folge, dass Einfaltungen und Ausstülpungen zurückbleiben, so dass das Kind seine emotionalen Erfahrungen z. B. als quälende Körperempfindungen oder projektiv verzerrt als Zustände seiner Objekte erlebt.

Verantwortlich hierfür sind Prozesse pathologischer projektiver und introjektiver Identifizierung, welche dazu führen, dass abgespaltene Teile des Selbst dauerhaft im Objekt verbleiben und umgekehrt äußere Erfahrungen auf eine sehr konkrete Weise verinnerlicht werden. Sie können darum nicht in symbolische Objekte verwandelt werden und fühlen sie sich wie Fremdkörper an, die ausgestoßen werden müssen, um das primitive Selbst vor Desintegration zu schützen.

Die möglichen Ursachen hierfür sind vielfältig: Sie können in frühen Verlust- und Gewalterfahrungen, in psychischen Problemen der Bezugspersonen, aber auch in der unterschiedlich ausgeprägten Fähigkeit des Kleinkindes bestehen, mit Erfahrungen von Mangel und Verlust umzugehen. Vernachlässigung spielt hier eine ebenso wichtige Rolle wie frühe emotionale Traumatisierungen, insbesondere dann, wenn die Eltern für die emotionalen Erfahrungen des Kindes nicht zugänglich waren, sondern ihrerseits dazu neigten, eigene, unerträgliche Gefühle in ihre Kinder hineinzulegen (Williams 1997; De Masi 2015).

Dadurch wird die Balance zwischen projektiven und introjektiven Prozessen gestört: Teile des Selbst bleiben mit den äußeren Objekten verklebt, so dass sie nicht integriert werden können, um den Aufbau der inneren Welt zu fördern. Anstelle eines inneren Skeletts entsteht dann eine fragile Hülle. Dies hat zur Folge, dass jene Patienten dazu neigen, in ein äußeres Objekt wie in eine Schale hineinzuschlüpfen, in der sie dann aber wie in einer Falle festsitzen. Umgekehrt können Körpervorgänge mit psychischen Funktionen oder mit eindringenden äußeren Objekten gleichgesetzt werden, so dass sich das Individuum der Gefahr ausgesetzt fühlt, von innen her bedroht zu werden oder Teile seines Selbst zu verlieren.

So hatte Frau B. in ihrer Kindheit verheerende Erfahrungen von Vernachlässigung und Gewalt durch ihre delinquente und alkoholabhängige Mutter durchlebt. Mit Zutun der Mutter war sie über Jahre hinweg Missbrauchserfahrungen durch pädophile Männer ausgesetzt. Als diese schließlich aufhörten, wurde sie im Alter von 11 Jahren halb verhungert in eine Klinik eingewiesen. Fortan lebte sie äußerlich angepasst, innerlich aber zurückgezogen und oft verwirrt in einer einsamen Welt grausamer oder idealisierter Phantasien.

Neben ihrer Angst, verrückt zu werden, litt sie unter Essstörungen und heftigen Magen-Darm-Beschwerden, wegen derer sie sich als Erwachsene wiederholt koloskopieren ließ. Die Empfindungen in ihrem Darm gingen mit quälender innerer Unruhe einher, so dass sie sich Hautschnitte zufügte, um die unerträgliche Spannung loszuwerden und durch den Schmerz wieder ein Gefühl für sich selbst zu bekommen. Wie sich im Verlauf ihrer Analyse herausstellte, hatten die Magen-Darm-Beschwerden kurze Zeit nach dem Klinikaufenthalt in ihrer Kindheit in Zusammenhang mit einem Traum eingesetzt, in dem man sie gezwungen hatte, ein mit einer Schlange belegtes Brot zu essen.

Die Unruhe und die Darmbewegungen entsprachen einer konkreten Phantasie, eine Schlange verschluckt zu haben, die sie nicht loswerden konnte und die sie von innen her biss, vergiftete und quälte. Durch das Schneiden versuchte sie, die Schlange zu töten, die ihrerseits für ein kombiniertes Teilobjekt stand, zusammengesetzt aus einem sadistischen Penis und einer vergiftenden Brust, das sie vor dem Hintergrund der Erfahrungen ihrer Kindheit entwickelt hatte. So wurde ihr innerer Raum mit ihrem Körper gleichgesetzt, in den bizarre Objekte eingedrungen waren, die sie nicht loswerden konnte.

Die Konkretheit dieser Erfahrungen konfrontiert uns mit erheblichen behandlungstechnischen Problemen. Sie können als Folge der Schwierigkeiten des Patienten betrachtet werden, einen inneren Raum zu konstruieren. Denn wo dieser Raum nicht zur Verfügung steht, gibt es auch nur wenig Spielraum für Symbolisierung (vgl. Segal 1957; 1981). Phantasien und emotionale Erfahrungen werden dann oft wie konkrete »Dinge« empfunden, die ausgetauscht, ersetzt, repariert oder entfernt werden müssen.

>>*Häufig*<<, so Rey (1979, S. 254f), »*klagen diese Patienten über anormale Sensationen, Störungen der Körperwahrnehmung (…) oder Depersonalisations- und Derealisationserscheinungen. Ihr Körper-Ich ist nicht strukturierter oder stabiler als ihre Persönlichkeit, ihr Ich oder Selbst.*«

6.4 Die Konkretheit der Erfahrungen des schizoiden Patienten

In seinen klinischen Beschreibungen gibt Rey beeindruckende Darstellungen von der Konkretheit der Erfahrungen des schizoiden Patienten. Die Konkretheit der Symbolverwendung führt dazu, dass Gedanken wie Dinge behandelt und Mitteilungen durch Handlungen ersetzt werden. Anstelle einer symbolischen Kommunikation, bei der Bilder und Gedanken als Träger von Bedeutungen fungieren, wird dann »*eine Art Tauschhandel vereinbart, der dem Subjekt das Gefühl gibt, dass es ›Dinge‹ bekommt, ›Dinge‹ annehmen soll, bei dem ›Dinge‹ geschehen usw.*« (Rey 1979, S. 276).

Solche wenig symbolisierte, pathologische Teilobjekte hat Rey als grundlegend für die Situation des agora-klaustrophoben Dilemmas beschrieben. Sie beinhalten abgespaltene und nach außen verlagerte Teile des Selbst in Verbindung mit Objektanteilen, die nicht verinnerlicht und zu ganzen Objekten zusammengesetzt werden konnten. Aus diesem Grund werden sie als Verfolger empfunden und müssen ausgestoßen werden, um sich vor innerer Bedrohung zu schützen.

Auf die gleiche Weise wie angsterzeugende Aspekte können aber auch gute Teile des Selbst in den Therapeuten hineinverlagert werden, der sie »*wie in einem Bankschließfach*« (Rey 1979, S. 258) in sich aufbewahren soll. Der Patient gerät dann rasch in Verzweiflung, wenn er seinen Therapeuten nicht erreichen kann. Denn ihn zu verlieren, bedeutet für ihn, Teile seines Selbst zu verlieren, die zum Überleben benötigt werden. Auf diese Weise setzt sich eine verzweifelte Bewegung fort.

In der Übertragung wiederholt sich dieser Vorgang der Einverleibung und Ausstoßung nicht-assimilierter Teilobjektbeziehungen. Die Patienten – so formuliert es Rey (ebd. S. 269) – »*haben eine äußere Schale oder einen Panzer, aber kein Rückgrat. Parasitengleich leben sie in dieser Schale, die sie geborgt oder gestohlen zu haben scheinen, und diese Lebensweise ruft ein Gefühl der Unsicherheit hervor.*«

Im Erleben des Therapeuten spiegelt sich dies darin, dass er mit Gegenübertragung aufgeladen wird, sich ohnmächtig, verwirrt oder provoziert fühlt. In der Regel bemerken wir es nicht, wenn pathologische Teilobjekte in uns eindringen und sich mit unseren eigenen Gefühlen verbinden. Der primitive Charakter dessen, was zunächst wie eine symbolische Kommunikation aussieht, kann dann erst durch das Gewahrwerden unserer Gegenübertragung erfasst werden.

Eine solche charakteristische Form von Gegenübertragung hat Bion (1952) als das »überwältigende Gefühl von Wirklichkeit« beschrieben. Der Analytiker ist dann so sehr von den Mitteilungen des Patienten affiziert, dass er auf sie wie auf »Tatsachen« reagiert und vorübergehend die Fähigkeit zum Beobachten und Nachdenken verliert. Erst wenn es ihm gelingt, sich aus dieser Verwicklung allmählich zu lösen, wird es ihm möglich, vom unmittelbaren Erleben zum Verstehen dessen, was zwischen ihm und dem Patienten geschieht, zurückzukehren (vgl. Steiner 2011).

Ich denke, dass solche und andere Formen der Gegenübertragung unmittelbare Folge der agora-klaustrophoben Situation sind, welche den Denkraum des Analytikers zusammenstaucht, so dass er manchmal selbst das Gefühl hat, er könne den Patienten nicht mehr aushalten oder er sei unendlich weit von ihm entfernt. Er wird dann wie von einer Gravitationswelle erfasst und in das agora-klaustrophobe Dilemma hineingezogen. Ich möchte argumentieren, dass diese Situation in der Arbeit mit schizoiden Patienten mehr oder weniger unvermeidbar ist. Sie kann in Sackgassen hineinführen, aber auch zum Ausgangspunkt von Entwicklung werden, dann nämlich, wenn es gelingt, dem Patienten einen psychischen Raum zur Verfügung zu stellen und den konkreten Charakter seiner Mitteilungen zu verstehen.

In diesem Fall kann der Analytiker dem Patienten seinen eigenen inneren Raum wie einen »Beuteltier-Raum« zur Verfügung stellen – also genau jenen Raum, der ihm in seiner frühen Entwicklung fehlte. Gelingt es auf diese Weise, die tragische Verstrickung des schizoiden Patienten aufzulösen, dann kann der eskalierende Prozess von pathologischer Projektion und Introjektion allmählich wieder in einen entwicklungsfördernden Austausch von »Selbst-Raum« und »Nicht-Selbst-Raum« (vgl. Rey 1979, S. 276f) überführt werden.

Das abschließende klinische Beispiel soll einige der erwähnten Schwierigkeiten illustrieren.

6.5 Klinisches Beispiel

Herr T., ein 40-jähriger Informatiker, hatte sich bereits mehrfach in psychoanalytischen Behandlungen befunden, die aber alle nach einer gewissen Zeit in einer Sackgasse geendet hatten und dann abgebrochen worden waren – nicht selten, so sagte er, weil ihn seine Therapeuten nicht mehr »aushalten« konnten. Dementsprechend war er sich nicht sicher, ob ich ihn annehmen würde, weshalb er mir einen Teil seiner Vorgeschichte, insbesondere einen längeren psychotischen Zusammenbruch während seines Studiums, zunächst verschwieg.

Zugleich ängstigte er sich aber auch, ich würde ihn nach einiger Zeit unerträglich finden, und wenn es hier zu einem Abbruch käme, würde ihn sicherlich niemand mehr annehmen, was gleichbedeutend mit der Aussicht wäre, der Einsamkeit, der Verrücktheit oder dem Tod ausgesetzt zu werden.

6.5.1 Biographischer Hintergrund

Herr T. war als Kind extrem gegensätzlicher Eltern aufgewachsen, von denen er den Eindruck vermittelte, dass sie in einer Art Zwangsgemeinschaft lebten. Beide gehörten einer religiösen Sekte an, deren Vorschriften und Regeln das Familienleben bestimmten. So hätten er und seine Geschwister wie Sklaven im elterlichen Betrieb mitarbeiten müssen, morgens vor dem Frühstück wurde gebetet und schon wegen kleiner Vergehen seien sie in einer ritualisierten Weise geschlagen worden.

In der Pubertät kam es nach dem Unfalltod seiner älteren Schwester zu einem ersten längeren Verwirrtheitszustand. Während des Studiums schloss er sich einer studentischen Verbindung an, aus der man ihn wegen seiner Zurückgezogenheit, seines Misstrauens und seines provokativen Verhaltens wieder ausschloss. Daraufhin geriet er in eine psychotische Krise, die zu einem mehrmonatigen Aufenthalt in verschiedenen psychiatrischen Kliniken führte. Schließlich gelang es ihm aber doch, sein Studium abzuschließen und Arbeit in der IT-Abteilung eines großen Unternehmens zu finden.

Ein durchgängiges Merkmal des Lebens von Herrn T. bestand in wiederholten Arbeitsplatzwechseln sowie in seiner Unfähigkeit, nahe Beziehungen einzugehen. Er hatte nie eine intime Beziehung zu einer Frau aufnehmen können, fühlte sich schnell missverstanden und reagierte entweder vorwurfsvoll oder distanziert. Emotionale Nähe ging in der Regel mit Misstrauen einher, während ihn Verlusterfahrungen in Verwirrung oder Verzweiflung stürzten. Er konnte weder allein sein noch mit anderen einen Raum teilen. Oft verwickelte er sich in Machtkämpfe, fühlte sich ungerecht behandelt, gedemütigt und erniedrigt, bemerkte aber nicht, wie herablassend und verletzend er sich selbst anderen gegenüber verhalten konnte.

6.5.2 Verhalten in der Therapie

Wie zu erwarten, gerieten wir in der Behandlung bald in ähnliche Verwicklungen. Herr T. wusste entweder nicht, wie er die Stunde beginnen sollte, oder sprach in endlosen Einzelheiten über Kollegen, über die er sich geärgert hatte, die Schwierigkeiten, seine Wohnung einzurichten, Beschwerden über das Finanzamt, die Ärzte, die ihn falsch behandelten, Streitigkeiten mit seiner Autowerkstatt oder seiner Versicherung. Ich durfte dazu nichts sagen, und wenn ich nach 20 oder 30 Minuten schließlich doch einmal eine Bemerkung machte, reagierte er ärgerlich, ich solle ihn nicht dauernd unterbrechen. Meist überging er aber meine Bemerkungen und redete einfach dort weiter, wo er aufgehört hatte, um sich am Ende der Stunde zu beklagen, er sei wieder nicht dazu gekommen, über das zu sprechen, worüber er eigentlich hätte reden wollen.

Dadurch machte er mich ärgerlich und hilflos. Spürte er meinen Ärger, so machte er mir Vorwürfe, ich würde ihm meine Überlegungen aufzwingen, ihn falsch behandeln und kleinmachen. Er kündigte an, er werde sich über mich beschweren, mein Narzissmus sei ja allgemein bekannt, die Spatzen pfiffen es von den Dächern … Dadurch konnte er mich zu Bemerkungen verleiten, wie, dann sehe er sich wohl hoch oben über mir als »Spatz auf dem Dach«. Eskalierte die Situation, schlug sein Gefühl von Ärger und Demütigung manchmal in Verzweiflung um, so dass er befürchtete, ich würde ihn als hoffnungslosen Fall sehen und die Behandlung mit ihm beenden. Dabei ließ er mich wissen, dass er ohne unsere Stunden überhaupt nicht zurechtkommen könne, was ich ihm aber keinesfalls als Ausdruck seines Angewiesenseins oder seiner Bedürftigkeit auslegen dürfe.

Zwischen den Sitzungen oder während der üblichen Urlaubsunterbrechungen schrieb er mir in den ersten Behandlungsjahren oft lange Emails, wobei er nicht unbedingt erwartete, dass ich ihm darauf antwortete. Vielmehr schien es ihm darauf anzukommen, dass er etwas loswerden konnte und dass es bei mir angekommen war. Gedanken über meine Person oder unsere Beziehung erlaubte er sich zwischen den Stunden jedoch nicht. Im Gegenteil, er fürchtete, er könne solche Gedanken dann nicht mehr »loswerden«, die Kontrolle über sie verlieren oder sie würden ihn nur noch einsamer machen.

Ähnlich verhielt er sich, wenn ich in der Stunde unsere Beziehung ansprach. Er neigte dazu, Übertragungsdeutungen als Provokationen zu erleben. Er schien dies als Eindringen in einen geschützten Raum zu empfinden, aus dem ich ihn vertreiben wollte. Er beklagte sich dann, dass er nicht denken könne, reagierte verwirrt und forderte mich auf, solche Bemerkungen »künftig zu unterlassen«. Wenn die Spannungen für ihn unerträglich wurden, verließ er empört das Behandlungszimmer, um wenige Minuten später wieder aufzutauchen und zu fragen, ob er zurückkommen dürfe. Dabei hatte er Angst, ich könnte ihn aus Vergeltung nicht mehr hereinlassen und wieder wegschicken. Manches Mal wiederholte sich dieses Verhalten mehrere Male innerhalb einer Stunde. Wichtige Mitteilungen pflegte er bis zum Ende der Sitzung hinauszuschieben, hatte dann aber Angst, ihm würde die Zeit nicht reichen, um die ihn beunruhigenden Gedanken loszuwerden. Ähnliche Probleme hatte er am Stundenanfang, wenn er befürchtete, er habe die Stundenzeiten verwechselt, seine Wohnung nicht abgeschlossen, oder tatsächlich in den falschen Bus einstieg, um dann in großer Hektik gerade noch rechtzeitig anzukommen. Dabei beobachtete er sehr genau, wie ich reagierte, und manchmal hatte ich das Gefühl, dass er meinen inneren Zustand sehr genau registrierte, bevor ich mir meine Gefühle selbst eingestehen konnte und aufhörte, gegen sie anzukämpfen.

Sehr lange waren in der Analyse keine Träume aufgetaucht, ja selbst die Gedanken, die er mir mitteilen wollte, waren beim Eintreten in das Behandlungszimmer oft wieder wie »verschwunden«. Im zweiten Behandlungsjahr teilte er mir eine bildhafte Phantasie mit, die ihn schon seit vielen Jahren quälte. Darin sah er eine Ratte, die in einem mit Schlitzen versehenen Betonkasten eingeschlossen war, durch die man mit Messern auf sie einstach. Ihr blieb nichts anderes übrig, als zu fauchen und zurückzubeißen.

So schrecklich dieses Bild auch war, so schien es mir die Übertragungssituation doch ziemlich zutreffend zu illustrieren.

Im dritten Behandlungsjahr erwähnte er einige Traumfragmente, an die er sich aber nicht erinnern konnte. Schließlich berichtete er mir einen Traum, in dem er einzelne Dinge in einen Mikrowellenherd hineingelegt hatte, die diesen zum Platzen brachten. Ich vermutete, er betrachtete seine Gedanken als gefährliche »Dinge«, die er nicht in mich hineinlegen könne, ohne etwas zum Zerbersten zu bringen. Mit dem Traum hatte er nun aber einen Weg gefunden, seine Ängste auszudrücken und seine Denkblockade zu überwinden.

In einem weiteren Traum zwang man ihn, Erbrochenes wieder aufzuessen. Dies schien seine Befürchtung widerzuspiegeln, ich würde seine von mir nicht »verdaute Nahrung« wieder in ihn hineinstopfen. Die neu gewonnene Fähigkeit zu träumen ermöglichte es ihm allmählich, einzelne meiner Deutungen aufzunehmen. Offenbar waren diese zuvor konkret als Nahrungsreste empfunden worden, die er in mich ausgeschieden hatte und von denen er fürchtete, ich könnte sie mit der gleichen Gewalt, mit der er sie in mich hineingezwungen hatte, wieder in ihn zurückzwängen.

6.5.3 Material aus einer Sitzung

Obwohl es zwischen uns auch weiterhin Zuspitzungen und Konfrontationen gab, machte er im vierten und fünften Behandlungsjahr einige Fortschritte. Er hatte seine berufliche Situation als Teamleiter verbessert und eine Frau kennengelernt, mit der zum ersten Mal überhaupt einen gemeinsamen Urlaub verbrachte, ohne jedoch mit ihr in einem Zimmer übernachten zu können. Kurz zuvor hatte sich sein Vater einer Operation unterziehen müssen und er hatte seine Eltern während dieser Zeit an jedem Wochenende besucht. Als in diese Zeit unsere Osterunterbrechung fiel, war er manchmal traurig und vermisste die Stunden.

Auch weiterhin fiel es ihm schwer, seine Wohnung einzurichten. Er hatte sich aber nach langem Hin und Her für die Bestellung eines Sofas entschieden, das nun geliefert und aufgestellt werden sollte. Da der Liefertermin in seine Arbeitszeit und unsere unmittelbar vorausgehende Behandlungsstunde fiel, hatte er seinen Schlüssel dem Nachbarn überlassen und die Lieferanten gebeten, das Sofa in die Wohnung zu bringen und es dort für ihn aufzustellen.

Zu besagter Sitzung erschien er aufgeregt mit fast zwanzigminütiger Verspätung. Er beeilte sich zu erklären, dass er im Stau steckengeblieben sei, aber auch mit den Leuten telefoniert hatte, die das Sofa anliefern sollten. Er fühle sich sehr unter Stress, es könnte alles schiefgehen. Dann schilderte er in allen Details die vertrackte Situation und bedauerte, dass ihm jetzt ein Teil der Stunde verloren ging.

Daraufhin erwähnte er einen Traum aus der vorletzten Nacht, in dem ihm der Vermieter erklärt hatte, seine Wohnung sei nun in ein anderes, größeres Gebäude verlegt worden. Es handelte sich um ein Appartement in einem mehrgeschossigen, modernen Haus, etwas kühl und funktional, aber doch geschmackvoll eingerichtet. Darin stand ein weißes, lederbezogenes Sofa, dahinter ein Kamin, in dem ein Feuer brannte und den Raum erwärmte.

In mir entstanden einige Gedanken über das mehrgeschossige Gebäude, das Sofa, die Couch und die wärmere Atmosphäre.

Er fügte hinzu, ich erwarte wahrscheinlich, dass er Einfälle zu seinem Traum mitteile. Er habe aber keine. Letzte Nacht sei er aufgewacht und habe geweint, weil er sich plötzlich so einsam und verzweifelt fühlte. Aber er müsse sich jetzt auf den vor ihm liegenden Arbeitstag und die Einhaltung des Anliefertermins konzentrieren. Das sei wichtig, es dürfe nichts schiefgehen.

Ich fühlte mich wie einer der Lieferanten, mit denen er auf dem Weg zur Stunde telefoniert hatte, und wollte gerade etwas zu seinem Traum sagen, als sein Mobiltelefon läutete ... Er entschuldigte sich, erklärte aber gleich, es sei wichtig, er müsse diesen Anruf unbedingt annehmen. So wurde ich Zeuge eines etwa zehnminütigen Telefonats, das er auf der Couch liegend führte und aus dessen Verlauf ich entnehmen konnte, dass etwas schiefgegangen war. Die Möbellieferanten standen vor verschlossener Türe, der Nachbar, dem er den Schlüssel gegeben hatte, war nicht da und so war er völlig verzweifelt, was nun geschehen sollte.

Er schämte sich, dass er das Telefonat angenommen und so lange telefoniert hatte. Aber das Problem, wie man das Sofa in die verschlossene Wohnung bringen könne, habe absolut Vorrang. Es sei nahezu unlösbar. Dadurch habe er nun noch einen zusätzlichen Teil seiner Stunde verloren. Das Problem hier erschien ähnlich vertrackt wie das in seiner Wohnung.

Ich fühlte mich während seines Telefonats ausgeschlossen, versuchte aber, die verwickelte Situation als Fortsetzung seines Traumes zu verstehen, und sagte ihm, er wolle, dass ich ihm helfe, etwas in seinem Inneren aufzustellen, habe aber schreckliche Angst, dass etwas schiefgehen könne.

Er hörte dieser Bemerkung für einen Moment aufmerksam zu, erklärte dann aber, es gehe jetzt wirklich darum, das Problem mit dem Sofa zu lösen. Seine Idee war, die Möbelhändler sollten es im Gang montieren und aufstellen, und der Nachbar könnte es vielleicht später in seine Wohnung bringen. Aber würde das funktionieren? Würde das montierte Sofa überhaupt durch die Türe passen? Und wie konnte es überhaupt sein, dass der Nachbar nicht da war? Er hatte ihm doch eigens gesagt ... und ihm den Schlüssel zu seiner Wohnung anvertraut.

Ich versuchte, ihm zu verstehen zu geben, in welch misslicher Lage er sich fühle, wenn er sich auf meine Hilfe – die Hilfe des Nachbars, dem er den Schlüssel übergeben hatte – angewiesen fühle, kam aber gar nicht dazu, meine Gedanken auszuführen, da er sich immer mehr in seine Verzweiflung hineinsteigerte ... Er sagte, wenn sein Sofa außerhalb seiner Wohnung aufgebaut und dann in sie hineingestellt werde, sei es nicht mehr sein Sofa.

Ich antwortete, er befürchte, wenn er seine Gedanken in mich hineinlege, gehörten sie nicht mehr ihm und würden dann als meine Gedanken in ihn hineingeschoben. Zugleich spürte ich, dass ich ihn nicht mehr erreichen konnte und sein Inneres für mich verschlossen war, so wie die Lieferanten nicht wussten, was sie machen sollten und vor einer verschlossenen Tür standen.

So endete die Stunde in Bedauern und heilloser Verwirrung.

6.5.4 Diskussion

Ich denke, diese Stunde veranschaulicht die Schwierigkeit, von konkreten »Tatsachen« zu einem Nachdenken über deren Bedeutung überzugehen. Sowohl Herr T. als auch ich befanden uns unter Druck, auch wenn es nicht der gleiche Druck war und wir in unseren Bemühungen jeweils unterschiedliche Ziele verfolgten.

Für Herrn T. ging es darum, dass mit der Lieferung des Sofas nichts schiefgehen durfte. Deswegen hatte er bereits auf dem Weg zur Stunde mehrmals mit den Lieferanten telefoniert, was zu seiner erheblichen Verspätung beitrug. Er war ganz mit dem Anlieferungstermin und dem Aufstellen des Möbels beschäftigt, teilte mir dann aber seinen Traum über die Verlegung seines Appartements in ein modernes, etwas funktional gestaltetes Gebäude mit. Darin war ein Sofa aufgestellt und ein Kaminfeuer im Hintergrund vermittelte den Eindruck von Behaglichkeit und Wärme.

Dieses Bild stand im Gegensatz zu der hektischen Stimmung, in der er angekommen war. Er behauptete, keine Einfälle zu diesem Traum zu haben, berichtete aber von der Traurigkeit, mit der er in der vorangegangenen Nacht aufgewacht war, als er realisierte, wie einsam er sich fühlte.

Ich denke, dies stand mit der vorausgegangenen Unterbrechung in Zusammenhang, ebenso wie mit der Angst vor dem Verlust seines Vaters. Das mehrgeschossige Gebäude im Traum entsprach den Räumlichkeiten, in denen seine Behandlung stattfand, und es war naheliegend, eine Verbindung zwischen dem »Sofa« und der Couch zu anzunehmen.

Dies alles vermittelte einen Eindruck von der symbolischen Bedeutung seines Materials. Bevor ich aber dazu kam, meine Gedanken mitzuteilen, ging er auf die »Tatsachen«-Ebene zurück und erklärte, es gehe jetzt vor allem darum, sicherzustellen, dass das Sofa aufgestellt werde.

So wurde der Austausch von Gedanken auf einer sehr konkreten Ebene wie das Hineinschieben von Möbeln in einen versperrten Raum erlebt.

Dieser Eindruck verstärkte sich, als er während der Stunde ausgiebig mit den Möbellieferanten telefonierte, so dass jetzt ich derjenige war, der sich aus seinem inneren Raum ausgeschlossen fühlte. Darüber versuchte ich mir hinwegzuhelfen, indem ich das Telefonat als Fortsetzung seines Traumes oder als Assoziation dazu betrachtete, so als enthalte es eine Mitteilung darüber, wie er die Beziehung zu mir erlebte.

Die entsprechende Deutung nahm er für einen kurzen Moment interessiert auf, um dann aber sofort wieder auf die »Tatsachen«-Ebene zurückzukehren: Könnte man das Sofa auch außerhalb der Wohnung montieren? Würde es dann überhaupt noch durch die Türe hindurch passen? Und war er nicht in eine Falle getappt, als er dem Nachbarn seinen Schlüssel anvertraute?

Ich denke, es ging hier tatsächlich um Gefühle des Ausgeschlossenseins während der vorausgegangenen Osterunterbrechung, um Trauer und um die Angst vor dem Verlust seines Vaters, um die Schwierigkeit, mit jemandem einen Raum zu teilen, die Angst, die sich einstellt, wenn sich in den Stunden eine wärmere Atmosphäre entwickelte und er begonnen hatte, mir zu vertrauen. Konnte er nach der Unterbrechung zurückkehren und in meinem Inneren einen sicheren Platz finden oder wäre er dann ausgeliefert? Wären seine Gedanken dann überhaupt noch seine Gedanken und würde ich dann meine Gedanken nicht einfach wie ein Möbelstück in ihn hineinschieben?

Es schien am Ende dieser Stunde, als sprächen wir nicht die gleiche Sprache und redeten doch über die gleiche Sache. Sein Bedauern und die Hilflosigkeit, die in mir entstand, unterschieden sich jedoch spürbar von dem aggressiven

Überlebenskampf der Ratte im Betonkasten. Ich denke, er betrachtete meine Gedanken auch nicht mehr als vergiftete Nahrung, sondern brachte mir durch die Gefühle, die er in mir auslöste, etwas von seiner eigenen Traurigkeit und Hilflosigkeit nahe.

In der nächsten Stunde erfuhr ich, dass sich das Problem mit dem Sofa gelöst hatte. Er erinnerte sich an die Bekehrungsversuche seiner Eltern, von denen er sich als Jugendlicher abgewandt hatte, und auch daran, dass er während seines Studiums, als er sich sehr einsam fühlte, an einem bestimmten Ort zu einer bestimmten Zeit einmal das Gefühl gehabt hatte, es könne am Ende vielleicht doch noch gut mit ihm ausgehen. In der übernächsten Sitzung tauchten allerdings neue Probleme auf. Denn ihm war der Strom abgestellt worden, da er längere Zeit nicht in seinen Briefkasten geschaut hatte und die anstehenden Rechnungen und Mahngebühren nicht bezahlt hatte ...

6.6 Zusammenfassung

Ich habe versucht, die behandlungstechnischen Schwierigkeiten zu beschreiben, die sich aus dem Hineingestauchtwerden des Analytikers in das agora-klaustrophobe Dilemma des Patienten ergeben. Er muss damit umgehen, dass der Patient »Tatsachen«, d. h. rohe, unsymbolisierte Elemente in ihn hineinlegt, diese aufnehmen und sie allmählich in symbolische Elemente verwandeln, um sie in dieser Form an den Patienten zurückzugeben (vgl. Bion 1962; Steiner 2011).

Durch die Auflladung mit Gegenübertragung wird sein Denkraum vorübergehend deformiert, um – im günstigen Fall – wiederhergestellt zu werden und dem Patienten als »Beuteltier-Raum« zur Verfügung zu stehen. Dies ist bei Patienten mit ausgeprägten agora-klaustrophoben Problemen fast regelmäßig der Fall und weniger offensichtlich bei solchen Patienten, die sich mehr oder weniger dauerhaft hinter einer autistischen Barriere verstecken (vgl. Tustin 1987). Sobald sie sich aus diesem Versteck hervorwagen, und sei es nur, um den Analytiker seinerseits in ihre schützende Kapsel einzubeziehen (Power 2016), konfrontieren aber auch sie uns mit jenen Zerrkräften, die sich aus dem Aufspannen des psychischen Raumes ergeben.

Dies hat, wie ich darzulegen versuchte, mit den Auswirkungen projizierter, nicht-symbolisierter Teilobjektbeziehungen zu tun. Denn diese sind hoch verdichtet und erzeugen dementsprechend starke Spannungen, die sich auf unsere Denkfähigkeit auswirken. Vielleicht ist die Metapher der innerpsychischen Gravitationswellen, die dadurch ausgelöst werden, hilfreich, um einige dieser Probleme angemessen zu beschreiben, insbesondere jene, die mit dem explosiven Druck und dem implosiven Sog zusammenhängen, dem sich Analytiker und Patient in Übertragung und Gegenübertragung ausgesetzt fühlen.

Literatur

Bion WR (1952) Gruppendynamik. In: WR Bion (1959/1990) Erfahrungen in Gruppen und andere Schriften. Frankfurt a.M: Fischer. S. 102-141.
Bion WR (1962/1990) Lernen durch Erfahrung. Frankfurt a. M.: Suhrkamp.
De Masi F (2015) Working with Difficult Patients. From Neurosis to Psychosis. London: Karnac.
Meltzer D (1966) Die Beziehung der analen Masturbation zur projektiven Identifizierung. In: Bott Spillius E (Hrsg.) (1995) Melanie Klein Heute. Entwicklungen in Theorie und Praxis, Bd. 1. Stuttgart: Klett-Cotta. S. 130-147.
Meltzer D (1992) The Claustrum. An Investigation of Claustrophobic Phenomena. Strath Tay, Pertshire: Clunie Press.
Meltzer D, Bremner J, Hoxter, S, Weddell, D, Wittenberg I (2008) Autismus. Eine psychoanalytische Erkundung. Frankfurt a. M.: Brandes & Apsel.
Power D (2016) The use of the analyst s an autistic shape. Int J Psycho-Anal 97:975-998.
Rey JH (1979) Schizoide Phänomene im Borderline-Syndrom. In: Bott Spillius E (Hrsg.) (2002) Melanie Klein Heute. Entwicklungen in Theorie und Praxis, Bd. 1. Stuttgart: Klett-Cotta. S. 253-287.
Rey H (1994a) Universals of Psychoanalysis in the Treatment of Psychotic and Borderline States. London: Free Association.
Rey H (1994b) Basic schizoid structures and space-time factors. In: (ders.) Universals of Psychoanalysis in the Treatment of Psychotic and Borderline States. London: Free Association. S. 163-175.
Segal H (1957) Bemerkungen zur Symbolbildung. In: Bott Spillius E (Hrsg.) (2002) Melanie Klein heute. Entwicklungen in Theorie und Praxis, Bd. 1. Stuttgart: Klett-Cotta. S. 202-224.
Segal H (1978) On symbolism. Int J Psycho-Anal 59:315-319.
Segal H (1981/1991) Wahnvorstellung und künstlerische Kreativität. Stuttgart: Klett-Cotta.
Segal H (1999) Ödipuskomplex und Symbolisierung. In: Weiß H (Hrsg.) Ödipuskomplex und Symbolbildung. Ihre Bedeutung bei Borderline-Zuständen und frühen Störungen. Tübingen: edition diskord. S. 48-60.
Steiner J (1993/1998) Orte des seelischen Rückzugs. Pathologische Organisationen bei psychotischen, neurotischen und Borderline-Patienten. Stuttgart: Klett-Cotta.
Steiner J (2006) Narzisstische Einbrüche. Sehen und Gesehen werden. Scham und Verlegenheit bei pathologischen Persönlichkeitsorganisationen. Stuttgart: Klett-Cotta.
Steiner J (2011/2014) Das betäubende Gefühl von Wirklichkeit. In: J. Steiner Seelische Rückzugsorte verlassen. Therapeutische Schritte zur Aufgabe der Borderline-Position. Stuttgart: Klett-Cotta. S. 77-96.
Tustin F (1987/2005) Autistische Barrieren bei Neurotikern. Tübingen: edition diskord.
Tustin F (1994/2008) Der autistische Rückzug. Die schützende Schale bei Kindern und Erwachsenen. Tübingen: edition diskord.
Weiß H (2009) Das Labyrinth der Borderline-Kommunikation. Klinische Zugänge zum Erleben von Raum und Zeit. Stuttgart: Klett-Cotta.
Williams G (1997/2003) Innere Landschaften und Fremdkörper. Abhängigkeitsbeziehungen bei Essstörungen und anderen seelischen Erkrankungen. Stuttgart: Klett-Cotta.
Winnicott DW (1953) Übergangsobjekte und Übergangsphänomene. In: Ders. (1971) Vom Spiel zur Kreativität. Stuttgart: Klett-Cotta. S. 10-39.
Winnicott DW (1971/1979) Vom Spiel zu Kreativität. Stuttgart: Klett-Cotta.

7 Die Vermessung der Welt: Die inneren Objekte schizoider Menschen und das Ringen um eine gemeinsame Perspektive

Corinna Wernz

In dieser Arbeit möchte ich anhand einer ausführlichen Falldarstellung die Spezifität der inneren Welt schizoider Menschen veranschaulichen (vgl. Wernz 2014) und das Ringen um Verbindung zu anderen Menschen zeigen. Anschließend werde ich zusammenfassend spezifische Schwierigkeiten und Behandlungsprinzipien in der Psychotherapie schizoider Menschen darstellen.

7.1 Krankengeschichte Herr F.

7.1.1 Erstkontakt

Herr F. ist einer der schwierigsten und am längsten behandelten Patienten in meiner ambulanten psychotherapeutischen Tätigkeit. Ich möchte Ihnen den jetzt 32-jährigen jungen Mann mit seiner für mich immer noch rätselhaft verfestigten, zum Teil skurrilen, geheimnisvollen, aber auch den Behandler zwischen Hoffnung und tiefer Resignation hin und herwerfenden Störung ausführlich vorstellen, um Ihnen dann die psychotherapeutischen Interventionen und deren Resultate aus der inzwischen achtjährigen Arbeit zu vorzustellen. Herr F. wurde über zweieinhalb Jahre, von 2009 bis 2012, mit zwei Wochenstunden behandelt, seitdem bis Mitte 2016 einmal monatlich.

Herr F. kommt im Frühjahr 2009 zum ersten Vorgespräch. Bereits einen Monat vor seinem Abitur, das zu diesem Zeitpunkt bereits fünf Jahre hinter ihm lag, hatte er sich in der Schule von Kontakten zu seinen Mitschülern noch stärker, als dies bis dahin der Fall war, zurückgezogen, hatte den Gedanken, dass mit dem Abitur alles aus sei, hatte nicht lernen und kaum schlafen können, und das Abitur in einer Art agitierter Starre geschrieben, aber doch mit einem Notenschnitt von 2 bestanden.

Zum damaligen Seelenzustand, der sich immer mehr verschlechtern sollte und über fünf Jahre anhielt, kann man rekonstruieren, dass Herr F. unmittelbar nach Ende der Schulzeit kaum mehr sein Zimmer verließ, an keinen gemeinsamen Mahlzeiten im Hause der Eltern mehr teilnahm, den Kontakt weder zu ehemaligen Klassenkameraden noch den Eltern suchte und seine Zeit nicht nur allein im Zimmer, allenfalls mit Musikhören und Computerspielen beschäftigt verbrachte, sondern offenbar auch überwiegend im Bett. Gegessen habe er nur nachts, wenn die Eltern schliefen. Seine Eltern hätten zwar zu Beginn häufig an sein Zimmer geklopft und ihn aufgefordert herauszukommen, davon aber auch wieder abgelassen. Herr F., zu dem Empfinden seiner Eltern befragt, äußerte zunächst, sie hätten wohl mit der Situation nichts anfangen können, offensichtlich habe es sie aber auch zunächst nicht weiter interessiert. In einem späteren Elterngespräch zu Beginn der Behandlung erfuhr ich, dass die Eltern sich sehr wohl über ihren immer schon merkwürdigen Sohn Gedanken gemacht hätten, aber mit niemandem darüber gesprochen und darauf gesetzt hätten, dass er schon irgendwann wieder herauskomme. Auf die Frage, weshalb der Sohn sich derart abgekapselt habe, äußerten die Eltern völliges Unverständnis. Der Vater hatte die Hypothese, der frühe Haarverlust mit Anfang 20 könne seinen Sohn deprimiert haben, er selbst habe ihn immer wieder aufgefordert, etwa den Führerschein zu machen, eine Arbeit oder Ausbildung zu suchen, zu studieren, habe ihn zum Modellflugzeug-Fliegen mitnehmen wollen, aber alles sei ohne Resonanz geblieben. Dann habe er aufgegeben. Die Mutter meint, sie wisse überhaupt nicht, was vorgegangen sei. Sehr bedrückt oder angstvoll wirkt sie dabei jedoch nicht, kognitiv nicht auffällig, eher indolent.

Nachdem der Sohn im letzten Jahr seiner selbstgewählten Gefangenschaft auch immer weniger sichtbar Essen geholt und offensichtlich auch weniger auf Klopfsignale und Ansprache überhaupt reagiert habe, die Eltern wiederum eine Tür zu ihrem Wohntrakt aus Angst vor der Absonderlichkeit des Patienten abzuschließen begonnen hatten, kam es, für den Patienten unerwartet, Mitte 2008 zu einer zwangsweisen Unterbringung im Bezirkskrankenhaus am Ort. Erst jetzt realisierten die Eltern, dass es sich um eine schwere psychische Erkrankung handeln könne.

Nach einem viermonatigen stationären Aufenthalt ohne medikamentöse Behandlung wurde Herr F. dann von der soziotherapeutischen Station, auf der sich sonst nur psychotische Patienten befinden, durch den betreuenden Anstaltspsychologen zu mir geschickt. Erst vier Monate später meldete sich der Patient in einer für ihn, wie ich später merken sollte, typischen Inszenierung. Er sprach mit monotoner, aber deutlicher Stimme die Worte: »*Hier spricht F.*«, um dann sofort aufzulegen. Obgleich unangekündigt, traf mich diese Botschaft wie ein Signal aus dem All, nach mehreren Tagen rief ich zurück und er sagte, er rufe wegen einer Behandlung an.

Es erschien ein vollständig in schwarz und gut gekleideter, leichenblasser junger Mann, sehr schlank, mit rasiertem Kopf, der mit nur schwach angedeutetem Händedruck, an mir quasi vorbeisteuernd und fast körperlos wirkend, bei der Begrüßung nur tonlos kurz den Mund öffnend Platz nahm. Während der folgenden drei Gespräche, die man nicht als Dialog, sondern als zerdehnte Frage-Antwort-Situation bezeichnen kann, nahm Herr F. nur für Bruchteile von Sekunden Blickkontakt zu mir auf, saß bewegungsstarr in seinem Sessel und die Situation schien hochgradig befremdlich, nicht einschätzbar und angsterregend für ihn zu sein. Immerhin wurde deutlich, dass er selbst seine Lage als ausweglos ansah, die Einweisung als Schock erlebt hatte und nur deswegen die Schwelle überschritten hatte. Zusammengefasst sah Herr F. damals sein Problem so: »*Ich weiß, ich kann so nicht weitermachen. Ich muss versuchen, bei Ihnen einen Anfang zu machen. Die Zeit in meinem Zimmer ist auf Null geschrumpft, es war immer dasselbe. Ich hätte immer so weitergemacht, wenn mich niemand rausgeholt hätte.*«

7.1.2 Diagnostische Überlegungen

Die geäußerte Bedürfnislosigkeit hinsichtlich Kontakten, aber auch die große Gehemmtheit, zu mir Kontakt aufzunehmen, dann wieder die Bereitschaft, doch zu versuchen, auf meine Fragen einzugehen, gaben mir diagnostische Rätsel auf, die mich während der Behandlung immer wieder als Abgrenzung zu der manifest schizoiden Thematik beschäftigen werden. Hat der Patient eine basale *autistische* (Bick 1988) oder eine *narzisstische* Störung? Verbergen sich hinter der Kontaktstörung, die sich seit der Pubertät massiv, dann noch einmal nach dem Abitur verstärkt hat, *paranoide* Phantasien? Wie ist die *psychotisch* anmutende Vorstellung von Herrn F. zu verstehen, dass das Eingehen eines Arbeitsverhältnisses, ja sogar ein Vorstellungsgespräch für ihn unmöglich sei, da die gesamte Welt eine Ausbeutungsveranstaltung sei, die lediglich von anderen nicht bemerkt werde? Zu diesem Zeitpunkt erscheint er mir als schwere schizoide Persönlichkeitsstörung auf niederem Borderline-Organisationsniveau (Kernberg 1996).

Typisch für das diagnostische Dilemma bei diesen Patienten ist, dass nur schwer eine Festlegung möglich ist, ob es sich um eine basal pathologisch-narzisstische Störung mit schizoid-autistischer Abwehr handelt oder um eine basal schizoid-autistische Störung mit hypochondrischen, anankastischen und narzisstischen Zügen (vgl. Fairbairn 1940; Guntrip 1968; Rey 1988) – und welche Rolle dabei noch eine charakterologische Depression spielen könnte.

Eine wichtige differentialdiagnostische Möglichkeit besteht in der genauen Untersuchung der eigenen *Gegenübertragung*: Ich spürte für Herrn F. ein tiefes existenzielles Verantwortungsgefühl, als sei er mit so wenigen Erfahrungen ausgestattet, dass er auf der Ebene der inneren Objektbeziehungen kaum ein Bild seiner selbst und seiner relevanten Bezugspersonen habe ausbilden können und sich deshalb in abstrakt bleibenden ideologischen, paranoiden Vorstellungen verfange, um überhaupt eine Orientierung zu finden. Die Weigerung, in geringster Weise Kontakt zu Mitmenschen aufzunehmen, wirkt wie eine letzte Bastion der Autarkie und damit der Identität. Dass er trotz seiner primär negativen Bezugnahme auf die Umwelt mir am Übergang seines Claustrums zur Außenwelt abstrakt einen Platz zugesteht, berührt mich und begründet mein Behandlungsangebot, auf das er regelmäßig, diskussionslos, pünktlich und zuverlässig eingehen wird. Insgesamt wurden an Gegenübertragungseinstellungen das Helfen-, Erkunden-, Begleiten- und Verstehenwollen aktiviert. Dies spricht eher für eine schizoide und weniger für eine basal narzisstische Störung, bei der man in der Gegenübertragung mehr Selbstzweifel, Hochgefühle und Wut entwickeln würde.

7.1.3 Zur Lebensgeschichte

Die Erhebung der Lebensgeschichte zieht sich über mindestens ein Dreivierteljahr hin. Besonders bei der Schilderung der Eltern fällt auf, dass er sich zu Fragen nach deren Befinden, seelischer Struktur, Motivation und Verhältnis untereinander und zu ihm nie Gedanken gemacht hat. Gut gelingt hingegen die Beschreibung von deren Verhalten. Ebenso verhält es sich mit Aufforderungen, seine eigenen Bedürfnisse, Motivationslagen, Sehnsüchte, Ziele zu beschreiben – oft antwortet er sinngemäß: »*Da war nichts. Ich bin nichts Spezielles. Ich habe keine Ahnung, was in denen vorgeht. Das ist für mich eine Blackbox. Sie vermuten immer, dass ich einen bestimmten Grund für etwas gehabt hätte, aber das ist nicht so. Ich habe es einfach gemacht, zum Beispiel das Computerspielen. Es war nichts anderes da.*«

Herr F. wuchs als einziger Sohn einer Metzgerfamilie auf. Er schildert sich als immer schon zurückgezogen, als Einzelgänger. Den aktiven Wunsch, mit jemandem zu spielen, habe er wohl nie empfunden. Seine Hauptbeschäftigung ab dem 6. bis zum 19. Lebensjahr waren Computerspiele, die zwar von den Eltern nicht gern gesehen, aber wohl oder übel toleriert wurden. Sein eigentlicher Rückzug begann ab dem 14. Lebensjahr, als andere begonnen hätten zu trinken, sich zu verabreden, auszugehen. Er habe das nicht bewusst als schmerzlichen Unterschied bemerkt, es habe ihn nicht interessiert. Gleichwohl behauptet Herr F., er habe zum damaligen Zeitpunkt »Freunde« gehabt. Meines Erachtens waren es jedoch keine individuierten Freundschaften, sondern durch den Klassenverband hergestellte Schulkontakte, die allenfalls bei gemeinsamem, sporadischem Computerspielen in der Gruppe am Nachmittag fortgesetzt wurden. Er habe nie selbst jemanden angerufen oder sich verabredet. Seit dem äußerlich bedingten Ende des Klassenverbandes bestand zu niemandem mehr Kontakt, es erfolgte ein völliger Rückzug ins Zimmer.

Herr F. hat zu Behandlungsbeginn die fast überwertige Idee, Arbeit stelle im Leben jedes Menschen eine unglaubliche Demütigung dar, er selbst könne sich nicht vorstellen, wer je freiwillig, außer zu überleben, arbeiten wolle. Er stellt fest, dass Dienstleistungen aller Art am unerträglichsten seien, eine abstrakte, eher geistige Arbeit ein wenig akzeptabler. Man kann dies als einen Filter aus nahezu wahnhaft anmutenden Projektionen verstehen, den Herr F. über die Wahrnehmung des alltäglichen Lebens legt. In vager Weise kann man eine Verbindung herstellen zu seiner Kindheit und Jugend, die durch den Metzgereibetrieb, die Arbeit seiner Eltern, vollkommen dominiert gewesen sei. Die Eltern hätten ihn fast den ganzen Tag allein gelassen und seien am Abend erschöpft vor dem Fernseher eingeschlafen. Gemeinsame Aktivitäten habe es nicht gegeben, der Vater habe ein starkes Interesse an Modellsegelflugzeugen, das er aber nie geteilt habe. Jedes Jahr sei man nach Kärnten in Urlaub gefahren, mehr hat der Patient von der Welt niemals gesehen, auch seine Heimatstadt kennt er kaum, lehnt sie derzeit als hässliche, übeteuerte Stadt ab. Er kennt nicht einmal die Hauptverkehrsadern und schildert sie wie eine völlig fremde Umgebung, orientiert sich mit Navi.

Herr F. fühlt sich der Mutter aber nur in einem negativen Merkmal verbunden, nämlich der Interessenlosigkeit. Jeder Tag sei wie der andere. Unglücklich wirke sie nicht. Nach Erinnerung des Vaters habe der Patient während der Schulzeit durchaus Fußball gespielt und sei sogar mit 15 Jahren Klassensprecher gewesen, eine Schilderung, die Herr F. vehement bestreitet, der Vater irre sich in seiner ganzen Person, er kenne ihn überhaupt nicht.

Als Motivation für seine doch erfolgreiche Schullaufbahn meint Herr F., der äußere Druck, die Klasse zu bestehen, habe ihn dazu gebracht, das Nötigste zu tun. Herr F. ist intellektuell sehr rasch aufnahmefähig und konnte mit einem minimalen Aufwand die Anforderungen bestehen, zeigte in Naturwissenschaften auch eine Begabung. Auffällig ist die regelrecht ins Auge stechende Abneigung des Patienten für juristische und wirtschaftliche Fragen. Dies mutet so an, als hätten diese Fragestellungen zu viel mit der Regulation von Beziehungen zwischen verschiedenen Parteien zu tun, als ignoriere Herr F. diesen Lebensbereich, wehre ihn ab – sogar als intellektuelle Thematik.

Über das gesamte Leben hinweg lässt sich bei Herrn F. beobachten, dass er mit Veränderungen immense Schwierigkeiten hat. So sei er als Kind zum Teil jähzornig geworden, wenn die Mutter eine ihm bekannte Speise nur mit einer Petersilie dekoriert habe, er könne neue Anforderungen, zum Beispiel eine Bewerbung, nicht aus innerer Motivation schaffen, sehe in Veränderungen eine Bedrohung, nur das Negative, den Aufwand, die Schwierigkeiten. Er versuche, immer die gleichen Lebensmittel zu essen, immer die gleichen Kleider zu tragen, freiwillig keine neuen Kontakte herzustellen. Wenn er eine innere Motivation wahrnehme, stoße diese sofort an eine für ihn schwer fassbare Barriere und er sinke zurück in Apathie oder Wiederholung des Bekannten.

Wir erkennen schon in diesen eindringlichen Selbstbeschreibungen das Claustrum (Meltzer 1992), den geschlossenen, kerkerartigen, abgesonderten Innenraum, in den sich schizoide Patienten häufig zurückziehen, in den nichts Lebendiges eindringen und die prekäre Ordnung des reduzierten Gewohnten stören soll. Die Welt soll auf ein übersichtliches und vermessbares Minimum schrumpfen – eine Höhle, die als durch ein Weltall von anderen Wesen abgeschirmt erscheint.

7.1.4 Die Behandlung – Herr F. zu Beginn der Behandlung – zwischen alimentiertem Solipsismus und dem gefährlichen Niemandsland der Intersubjektivität

Herr F. meint, über sein Innenleben und das anderer habe er weder nachgedacht, noch könne er viel Auskunft darüber geben. Sein Leben habe aus unreflektierten Handlungen, überwiegend Computerspielen, oder Reagieren auf äußere Forderungen bestanden. Damit meint er einigermaßen angepassten Schulbesuch, Leben im Haushalt der Familie, notgedrungenen Kontakt zu Lehrern. Mit seiner Person bringt er einzig gewisse Weigerungen in Verbindung, so die seit frühester Kindheit bestehende Weigerung, Personen zu begrüßen, die er in der Therapie fortsetzt, weil er eine solche Kommunikation sinnlos findet, da die Situation zweier Personen in einem Raum bereits auf sich selbst verweise und damit eine Begrüßung redundant sei. Dazu passt auch die Weigerung, seine Mahlzeiten zu variieren.

Herr F. erkennt indes, dass es schwer sei, mit ihm auszukommen. Korrespondierend zur Vorstellung von Handeln als reflexionslosem Agieren hat er die Vorstellung von Veränderung als Folge von Druck oder Zwang von außen, der eine vorhandene Homöostase stört. So wie Herr F. an Bezugspersonen desinteressiert ist, stellt er sich diese als vollkommen getrennt und mit sich beschäftigt vor. Das Medium, das Menschen überhaupt in Kontakt miteinander bringt, ist die als Menge von Zwängen und Forderungen vorgestellte Welt, in der man nur überleben kann durch Einordnung. Herr F. stellt sich vor, nur durch den extremen Zwang seitens der Umwelt, etwa indem man ihm die Nahrung entzieht, könne er handeln, jedoch bringt der Patient diese Vorstellung fast ohne Affekt vor, wie eine Versuchsanordnung, in der er seinen Standpunkt als Resultante verschiedener Vektoren beschreibt. Auch auf Nachfrage erscheint die Beschreibung wie ein konkretistisches Szenario, nicht als eine sadomasochistische oder depressiv-angstvolle Phantasie. Insofern sich Herr F. als passiv-reaktives Etwas konzipiert, äußert er auch keine Träume oder Sehnsüchte, er verneint deren Existenz. Allenfalls möchte er »*so sein wie alle anderen, in allen Hinsichten genauso sein, weder nach oben, noch nach unten abweichen*«. Die Regression im Dienste des Ich mit Phantasien, Wünschen und Träumereien ist also weitgehend blockiert.

Hier erkennen wir ein weiteres Charakteristikum schwer schizoider Menschen: Die Welt als ein *abstrakter Wille*, der auf einen einwirkt, es gibt keine Spiel- oder Übergangsräume, es herrscht Konkretismus.

Herr F. hat den Eindruck, in einer Zeitschleife zu sein, aus der er nicht herauskommt, in der sich alles wiederholt. Tag und Nacht seien kaum zu unterscheiden, die Gegenwart auf ein Nichts geschrumpft, die einzelnen Stunden des Tages seien ununterscheidbar, es gebe weder Reminiszenz, noch Nachhall, noch eine Vorstellung von Zukunft.

Auf die Etappen des bisherigen Lebens (Übertritt ins Gymnasium, Pubertät, Abitur, Kontakt mit Gleichaltrigen zum Computerspielen) angesprochen wird klar, dass Herr F. nichts, auch nicht das trotz großer Belastung relativ gut abgelegte Abitur in einem positiven Sinne verinnerlicht hat. Es ist so, als stünde alles wie unverbunden Fakten ohne seelische Bedeutung im Raum, so als fehle ein inauguraler Kristallisationspunkt für freischwebende Erlebnispartikel. Es mutet so an, als habe Herr F. während der Schulzeit eine Art institutioneller Identität durch den vorgegebenen mitmenschlichen Rahmen gehabt, diesen aber gewissermaßen adaptiert, nicht eigens psychisch besetzt.

Dies entspricht der Bedeutung der *autistic-contiguous position* (Ogden 1989) bei schizoiden Menschen: Eine oberflächliche Adaptation ersetzt Identifikationen, Zwangläufigkeiten treten an die Stelle von Bedeutungen.

Wie situiert sich Herr F. selbst innerhalb des *psychopathologischen Spektrums*? Herr F. fühlt sich nicht im eigentlichen Sinne krank, sondern tiefgründig verstört aufgrund der Veränderung seines Rahmens mit Ablegen des Abiturs. Der Rückzug ins Zimmer hatte für ihn eine Zwangsläufigkeit, da er keine Idee für sich in der Zukunft entwickeln konnte, lediglich die feste Überzeugung, nicht arbeiten zu können. In diesem Dilemma, zu müssen, aber nicht zu können, entstand existenzielle Bedrohung, die er durch den tranceartigen Zustand des Halbschlafs erfolgreich bekämpfte. Rückblickend scheint es, als habe neben der Aufrechterhaltung von Konstanz eine einzige Veränderungsvorstellung bestanden, nämlich der Wunsch, seinen zu schweren Körper durch Diät zu verändern. Dies war auch der einzige zwiespältige Erfolg in seiner fünfjährigen Verpuppungsphase. Obwohl er 15 kg abnahm, fand er sich weiterhin unschön, kraftlos und hässlich – im Gegensatz zur objektiven Realität. Interessanterweise ist es die *Körperlichkeit*, die der Patient am ehesten als etwas Eigenes, Persönliches in den Blick nehmen und immerhin hochambivalent besetzen konnte. So begann er kurz nach dem Klinikaufenthalt, aber immer nur in tiefer Nacht zwischen 2 und 4 Uhr morgens, bis zu 10 km zu joggen, damit er niemandem begegne.

7.1.5 Etappen der Behandlung in den ersten 2,5 Jahren

Herr F. kam zu den Terminen präzise wie ein Uhrwerk. Ich hatte den Eindruck, Teil seiner neuen Umweltregulation zu werden, er schien weder gern, noch ungern zu kommen, dennoch erschien mir meine Funktion wichtig, um aus der Desorientierung heraus eine neue Routine zu etablieren, in der er zumindest mit einem menschlichen Wesen sprach. Daneben verlief der Tag routinemäßig mit nächtlichem Joggen, Computerspielen, Internetsurfen, immer gleichen, von den Eltern hergestellten Mahlzeiten, die er alleine einnahm, und vielen Stunden im Bett. Zwei Themen dominierten: Die Unmöglichkeit der Arbeitsaufnahme und die Unmöglichkeit, etwas Substantielles für seinen Körper zu tun, nämlich ein Fitnessstudio aufzusuchen. Ein drittes Thema wurde von mir lanciert, einen Psychiater mit der Frage nach einer antriebssteigernden, antidepressiven Medikation aufzusuchen. Obgleich die Therapiestunden oft quälend mit vielen Pausen, die ich durch klärende Fragen zu unterbrechen versuchte, verliefen, begann ich fast jede Stunde wieder mit einer gewissen Hoffnung und dachte während der Pausen häufig über den Patienten nach. Interventionsversuche, in denen ich die Vermeidungsstrategie des nächtlichen Laufens auf die Angst vor einem schlechten Urteil, projiziert in den Blick eines entgegenkommenden Läufers, zurückzuführen versuchte, wurden mit Unverständnis beantwortet. Er habe keine Angst, der Kontakt mit einem andern sei ihm aber zutiefst unangenehm, bedrohlich, er wolle unabhängig von Alter, Geschlecht und Persönlichkeit mit niemandem in Kontakt kommen.

Von dem vermutbaren, aber vom Patienten nicht direkt empfundenen Affekt der Angst oder Sorge her ähnlich merkwürdig war die Feststellung des Patienten, es bestehe die gute Möglichkeit, dass er von seinen Eltern plötzlich vor die Tür gesetzt werde. Dies mache ihm zwar persönlich nichts aus, aber er zweifle daran, dann zu überleben, obgleich ihm das eigentlich ja nichts ausmache. Persönlich sei ihm das egal, aber es sei ihm unangenehm, dass Menschen in ihn investierten, zu denen er kein Verhältnis habe. Durch die Widersprüchlichkeit der

Konzeption, nur verhungern lassen könnte ihn zu Aktivität bringen, und den Befürchtungen, seine Eltern könnten ihn plötzlich »vor die Tür setzen«, gewann ich den Eindruck, dass Herr F. mangels Kontakt zu eigenen Zielen und Wünschen sich eine Bedrängungslage zurechtlegt, um Antrieb mobilisieren zu können. Nach einigem Ringen konnte er diese Deutung unter der Prämisse akzeptieren, dass sein eigentliches Ziel nur Unauffälligkeit, nicht beachtet werden, ohne Reibung durchkommen sei.

Zu meiner Überraschung suchte Herr F. sich plötzlich einen Job als Frühschichtkraft in einem Backshop, wo er von 6 Uhr früh an schweigend, aber zur vollen Zufriedenheit für seinen Arbeitgeber tätig war. Nach etwa einem Dreivierteljahr zäher, vermeintlich fruchtloser Klärungsversuche berichtete Herr F., er gehe nun – auch nachts – regelmäßig ins Fitnessstudio. Im Nachhinein glaube ich, dass Herr F. tatsächlich weniger spezifisch fürchtete, schlecht angesehen, schlecht behandelt, von oben herab beurteilt zu werden, sondern er konnte sich überhaupt nicht vorstellen, worin die »Vernichtung« bestehen sollte. Er vermied jede Situation, in der er im Mindesten seine Existenz in Gegenwart eines andern wahrnehmen musste oder gar, dass er nur formal von einem andern etwas möchte.

Möglicherweise war es auch der dringende Wunsch nach Autarkie, der ihn meinen Vorschlag nach einer psychiatrischen Mitbehandlung immer wieder aufschieben ließ, bis er nach einem Jahr schließlich bei einem mir bekannten und daher möglicherweise für ihn weniger unheimlichen fremden Psychiater vorstellig wurde. Die antidepressive Behandlung nutzte durchaus, verkürzte die Zeiten, in denen der Patient nur im Bett lag, und schien ihn etwas lebendiger zu machen.

Rückblickend ist dies der Beginn einer sehr langsamen Entwicklung, in der sich Herr F. mit andern Menschen zu beschäftigen beginnt, wenn auch nur über die Beschreibung und Bemessung von deren kritikwürdigem Benehmen. Die Realitätsprüfung ergibt, dass Herr F. sich durchaus dessen bewusst ist, dass sein abschneidendes, abweisendes Gesprächsverhalten z.B. die Eltern wohl veranlasst, angesichts seiner Vorgeschichte ihn »im Auge zu behalten« – diese adäquatere Sicht steht jedoch weit hinter dem unangenehmen Gefühl zurück, er wolle gar nichts von seinen Eltern, wolle aber auch nicht beobachtet und beurteilt werden, sie sollten von ihm überhaupt nichts wissen und wissen wollen, er wolle eher unsichtbar sein.

In meiner Vorstellung trafen zwei völlig verkrampfte, von mir innerlich als verängstigte Parteien vorgestellte Seiten aufeinander, die aus Angst, etwas falsch zu machen, verstummen – nämlich die Eltern –, während der Patient aus Furcht, zu viel von sich zu zeigen, seine Anliegen nicht vorbringt. Weshalb *unser Dialog* zwar repetitiv und zäh, aber letztlich mit Ergebnissen gesegnet sei, also der Kontakt irgendwie funktioniere, damit konfrontiere ich Herrn F. seit Beginn der Behandlung immer wieder. Während zu Beginn die Antworten sehr anonym ausfallen – er komme, weil er keine andere Lösung allein finde, er habe keinen persönlichen Kontakt zu mir –, konzipiert er mich später konkreter als Arzt, als Fachmann. Später, auf die Frage, welches Verhältnis ich zu ihm habe, meint er über weite Strecken, er könne sich nicht in andere hineinversetzen, das sei wohl mein Beruf, später beruhigt es ihn, dass ich dafür Geld bekomme.

Geld zu haben oder zu verdienen ist für Herrn F. ein Modus des In-der-Welt-Seins, es ist einigermaßen akzeptabel, über den Austausch von Geld in Beziehung zu einem anderen zu sein. Mehr Geld zu verdienen, wird für ihn zu einer Art Ziel, für das er sogar etwas auf sich zu nehmen bereit ist. Die Phase der Diskussion über mögliche *Berufsausbildungen* oder Studien zählt für mich zu den auslaugendsten und zehrendsten der Behandlung. Ich hatte oft wenig Hoffnung, in der Ödnis, Ungerichtetheit, Vagheit, Ziellosigkeit im Grundgefühl des Zauderns vor einem neuen Schritt mit Herrn F. eine inhaltliche Vorstellung finden zu können. Er ging auf meine Anregung mit schrecklichen Motivationspausen monatelang die Liste der Ausbildungsberufe und Studienmöglichkeiten durch. Überhaupt war besonders in der Berufsfindungsphase der Eindruck stark, dass Herr F. die Möglichkeit, solche Themen mit Gewinn zu besprechen, ein Gegenüber anzutreffen, das nicht abgelenkt oder mit anderem beschäftigt war, wie er die Eltern porträtierte, nicht erfahren hatte, kein Konzept dafür bereit lag. Um es kurz zu machen, absolvierte Herr F. eine zweijährige Ausbildung zum Programmierer mit deutlichem Murren. Auffällig ist, dass es lediglich kritische, aber sehr fein beobachtete Einwände zu den Mitschülern und Lehrern gab, ein Hinweis, dass sich Herr F. durchaus mit seiner Umwelt beschäftigte, bevor er sich in seine häusliche Enklave zurückzog. An der Schwelle zur Bewerbung für einen Job trat dann wieder Zweifel auf, ob sein Lebenslauf mit der sechsjährigen Lücke nicht vom Durchschnitt so sehr abweiche, dass er keine Begründungen fände und sowieso keine Chance habe. Einerseits arbeiteten wir an einer realitätsorientierten, strategischen Selbstpräsentation, wobei Herr F. ein ausgeprägtes Gefühl für Wahrheit und Lüge an den Tag legte, andererseits zeigte er erstmals Ärger, dass ihn seine Eltern fünf Jahre in dem Zustand belassen hätten, auch Kopfschütteln über ihre Erziehungspraxis. Man habe nur etwas gesagt, zum Beispiel er solle nicht Computerspielen, aber sich weder darum weiter gekümmert, noch Alternativen geboten. Es sei nie Zeit für ihn dagewesen, er habe eine Parallelexistenz im Vorraum der Metzgerei geführt.

Über die *Sexualität* des Patienten wusste ich, obgleich ich das Thema immer wieder anschnitt, nur sehr wenig. Er sei einmal in der Schulzeit verliebt gewesen, habe dies jedoch gleich ad acta gelegt, keine Versuche unternommen. Er selbst führe seine Inaktivität auf seine tiefe Unzufriedenheit mit seinem Körper, dass er früher dicker gewesen sei, und seine generelle Unfähigkeit zurück. Zu sexuellen Phantasien und Aktivitäten befragt, räumt er bereitwillig und ohne Hemmungen Internet-Konsum von heterosexuellen Interaktionen ein, er sei da ganz »normal«, er wolle nichts Besonderes, mehr könne er darüber nicht sagen. Spezielle Vorlieben gäbe es nicht, er sei »Durchschnitt«. Ich weiß lange nicht, ob Herr F. sich nach sinnlicher Erfahrung sehnt oder der Norm entsprechen möchte. Mit Besuch von Bars, Ausgehen etc. könne er nichts anfangen, er trinke nicht, wolle auch keine Unterhaltungen führen. Aber auch Internet-Suche lehne er ab, weil er etwas über sich sagen müsse. Ich merke jedoch, dass seine Erfahrungslosigkeit ein Hauptpunkt in seiner immer stärker deutlich werdenden Minderwertigkeitsüberzeugung ist, seiner Andersartigkeit, der Vorstellung einer Kluft zwischen ihm und allen anderen. Immer wieder versuche ich, mit Herrn F. die heutigen Möglichkeiten durchzugehen, ohne sichtbaren Erfolg.

Eines Tages betritt der Patient zu meiner Überraschung erstmals freudestrahlend, lachend, fast euphorisch das Behandlungszimmer und berichtet strahlend, er sei bei einer Prostituierten gewesen. Dies war mit 28 Jahren die erste sexuelle Erfahrung des Patienten, die ihn geradezu verwandelte! In den nächsten Wochen hatte er keine Scheu, mir gegenüber darzustellen, woher die Mädchen kämen, welchen Typus er bevorzuge, wie man den Kontakt per SMS anbahne und welche Schwierigkeiten, die er jedoch sehr sachlich und nicht selbstentwertend beschrieb, er wegen der antidepressiven Medikation beim Orgasmus habe. Er habe bemerkt, dass es mit seinem Körper nicht so schlimm bestellt sei, auch wenn die Betreffenden bezahlt würden. Für ihn sei es eine einfache Angelegenheit, da das Geld eine ehrliche Vereinbarung darstelle. Er gehe auch immer wieder zu den beiden Gleichen, erfahre sogar etwas über ihr Vorleben. Die Exploration dieses plötzlichen Entschlusses ergibt, dass er sich in dieser Hinsicht so von der Menschheit ausgeschlossen gefühlt habe, dass er nichts zu verlieren gehabt habe. Natürlich legte sich die Parallele zur therapeutischen Situation nahe, in der unser Kontakt auch über Geld vermittelt wird. Herr F. konnte realisieren, dass der Bezahlungsmodus für ihn garantiert, dass er sich nicht schlecht fühlen muss, etwas zu bekommen, und er sich auch keine Gedanken darüber machen muss, wie der andere zu ihm steht. Bis vor einem halben Jahr leistete sich Herr F. trotz seines Sparwillens mehrfach pro Monat sein »Hobby«, wie wir es nannten – ich war darüber erleichtert, dass ich nicht der einzige Kontakt im Leben des Patienten war. Der von ihm konstatierte Wiederholungscharakter der Prostituiertenbesuche führte zu der von mir immer wieder angestoßenen Frage, ob auch ein Wunsch nach mehr persönlicher Beziehung zu einer Frau ihn beschäftige. In dieser Hinsicht treten wir jedoch bislang auf der Stelle. Ich kann erraten, dass er sich eine Frau wünscht – wenn ich dies ausspreche, widerspricht er nicht, führt dann aber allerhand Fakten wie Verdienst, Alter, Unerfahrenheit im Leben, Wohnen in Haus der Eltern an, die objektiv ihm eine Bemühung als sinnlos erscheinen lassen.

Einen letzten Punkt betrachte ich als Meilenstein innerhalb der Entwicklung: Vor ca. zweieinhalb Jahren begann Herr F., sich mit seiner Interesselosigkeit außerhalb des Geldverdienens zu beschäftigen und stieß darauf, dass er ein *Instrument* erlernen könne. Da ich selber Klavier spiele und Herr F. ausgerechnet, wenn auch mit vielen praktischen Vorbehalten, Klavier lernen wollte, verwendeten wir immer wieder Teile der Stunde damit, dass Terrain zu sondieren. Herr F. spürte deutlich meine Unterstützung und auch wohl Ermutigung und traute sich nach langem Zögern, bei einer mir bekannten ausgezeichneten Pianistin anzufragen. Er selbst hätte die Hürde ohne einen Tipp meines Erachtens nicht überschritten. Herr F. wusste, dass die Lehrerin mit mir nicht gut, aber bekannt war, und fand diese Tatsache nicht störend. Diese Vermittlung stellte eine wichtige Brückenfunktion dar. Es stellte sich heraus, dass Herr F. nicht nur jeden Tag eineinhalb Stunden übte, sondern für das Instrument sehr begabt ist und große Fortschritte machte.

Wie erwähnt, kam Herr F. in den letzten viereinhalb Jahren nur mehr alle vier Wochen. Dies hatte einerseits damit zu tun, dass er in seinem Job extrem lange blieb, weil er seine Arbeit perfekt machen und sich für einen höheren Verdienst qualifizieren wollte. Zum andern hatte er keine expliziten Inhalte, an denen er arbeiten wollte. Mir selbst ging es genauso. Es stellte sich eine Art »steady state« ein: Arbeit, Fitnessstudio, Klavierspiel und die zähe Diskussion darüber, wie er trotz wenig Geld ausziehen könne, ob es eine verkappte Bindung an die Eltern sei, die ihn hindere, bildeten den Inhalt. Es blieb dabei, dass Herr F. sich in für ihn wichtigen Parametern wie Geld, Erfolg, eigene Wohnung, überhaupt Lebenserfahrung als weit hinter der Statistik einstufte, aber zurechtzukommen schien.

7.1.6 Letzte Entwicklung

Vor ca. sechs Monaten eröffnete mir Herr F., dass er nicht mehr übe und auch nicht mehr regelmäßig ins Fitnessstudio gehe, auch an seinen Prostituiertenbesuchen habe er keinen Spaß mehr. Er betrachte dies selbst als sehr schlechtes Zeichen. Interessanterweise mutete diese Schilderung gleich ganz anders an, als seine ursprüngliche schizoide Verfassung. Ich machte dem Patienten den Vorschlag, die therapeutische Arbeit wieder zu intensivieren auf mindestens eine Stunde pro Woche, worauf er sofort einging. Auch durch die Schilderung, dass er statt Klavierüben zuhause nun mit der Klavierlehrerin auf deren Vorschlag hin in der Stunde selbst zur Überbrückung seiner Krise übe, schloss ich, dass Herr F. nun ein anderes Stadium in seiner inneren Vermessung der Welt zu erreichen beginnt. Es ist ihm möglich, seine Abhängigkeit von der Unterstützung durch andere zu sehen und eine Art Stolz der Autarkie zu überwinden. Es scheint mir, als ob sich *meine Position* von einer relativ *gesichtslos-anonymen alimentären* über eine *persönlich-alimentäre* nun hin zu einem *Introjekt* entwickelte, auf das er zurückzugreifen beginnt. Dies ermöglicht ihm, menschliche Hilfestellung nicht unter dem Aspekt inauguraler Zurückweisung, Entwertung oder Frustration zu sehen, sondern ein gewisses Gefühl für einen gemeinsam zurückgelegten Weg zu entwickeln, auf dem ihn jemand vorurteilsfrei begleitet. Allerdings hatte es dazu mehrerer Stunden bedurft, in denen Herr F. alles Erreichte und alle therapeutischen Erfolge zu nivellieren und als völlige Selbstverständlichkeit hinzustellen versucht und damit auch mich gewissermaßen in meinen Anstrengungen total entwertet hatte. *»Es fehlt an allem. Ich kann mich einfach mit nichts identifizieren. Vielleicht ist es auch ein Trotz, sich nicht zu identifizieren, sonst habe ich nichts. Es ist einfach zu viel Aufwand, für mich, etwas zu tun.«* Ich weise in meiner Verzweiflung den Patienten auf die Möglichkeit hin, dass er durch seinen depressiven Zustand jetzt eine tiefe Scham verberge, die in ihm vorhandenen Wünsche nach einer Verbindung zu einem anderen Menschen einzugestehen. So wie er im Nebensatz erwähnt habe: Dass er eben niemals eine Partnerin finden könne! Und dass er sich auch vor der Verzweiflung schäme, vor mir und sich einzugestehen, dass er auch wie die von ihm erwähnten anderen »Normalen« sei, und dass er deshalb solche Wünsche sogleich zerstöre. So könne der Trotz, sich mit dem Erreichten nicht zu identifizieren, ihm wie eine letzte Bastion seiner Identität erscheinen. Dies erkennt er wie die Tendenz, sich wieder durch nur noch unvollständige Sätze mit Ja und Nein zu verbergen. Darauf folgt eine Berechnung der Kosten für sein Leben, den Klavierunterricht. Wir sprechen über seine feste Überzeugung, Erreichtes am Gehalt messen zu können. Der Patient versucht mich zu überzeugen, dass nur objektivierbare, zählbare Dinge gelten könnten, die darin gipfeln, er könne wahrscheinlich allenfalls Dinge besitzen, aber nicht Erfahrungen. Ich versuche mit Herrn F. herauszuarbeiten, dass er sich selbst in der Situation des gegenseitigen Fremdelns, der Eisesstarre, der Kommunikationslosigkeit z. B. mit seinen Eltern fesseln kann, und sein statistisches Denken zur Selbstentwertung einsetzt. Herr F. kann plötzlich spürbar einräumen, dass auch er weiß, wie unttragbar die häusliche Pattsituation ist. Da er zu den Stunden doch immer mit einem schwachen Optimismus komme, wolle er weitermachen.

Trotz der oberflächlichen Auswegslosigkeit ist wieder ein Band zwischen uns entstanden und die gemeinsame Betrachtung von einem Außenstandpunkt erscheint für mich erstmals gesicherter als früher.

7.2 Spezifische Schwierigkeiten in der Therapie schizoider Patienten

1. Es handelt sich sehr oft um *geschickte* Patienten, die auf Betreiben anderer in Therapie kommen, zum Beispiel weil sie sich in eine lebensbedrohende Isolation gebracht haben. Dadurch dominiert häufig eine *extrinsische Motivation*.
2. Auch nach Stunden, in denen etwas erarbeitet werden kann, gibt es plötzlich auftauchende Überzeugungen bei Patient und Behandler von einem *Abbruch*, Abriss, einem Versanden der Beziehung. Schweigepausen sind eher destruktiv, weil sie diese Überzeugung bestärken.
3. Über weite Strecken entsteht im Therapeuten eine Art *existenzieller Gegenübertragung*: Jederzeit geht es immer um alles, um das gesamte Leben. Alles steht zur Disposition.
4. Patienten haben *abstrus anmutende Realitätsannahmen* sowie abstruse Annahmen über menschliche Beziehungen.
5. Sie haben kein *Modell* einer *gelingenden Kommunikation* mit anderen Menschen. Es existieren oft auch keine Rollenmodelle für ein Gespräch und keine Vorstellung von den Folgen dessen, nicht mit seiner Umwelt zu sprechen oder nicht mit ihr in Beziehung zu treten.
6. Die *nonverbal-leibliche Kommunikation* (Hautfarbe, Wärme und Kälte der Hände, Kleidung, Mimik, Gestik, Sitzhaltung) sind extrem wichtig, eine bilaterale Verständigung darüber ist jedoch sehr schwierig. Therapeuten sind auf ihre Phantasiebildung angewiesen.

7. Es existiert wenig Gefühl für eigene persönliche *Entwicklungen*, ja für menschliche Entwicklungen überhaupt. Das Sprechen über Ziele, Träume, Hoffnungen ist behindert. Die Patienten schildern sich wie auf einer »Schiene« sitzend. Die Patienten verfügen über eine *außengeleitete Veränderungsvorstellung*.
8. Die Bedeutung *äußerer Koordinaten* ist extrem wichtig. Viele Patienten definieren sich von außen über Besitz oder Hobbys, über bestimmte Materialien, das Gewicht von Utensilien, die genaue Passung – all dies wirkt als *Anker* für die Persönlichkeit in der unbelebten Objektwelt.
9. Die Penibilität, die möglicherweise zwanghaft wirkt, ist kein *Zwang* sui generis, sondern eine Anbindung an die externe Welt und Metapher für die inneren Objektbeziehungen.
10. Das erfolgreiche Führen eines *strukturellen Interviews* für beide Beteiligten ist oft erst nach einer Gewöhnungsphase an die menschliche Präsenz des anderen in Gegenwart des schizoiden Patienten möglich.
11. Manche Patienten berichten über eine latente, ungerichtete, explosive *Aggressivität*, haben aber keine personen-gerichteten Klagen oder Beschwerden oder Wahrnehmungen vorzubringen. Bei manchen Patienten werden sie in die Form *paranoider Überzeugungen* über die Welt gegossen. Seltener existieren paranoide Äußerungen über Angehörige, die jedoch von einer äußersten Abstraktheit sind, ohne psychotisch zu sein, aus denen aber auch keine Schlüsse gezogen werden.
12. Die *Bindung an leblose Objekte*, Vorgänge, Themata sowie an Tiere oder Tätigkeiten wie Bergsteigen müssen so verstanden werden, als ob es sich um die Bindung an Personen handeln würde, um etwas über die innere Objektwelt zu erfahren. Hier sind die Patienten oft recht auskunftsfreudig.
13. Die Patienten können sich psychopathologisch zwar in ihrer Andersartigkeit situieren, haben jedoch wenig psychogenetische Vorstellungen. Die *Identitätsvorstellung* ist über das Tun oder Nicht-Tun definiert, obwohl manche Tätigkeit sehr persistent verfolgt werden, bleibt der Status der Besetzung sehr vage, eine »leidenschaftliche« Besetzung existiert kaum.
14. Deshalb gibt es auch kaum einen »Nachhall« des Gegenwärtigen in die Zukunft, nur Routine. Die Patienten haben ein sehr spezielles Verhältnis *zur Zeit*. Die Vergangenheit wirkt oft wie ein subjektiv unbeeinflusstes Nacheinander von Ereignissen, die Zukunft wird nicht durch Hoffnungen, Sehnsüchte, Idealvorstellungen, außer abstraktester Natur, bestimmt.

7.3 Behandlungsprinzipien bei Patienten mit schweren schizoiden Zügen auf Borderline-Strukturniveau

1. Bei Patienten wie Herrn F. besteht die Behandlung über weite Strecken darin, unbestimmte Schwierigkeiten, Leidenszustände und auswegs erscheinende soziale Situationen zusammen mit dem Patienten in gemeinsam *geteilte Vorstellungen* von Symptomen, krankheitswertigen Entwicklungen, lebensgeschichtlich entstandenen Problemen und letztlich eine *krankheitswertige psychische Situation* umzuwandeln.
2. Die Aufgaben und Möglichkeiten von Patient und Therapeut müssen so lange bearbeitet werden, bis eine einigermaßen stabile *Eigenmotivation* entsteht. Der Patient muss erst zum Patienten werden.
3. Aufgrund der skurrilen und verschrobenen Vorstellungen von Realität hat der Therapeut mehr als sonst die Aufgabe, eine *allgemein geteilte Vorstellung von Realität* in die Therapie einzuführen. Erst in einem späteren Stadium können die abweichenden Konzepte des Patienten aktuell und psychogenetisch interpretiert werden.
4. Der Therapeut muss verstärkt auf jede Äußerung von Emotionen und Affekten achten und besonderes Augenmerk auf die nonverbale, *szenisch-leibliche Kommunikation* und die dadurch ausgelöste Gegenübertragung legen. Dabei bietet sich oft auch Arbeit in der *Außen-Übertragung* an.
5. Der Therapeut hat als oftmals einzige Bezugsperson eine stärkere *Verantwortung für den Verlauf der Therapie* und sollte im Vorhinein entsprechende von ihm zu ergreifende Maßnahmen wie Klinikeinweisung, Gespräche mit Bezugspersonen etc. besprechen. Das Angebot von Telefonterminen oder ersatzweise einspringender Kollegen wirkt wie ein Ausrufezeichen für die Psyche des Patienten, dass er keine Monade darstellt.
6. Innerhalb der Behandlungsstunden ist größter Wert darauf zu legen, dass der Dialog erhalten bleibt. Das aktive Kommentieren und *Durchbrechen von Schweigepausen* ist notwendig, um eine Regression auf Zustände relativer Objektlosigkeit im menschlichen Sinne zu vermeiden.
7. Die Arbeit an der Identitätsstörung erfordert ein minutiöses *Sammeln von Selbst- und Fremdbeschreibungen*. Das Auftauchen sehr kritischer, bisweilen paranoid anmutender Fremdbeschreibungen zeigt oft den Beginn einer Reifung der Identität und der inneren und äußeren Objektbeziehungen an.
8. Es ist förderlich, jede Rede von psychischen Phänomenen zu benutzen, um das Funktionieren des *psychischen Innenraums* zu erläutern und zu erklären. Die Entwicklung einer Vorstellung von auch nur vagen inneren Konflikten, Ambivalenzen, Unterschieden zwischen der eigenen Psyche und der anderer stellen einen Meilenstein dar. In einem zweiten entscheidenden Schritt können Patienten die Vorstellung entwickeln, dass sie eigene innere Zustände verstehen und auch steuern können.

9. Aufgrund des häufig vorhandenen Erfahrungsmangels kann es notwendig sein, *aktiv Vorschläge* für eine bestimmte Schwierigkeit zu unterbreiten. Dabei sollte man darauf achten, eine große Bandbreite von Szenarien anzubieten, da die Patienten auf ihre Autarkie als letztes Refugium der vermeintlichen Selbstgewissheit größten Wert legen, selbst wenn sie tatsächlich ohne die reale Unterstützung durch andere nicht lebensfähig wären.
10. Sehr häufig entwickelt sich durch die konsequente Bearbeitung des schizoiden Universums eine *depressiv-narzisstische Problematik*, sobald der Patient eine realistischere Sicht auf seine psychische und reale Situation und seine persönlichen Aussichten gewinnt, sofern er beim Status quo verbleibt.

7.4 Fazit

Abschließend zusammengefasst sollte ein Therapeut bei solchen Störungen genügend Hartnäckigkeit, aber auch Optimismus und eine ausreichend positive Besetzung des Lebens vertreten können, damit er über lange Sicht die Forderungen der Realität und die Angebote und Reize der Alterität überzeugend vertreten kann, um eine Entwicklung aus dem granithart-soliden oder als leer empfundenen Innenraum des schizoiden Patienten heraus zu ermöglichen.

Literatur

Bick E (1988) Das Hauterleben in frühen Objektbeziehungen. In: Bott-Spillius E (Hrsg.) Melanie Klein Heute, Bd. 1. München: Verlag Internationale Psychoanalyse. S. 236-240.

Fairbairn WRD (1940) Schizoid factors in the personality. In: Fairbairn WRD (1952) Psychoanalytic studies in the personality. London: Routledge & Kegan Paul. S. 3-27.

Guntrip H (1968) Schizoid phenomena, object relations and the self. London: Hogard Press.

Kernberg OF (1996) Ein psychoanalytisches Modell der Klassifizierung von Persönlichkeitsstörungen. Psychotherapeut 41:228-296.

Meltzer D (1992) The Claustrum. An investigation on claustrophobic phenomena. London: The Clunie Press.

Ogden TH (1989) On the concept of an autistic-contiguous position. Int Journ Psychoanalysis 70:127-140.

Rey JH (1988) Schizoide Phänomene im Borderline-Syndrom. In: Bott-Spillius E (Hrsg.) Melanie Klein Heute, Bd. 1. München: Verlag Internationale Psychoanalyse. S. 253-287.

Wernz C (2014) Schizoid, schizoide Persönlichkeit. In: Mertens W (Hrsg.) Handbuch psychoanalytischer Grundbegriffe. 4. Auflage. Stuttgart: Kohlhammer. S. 830-836.

8 Die paranoid-schizoide und die depressive Position: Wechselnde Funktionsniveaus im Verlauf einer Psychotherapie

Bernhard Grimmer

Melanie Klein (1960, S. 284) hat zwei frühe Formen psychischer Organisation von Wahrnehmungen und Erleben der Außen- und der Innenwelt unterschieden, die paranoid-schizoide Position und die depressive Position. In den ersten drei bis vier Lebensmonaten sei die paranoid-schizoide Position eine normale Entwicklungsphase. Bei normaler psychischer Entwicklung werde die paranoid-schizoide Position nach und nach zugunsten der depressiven Position aufgegeben. Unter bestimmten Umständen bleibe die paranoid-schizoide Position jedoch bestehen oder es komme zu einer Regression auf diese Organisationsform. In diesem Fall funktionierten die Organisation von Wahrnehmungen und Erfahrungen, die Selbststeuerung und die Beziehungsgestaltung zu anderen Menschen auch im späteren Leben nach den Prinzipien der paranoid-schizoiden Position.

Im Mittelpunkt des Konzepts der beiden Positionen stehen zwei verschiedene Formen der Bewältigung psychischer Konflikte. Dabei kommen jeweils unterschiedliche Abwehrmechanismen zum Einsatz, um Ängste zu bewältigen und ein Gefühl von Sicherheit in Abhängigkeitsbeziehungen herzustellen. Das Konzept hilft zu verstehen, mit welchen Ängsten Patienten zu einem bestimmten Zeitpunkt ringen und warum sie sich selbst oder andere Menschen auf eine bestimmte Art und Weise erleben oder behandeln. Damit lassen sich auch herausfordernde Situationen in der therapeutischen Beziehung, Übertragungskonstellationen und damit einhergehende emotionale Zustände in der Gegenübertragung besser reflektieren und unterschiedliche behandlungstechnische Interventionen ableiten.

Mit den beiden Positionen sind keine psychiatrischen Störungsbilder, also etwa eine paranoide Schizophrenie oder eine manifeste depressive Episode gemeint, sondern verschiedene psychische Funktionsweisen. Die paranoid-schizoide Position wird auch als Bezeichnung einer allgemeinen psychischen Organisationsform verwendet, die allen schweren Persönlichkeitsstörungen zugrunde liegt (Yeomans et al. 2015, S. 13). Damit ist sie keine Besonderheit der schizoiden Persönlichkeitsstörungen, aber auch bei diesen vorhanden. Entsprechend wird die depressive Position mit einer gesünderen Persönlichkeitsorganisation in Verbindung gebracht, bei der das psychische Leben von neurotischen Konflikten vor allem zwischen Triebwünschen und Schuldängsten geprägt ist. In seinem Modell der Persönlichkeitsorganisation unterscheidet Kernberg (1984) zwischen einer neurotischen Organisation, einer Borderline-Persönlichkeitsorganisation und einer psychotischen Organisation. Die depressive Position lässt sich einer neurotischen Persönlichkeitsorganisation zuordnen, die sich durch eine integrierte Identität und Abwehrmechanismen der mittleren oder höheren Ebene auszeichnet, vor allem Verdrängung. Bei der Borderline-Persönlichkeitsorganisation und der psychotischen Organisation dominieren eine diffuse Identität und primitive Abwehrmechanismen, die sich um den Mechanismus der Spaltung zentrieren, wobei zusätzlich bei der psychotischen Organisation die Realitätsprüfung erheblich beeinträchtigt ist. Die paranoid-schizoide Position findet sich entsprechend bei diesen beiden Formen der Persönlichkeitsorganisation (Kernberg 1984). Der schizoiden Persönlichkeitsstörung liegt in Kernbergs (1984) Modell ebenfalls eine Borderlineprsönlichkeitsorganisation zugrunde.

8.1 Die paranoid-schizoide Position

Das frühe Erleben des Kleinkindes ist von unterschiedlichen und teilweise widersprüchlichen Erfahrungen mit seinen primären Bezugspersonen geprägt. Es erfährt liebevolle, befriedigend lustvolle, bestätigende oder entspannte Zustände, aber auch unbefriedigende, beängstigende, vernachlässigende und hilflose, unbeantwortete oder gequälte Zustände. Im Inneren des Kindes entstehen dabei begehrende liebevolle Wünsche und Phantasien aber auch hasserfüllte zerstörerische Wünsche und Impulse. Diese lassen sich als unterschiedliche Selbstzustände beschreiben, die im Erleben über die jeweiligen Affekte und Wünsche mit dem Objekt verknüpft sind. Wenn die negativen, von Angst, Hilflosigkeit oder Hass geprägten Zustände zu überwältigend und beängstigend sind, führt dies zu unerträglichen Konflikten zwischen den positiven und den negativen Affektzuständen und den entsprechenden Beziehungserfahrungen. Aufgrund der überlebenswichtigen Abhängigkeit von der Bezugsperson versucht das Kind die positiven Zustände vor den negativen zu schützen. Dies geschieht durch Spaltung, die positiven Selbst-Affekt-Objekt-Erlebnisse werden unabhängig von den negativen organisiert (Yeomans et. al. 2015). Da das Kind für sein psychisches Überleben auf eine Bezugsperson angewiesen ist, versucht es durch die Spaltung im Erleben eine nur positive, liebevolle ideale Beziehung zu erhalten und zu schützen (Klein 1960, S. 288). Anderenfalls drohen sowohl der eigene Hass als auch die überwältigenden frustrierenden, ablehnenden oder quälenden Erfahrungen die positiven Repräsentanzen des eigenen Selbst und der Bezugsperson, zu der Abhängigkeit besteht, zu vernichten. Unter »schizoid« wird bei dieser Position der Einsatz des Abwehrmechanismus der Spaltung verstanden. Die Spaltung reduziert die Komplexität und Widersprüchlichkeit von teilweise unerträglichen und nicht integrierbaren Beziehungserfahrungen und Selbstzuständen.

Sowohl die positiven wie die negativen Beziehungserfahrungen mit den entsprechenden Selbstzuständen, Wünschen und Phantasien werden verinnerlicht und als gespaltene psychische Repräsentanzen organisiert. Nach der Spaltung sind die negativen immer noch vorhanden und wirken bedrohlich fort, auch wenn sie nicht gleichzeitig mit den positiven Zuständen erlebt werden. Die Spaltung allein reicht oft nicht aus, um die Ängste zu beruhigen und sich vor den destruktiven verinnerlichten Selbst- und Objektanteilen und den eigenen destruktiven Affekten und Impulsen zu schützen. Zusätzlich kommt es zur Projektion der inneren bedrohlich erlebten Selbstzustände, der destruktiven Phantasien oder der verinnerlichten negativen Objektrepräsentanzen nach außen auf andere Menschen. Mittels projektiver Identifikation sollen andere dazu gebracht werden, diese zu übernehmen. Die Bedrohung wird nun als Verfolgung von außen kommend erlebt und soll dort kontrolliert oder bekämpft werden, was den paranoiden Anteil der Position ausmacht. Dabei ist wichtig zu beachten, dass nicht nur die negativen Selbst- und Objektanteile projiziert werden, sondern es auch möglich ist, dass die positiven projiziert werden, um sie vor den negativen zu schützen. In dem Fall kann es dazu kommen, dass die projizierende Person sich vollständig mit den negativen Selbstzuständen oder Objektrepräsentanzen identifiziert, was zu hasserfülltem Beziehungshandeln oder schwerer Suizidalität mit dem Ziel der Selbstvernichtung führen kann.

Zusammenfassend zeichnet sich die paranoid-schizoide Position dadurch aus, als unerträglich erlebte Konflikte in den frühen Abhängigkeitsbeziehungen durch Spaltung und Projektion von Konfliktanteilen zu mindern, was als psychische Organisationsform und Funktionsweise auch im späteren Leben vorherrschend bleiben kann. Wenn dies der Fall ist, so hat das erhebliche Konsequenzen:

1. Es entstehen keine integrierten und ganzheitlichen Repräsentanzen des eigenen Selbst und der verinnerlichten Objekte. Vielmehr finden wechselnde Identifikationen mit unverbunden erlebten Selbstzuständen und Objektanteilen statt. Es entsteht bei starker Ausprägung die von Yeomans et al. (2015) beschriebene Identitätsdiffusion.
2. Durch die Spaltung ist das Erleben des eigenen Selbst und anderer Menschen von Erfahrungsdiskontinuitäten geprägt (Ogden 2000, S. 19). Das Lernen aus Erfahrungen ist erschwert und Beziehungen haben keine Geschichte. Das gilt auch für die therapeutische Situation, in der oft lange kein gemeinsamer Erfahrungsrahmen zu Verfügung steht, der aktuelle Erlebnisse und Geschehnisse im Kontext früherer gemeinsamer Erfahrungen verorten und relativieren lässt (Ogden 2000, S. 20). Beispielsweise wird ein Therapeut, der bisher idealisiert positiv erlebt wurde und dann einmal enttäuscht, nicht als grundsätzlich wohlwollendes, aber aktuell enttäuschendes, sondern als enttarntes feindseliges Objekt wahrgenommen. Entsprechend wird wirkliche Ambivalenz kaum erfahren und ausgehalten. Die Kompromissfähigkeit ist eingeschränkt.
3. Die Wahrnehmung anderer Menschen ist wie die des eigenen Innenlebens durch die Projektion der inneren Objektbeziehungswelt massiv verzerrt. Neue Begegnungen und Erfahrungen sind erschwert, weil äußere Objekte vollständig im Schatten der inneren Objekte stehen können (Ogden 2000, S. 86). Andere Menschen werden nicht als ganzheitliche eigenständige Personen mit widersprüchlichen Seiten und inneren mentalen Zuständen erlebt.

Die von Bateman und Fonagy (2014, S. 124) als Mentalisierung beschriebene Fähigkeit ist somit beeinträchtigt und die Konstruktion eines dreidimensionalen psychischen Raums (eigene innere psychische Welt, innere psychische Welt anderer Menschen und äußere Welt) gelingt nicht (Weiß 2003). Das Denken bleibt konkret.

4. Andere Menschen werden eher oberflächlich und als Dinge denn als Subjekte wahrgenommen, eine tiefergehende emotionale empathische Anteilnahme am Erleben und Fühlen anderer ist erschwert (Ogden 2000, S. 23).
5. Die Projektion eigener destruktiver Selbstanteile und aggressiver Impulse auf äußere Objekte verhindern die Anerkennung eigener Schuld. Entsprechend werden keine wirklichen Schuldgefühle erlebt, sondern nur archaische Ängste, ausgelöst durch Über-Ich-Vorläufer. Die Projektion eigener aggressiver Wünsche löst Verfolgungsangst aus und führt zudem dazu, dass die Identifikation mit dem Objekt und dessen moralischen Werten erschwert ist.
6. Die anhaltenden projektiven Mechanismen behindern das Erleben einer wirklichen Trennung zwischen Selbst und Objekt, zwischen Innen- und Außenwelt. Es bleibt unklar, was zum eigenen Selbst und was zum Objekt gehört. Als Folge kann Alleinsein oft nicht ausgehalten werden, es löst unerträgliche Gefühle der Leere und Verlassenheitsangst aus, weil sich die Person durch Projektionen innerer Selbstanteile und Objektanteile entledigt hat und ganz existentiell leer fühlt. In einer nahen Beziehung fühlt sie sich bedrängt und bedroht, weil sie von den eigenen projizierten Selbstanteilen oder Objektanteilen im Anderen überwältigend bedrängt wird.
7. Durch die unzureichende Separierung von Selbsterleben und Objekterleben bleiben für die Entwicklung wichtige Trennungs- und Verlusterfahrungen aus. Die Verselbständigung wird erschwert. Echte Trauer und psychische Trauerarbeit finden kaum statt. Im psychischen Leben bestehen eine Art Zeitlosigkeit (Weiß 2003, S. 865) und oft eine Phantasie der Unsterblichkeit. Die gegenwärtige Erfahrung ist die einzig vorhandene. Zugleich wird an der Illusion einer unendlich fortbestehenden idealen Beziehung festgehalten, die durch omnipotente Kontrolle des Objekts erreicht werden soll.
8. Die zentrale Angst der paranoid-schizoiden Positionen ist die Angst vor Zerstörung und Auslöschung des eigenen Selbst.

8.2 Die depressive Position

Die Entwicklung hin zur depressiven Position als veränderter Form der psychischen Organisation und der Bewältigung von Konflikten lässt sich wie folgt charakterisieren:

1. Es kommt zu einer zunehmenden Integration der zuvor durch Spaltung getrennten Anteile. Das Erleben des eigenen Selbst sowie der primären Bezugs-

personen und ihrer verinnerlichten Repräsentanzen wird ganzheitlicher. Die Wahrnehmung wird differenzierter, die verzerrten inneren Objekte werden realistischer mit den äußeren Objekten abgeglichen und modifiziert. Das ganzheitliche, kontinuierliche und vom eigenen Selbst getrennte Erleben der inneren und der äußeren Objekte ermöglicht sie als eigenständige Subjekte mit eigenen mentalen Zuständen zu erleben. Die Mentalisierungs- und Symbolisierungsfähigkeit nehmen zu.
2. Die Trennung zwischen Selbst und Objekt wird durch das Zurücknehmen der Projektionen eindeutiger. Dem Objekt wird nach und nach ein Eigenleben zugestanden. Es wird anerkannt, dass das Objekt nicht omnipotent kontrolliert werden kann. Erfahrung wird kontinuierlich, neue Erlebnisse werden integriert und löschen frühere nicht aus. Im psychischen Leben entwickeln sich Geschichtlichkeit und Zeitlichkeit. Trennungs- und Verlusterfahrungen werden möglich und damit auch das Erleben von Trauer (Weiß 2003). Das Wissen darum, dass Veränderungsprozesse stattfinden und Beziehungen sich entwickeln, Geschehenes aber nicht ungeschehen gemacht werden kann, geht mit dem Aufgeben omnipotenter Phantasien einher.
3. Die Integration verstärkt zugleich die Konflikte zwischen Liebe und Hass, weil destruktive Phantasien und Wünsche weniger projiziert, sondern als eigene anerkannt werden. Ambivalenz- und Kompromissfähigkeit nehmen zu.
4. Schuldgefühle kommen auf als Reaktion auf die Anerkennung der eigenen aggressiven Impulse, und Wiedergutmachungsbestrebungen verstärken sich. Es entstehen ein Gefühl der Verantwortlichkeit und eine neue Angst, diejenigen, die man liebt, verletzt oder vertrieben zu haben. Es ist eine Angst um die verinnerlichten Objekte und Angst vor den eigenen Triebwünschen (Klein 1960, S. 296). Zur zentralen Angst wird die Angst vor Objektverlust.

Zusammenfassend ist das Erleben des eigenen Selbst und anderer Menschen in der depressiven Position reichhaltiger, differenzierter und realitätsgerechter. Konflikte werden weniger durch Externalisierung gelöst. Psychischer Schmerz, Trauer, Schuldgefühle nehmen dadurch zu.

8.3 Die Entstehung der paranoid-schizoiden Position: Der Schatten des Objekts oder unbewusste Phantasien?

Melanie Klein (1960) beschreibt die Entwicklung der paranoid-schizoiden Position als ein Wechselspiel zwischen der inneren Triebdynamik, den daraus entstehenden libidinösen und destruktiven Phantasien des Kleinkindes und den frühen Erfahrungen, die es mit seiner primären Bezugsperson macht. Angeborene aggressive Wünsche und Impulse werden auf das frustrierende, versagende oder enttäuschende mütterliche Teilobjekt projiziert, das dadurch noch zusätzlich mit Wut und Hass aufgeladen wird (»die böse Brust«). Es wird dann als noch feindseliger, verfolgender erlebt und als ein solches feindseliges Objekt introjiziert und zu einem innerlichen verfolgenden Objekt. In gleicher Weise werden die libidinösen Triebregungen, die in Verbindung mit befriedigenden und lustvollen Zuständen erlebt werden, auf das liebevolle mütterliche Teilobjekt projiziert (»die gute Brust«), die dann entsprechend als liebendes Objekt introjiziert wird. Die auf diese Weise zustandekommende getrennte Organisation und Internalisierung guter und verfolgender Teilobjektbeziehungen ist zunächst ein normaler Entwicklungszustand. Ob eine zunehmende Integration gelingt, hängt von der inneren Triebdynamik und dem Verhalten der primären Bezugspersonen ab. Einerseits betont Klein (1960, S. 290), dass jede positive Erfahrung die Liebe und das Vertrauen zum mütterlichen Objekt und seine integrative Fähigkeit verstärkt, während jede negative Hass und Verfolgungsangst schürt. Andererseits hält sie die aus angeborenen aggressiven und destruktiv Impulsen und Phantasien resultierende Dynamik für entscheidend. Es komme letztlich darauf an, ob der Lebenstrieb oder der Todestrieb stärker sei und deshalb die Liebe zum Objekt oder der Hass überwiegt (Klein 1960, S. 288).

Es sind also zwei zentrale Fragen zur Entstehung und Aufrechterhaltung der paranoid-schizoiden Positionen noch weiter zu klären. Erstens: Welche Rolle spielen die unbewussten Phantasien des Kleinkinds, vor allem die aggressiven Wünsche und Impulse im Vergleich zum Verhalten der primären Bezugspersonen? Und zweitens: Wodurch wirkt eine primäre Bezugsperson negativ oder, anders ausgedrückt, wodurch wird sie ein böses, verfolgendes Objekt?

Klein (1960) betont besonders die Rolle der projizierten aggressiven Wünsche und Affekte wie Zerstückeln, Zerbeißen, Neid und Gier sowie die negativen Feedbackschleifen, die sie in Gang bringen, indem sie die Verfolgungsangst verstärken und Identifikationen erschweren. Yeomans et al. (2015, S. 14) nennen zwar auch das angeborene Temperament, eine Disposition zum Erleben intensiver negativer Affekte, als einen wichtigen Faktor. Für das Aufrechterhalten der Spaltung und das Scheitern der Integration muss aber vor allem eine Störung des interaktionellen Austauschsystems und der Bindung zwischen primärer Bezugsperson und Kind stattfinden. Durch inadäquate Antworten der Bezugspersonen auf die Signale und Bedürfnisse des Kindes werde es von negativen Affektzuständen überschwemmt. Seine zentralen körperlichen und seelischen Bedürfnisse werden nicht gestillt, seine Affektzustände nicht adäquat gespiegelt. In der Folge gelingt es dem Kind nicht, die frustrierenden Erlebnisse vor dem Hintergrund einer überwiegenden Erfahrung geliebt, verstanden und angenommen zu sein, zu ertragen. Es entwickeln sich zwei dissoziierte motivationale Systeme. Durch Projektionen versucht sich das Kind dann von den negativen Affektzuständen zu befreien und an einer idealisierten unrealistischen Beziehung zu einer nur guten Bezugsperson festhalten zu können. Es wird überempfindlich für negative Affektzustände und reagiert auf negative und bedrohliche Erfahrungen sofort mit Vermeidung oder Angriff.

Bei Yeomans et al. (2015) wird mit dem Temperament des Kindes und seiner Neigung zu negativen Affektzuständen noch ein innerpsychischer Anteil an der

Entwicklung der paranoid-schizoiden Position angenommen. Andere Objektbeziehungstheoretiker vertreten in der Folge Fairbairns den Standpunkt, die Aggression des Kleinkinds entsteht nur reaktiv als Antwort auf quälende, übergriffige, vereinnahmende, nicht mentalisierende oder unempathische primäre Bezugspersonen. Diese behindern vor allem über ihre eigenen projektiven Identifikationen die Entwicklung eines gesunden, autonomen und integrierten Selbst (Guntrip 1968; Bianchi 2006). In dieser Sichtweise ist der Säugling den Bezugspersonen aufgrund seiner Abhängigkeit völlig ausgeliefert. Er nimmt deren implizite oder explizite Bewertungen, ihren Hass oder ihre emotionale Kälte schutzlos in sich auf. Um diese Beziehung trotzdem zu schützen, kommt es zur Spaltung und Verinnerlichung der negativ erlebten Selbstzustände (in dieser Theorie als antilibidinöses Ich bezeichnet) in Beziehung zu einem aggressiven, beschuldigenden oder vernachlässigenden inneren Objekt (antilibidinöses Objekt), an das sich das Selbst gebunden fühlt, während gleichzeitig eine positive Beziehung zur primären Bezugsperson mit positiv erlebten Selbstzuständen geschützt werden soll. Die Folge dieser schizoiden Position ist einerseits die überlebenssichernde Anpassung an die primäre Bezugsperson, um die erlebte Beziehung zu erhalten, und zugleich innerlich eine oft ich-syntone Bindung an das antilibidinöse Objekt, das sich in Form von Identifikationen mit den Entwertungen und Beschuldigungen oder in Form von inneren Leere-Zuständen bei fehlender libidinöser Bezogenheit der primären Objekte zeigt. Bianchi (2006, S. 148) versteht eine solche schizoide Position letztlich als Folge einer Traumatisierung durch die primären Bezugspersonen. Der Verzicht auf die Bezeichnung »paranoid« deutet darauf hin, dass auf die projizierten aggressiven Phantasien des Kindes hier wenig Gewicht gelegt wird. Deutungen unbewusster aggressiver Impulse und Phantasien werden aus dieser Sichtweise als Täter-Opfer-Umkehr und falsche Schuldzuweisung verstanden. Stattdessen wird die Rekonstruktion der realen Umwelt, die Realobjektanalyse (Bianchi 2006, S. 151) wichtiger, um die Prozesse der Traumatisierungen zu verstehen und eine innere Distanzierung von den ich-syntonen Bindungen und Identifikationen mit den Projektionen der primären Bezugspersonen zu erreichen.

Dieses Modell weist Ähnlichkeiten zu dem auf, was Bateman und Fonagy (2014, S. 148) in ihrer Mentalisierungstheorie als die »Verankerung eines fremden Selbst« beschreiben. Wenn das Kind, auf der Suche nach Affektresonanz und Affektspiegelung auf Bezugspersonen trifft, die es unzutreffend spiegeln, kann das Kind keine Repräsentanz seines inneren Zustands entwickeln, weil die Reaktion der Bezugsperson sein inneres Erleben nicht abbildet. Stattdessen findet das Kind eine projizierte Repräsentanz der Mutter in sich selber. Diese wird dann als ein fremdes Selbst verinnerlicht. Je nach Ausmaß dieser als »Kolonialisierung des Selbst« (Bateman und Fonagy 2014, S. 161) beschriebenen verfehlten Spiegelungsprozesse entsteht ein mehr oder weniger starkes Erleben eines inkohärenten Selbst und das Identitätsgefühl des Kindes ist bedroht. Um sein Kohärenzgefühl wieder herzustellen, externalisiert das Kind die fremden Selbstanteile mittels projektiver Identifikationen anhaltend. Dieser Zustand ähnelt der paranoid-schizoiden Position und kann zu entsprechenden Verfolgungsgefühlen führen. Allerdings betonen Bateman und Fonagy (2014, S. 149), dass es nicht um eine aktive Spaltung aufgrund eines inneren Konflikts geht, sondern um den Versuch, ein kohärentes, kongruentes und kontinuierliches Selbsterleben herzustellen. Die Projektionen und Externalisierungen sind dabei umso größer, je geringer die Mentalisierungsfähigkeit des Kindes ist. Diese ermöglicht durch narrative Kommentierung, partiell auch fremde Selbstanteile mit Bedeutung zu versehen und in ein kohärentes Selbstbild zu integrieren.

8.4 Unterschiedliche Strukturniveaus oder wechselnde Positionen?

Die paranoid-schizoide und die depressive Position sind von Klein (1960) ursprünglich als aufeinanderfolgende Entwicklungsphasen konzipiert worden, als unterschiedliche Formen des Erlebens, der Wahrnehmung und der Bewältigung innerer Zustände und der äußeren Welt. Sie werden in der Psychoanalyse auch als unterschiedliche Entwicklungs- und Funktionsniveaus verstanden, wobei die paranoid-schizoide Position für primitivere, unreife psychische Funktionen und die depressive Position für höherentwickelte, reifere Funktionen steht. Beispielsweise sieht Ogden (2000, S. 12) in der depressiven Position ein nie vollständig zu erreichendes Ideal psychischer Reife, das dadurch gekennzeichnet ist, dass »*interpretierende Subjekte versuchen zwischen sich selbst und der eigenen Erfahrung des Anderen mit Worten zu vermitteln*«.

Auch im Manual der Übertragungsfokussierten Psychotherapie (Transference-Focused-Psychotherapy) für Patienten mit einer Borderline-Persönlichkeitsorganisation (Yeomans et al. 2015, S.15) wird als Behandlungsziel formuliert, dem Patienten zu helfen, sich von der paranoid-schizoiden Position zur depressiven Position hin zu entwickeln und entsprechende Konflikte der depressiven Position durchzuarbeiten, um eine psychische Ausgeglichenheit zu erreichen.

Die depressive Position zu erreichen, das sollte nicht übersehen werden, ist hier nur ein Zwischenziel. Erst wenn die mit viel Schmerz, Schuldgefühlen und Angst verbundenen entsprechenden Konflikte dieser Position durchgearbeitet sind, lässt sich von dem Erreichen eines Therapieziels und einer normalneurotischen Gesundung sprechen.

Die paranoid-schizoide Position wird wie eingangs beschrieben in bestimmter Hinsicht gleichgesetzt mit einer Borderline-Persönlichkeitsorganisation. Spaltung, Identitätsdiffusion und weitere primitive Abwehrmechanismen wie Projektive Identifikationen oder omnipotente Kontrolle gelten als zentrale Kriterien für diese psychische Organisation (Yeomans et al. 2015) und sind beiden Konzepten gemeinsam. Allerdings ist eine intakte Realitätsprüfung ein zusätzliches Kriterium für das Vorliegen einer Borderline-Persönlichkeitsorganisation. Das Konzept der paranoid-schizoiden Position schließt die intakte Realitätsprüfung hingegen nicht notwendigerweise ein. Es kann auch zu so massiven Fragmentierungen, Projektionen und ausgeprägtem paranoidem Erleben kommen, so dass eine psychotische Wahrnehmung und entsprechende Symptome entstehen.

Das Konzept der Borderline-Persönlichkeitsorganisation ist ein psychodynamisch orientiertes psychisches Strukturmodell. Eine psychische Struktur besteht aus stabilen und andauernden Mustern mentaler Funktionen, die das Verhalten, die Wahrnehmung und das Erleben steuern. Die jeweils spezifische psychische Struktur charakterisiert ein Individuum und gilt als relativ konstant. Sie kann sich jedoch durch Reifung, Lebenserfahrung oder eine Psychotherapie verändern (Caligor und Clarkin 2010).

Eine Position impliziert eine höhere Flexibilität und Veränderbarkeit als Struktur: Zwischen Positionen kann schneller gewechselt werden. Manche Autoren verstehen den Übergang von der paranoid-schizoiden Position zur depressiven Position deshalb auch nicht als einmaligen Vorgang, der entweder in der frühen kindlichen Entwicklung und unter günstigen Umständen abläuft oder in einer langwierigen Psychotherapie nach und nach erreicht wird. Vielmehr gehen sie von einem kontinuierlichen Oszillieren zwischen den beiden Positionen aus (Steiner 1990, S. 409; Bion 1963). Integrationsbewegungen in Richtung depressiver Position und Desintegration und Fragmentierung in Richtung paranoid-schizoider Position wechseln sich ab. Diese gegenläufigen Prozesse lassen sich im Verlauf einer Therapie über den Zeitraum von Jahren, Monaten, aber auch innerhalb einzelner Sitzungen beobachten. Im Verlauf einer psychoanalytischen Behandlung kommt es beispielsweise immer wieder vor, dass ein Patient die Ängste und den psychischen Schmerz, der durch die Intensivierung der Konflikte auf der depressiven Position entsteht, nicht erträgt und regressiv auf die Abwehrmechanismen der paranoid-schizoiden Position zurückgreift (Steiner 1990, S. 414).

Auch Ogden (2000, S. 30) relativiert das von ihm formulierte Ideal der depressiven Position, indem er die Notwendigkeit der wechselseitigen Ergänzung betont. Die depressive Position neigt zur Erstarrung, Stagnation, Verschlossenheit und es bedarf auch der paranoid-schizoiden Position, um über Fragmentierungen und die Spaltung von Verbindungen Veränderungen und Entwicklungen anzustoßen. Die Positionen sind in seinem Verständnis dialektisch aufeinander bezogene Pole, zu denen als dritte und früheste noch eine autistisch berührende Position hinzukommt. Sie sei die früheste und primitivste psychische Organisation des Erlebens, ein sensorisch dominierter Modus, in dem noch kein Selbsterleben oder Objekterleben stattfinden (Ogden 2000, S. 31).

Auch wenn die Gegenüberstellung der paranoid-schizoiden und der depressiven Position zwei sehr unterschiedliche Formen psychischer Organisation zeigt, gibt es auch innerhalb der beiden Positionen ganz verschiedene psychische Zustände (Steiner 1990, S. 410). Das Ausmaß der Spaltung und Fragmentierung sowie der Verfolgungsangst und der beteiligten aggressiven Affekte innerhalb der paranoid-schizoiden Position können sehr variieren. Spaltungsvorgänge treten manchmal aber auch in der depressiven Position wieder auf, wenn ambivalente Gefühle gegen ein jetzt integriertes und ganzheitlich internalisiertes Objekt nicht ertragen werden. Erneut können aggressive Wünsche und Impulse gegenüber dem Objekt abgespalten und projiziert werden. In ähnlicher Weise hatte schon Klein (1960, S. 289) darauf hingewiesen, dass es große Unterschiede im Hinblick auf »Stärke, Häufigkeit und Dauer« der Spaltungsprozesse gibt.

Steiner (1990, 2014) unterscheidet die paranoid-schizoide und die depressive Position von einem dritten Zustand, den er als pathologische Organisation bezeichnet.

Diese als »Orte seelischen Rückzugs« (Steiner 2014, 1993) bezeichneten komplexen Organisationsformen dienen dazu, durch den Einsatz verschiedener weiterer Abwehrmechanismen unerträgliche Ängste zu beruhigen und eine relative psychische Strukturiertheit zu erhalten. Die klinischen Erscheinungsbilder können variieren, es können etwa perverse Mechanismen, Zwangsmechanismen oder Erotisierung dominieren. Typischerweise komme es zu einem solchen defensiven Rückzug in eine pathologische Organisation, wenn die Ängste und Konflikte der paranoid-schizoiden oder der depressiven Position nicht ausgehalten werden können. Werden die Verfolgungsangst oder die Verwirrtheit aufgrund von Fragmentierungserleben in der paranoid-schizoiden Position oder der psychische Schmerz und die Schuldangst der depressiven Position überwältigend, kommt es zum Aufbau solcher stabilisierenden Organisationsformen, die dann wenig flexibel und teilweise sehr veränderungsresistent erscheinen (Steiner 1990, S. 414). Diese pathologischen Organisationsformen entsprechen mehr dem Modell einer psychischen Struktur als das das Konzept der beiden Positionen.

8.5 Falldarstellung

Anhand eines klinischen Fallbeispiels aus einer psychodynamischen Psychotherapie werden im Folgenden die wechselnden Bewegungen zwischen der paranoid-schizoiden Position und der depressiven Position verdeutlicht. Es handelt sich um einen Mann, Herrn A., 40 Jahre alt, der sich mit einer schweren narzisstischen Persönlichkeitsstörung und bei schädlichem Gebrauch von Alkohol und Cannabis in ambulanter Psychotherapie befand. Die narzisstische Abwehrstruktur von Herrn A. zu Beginn der Therapie entsprach einer pathologischen Organisation im Sinne Steiners (1990) und war von einem ausgeprägten Größenselbst mit kontrollierender, verachtender und entwertender oder sehr idealisierender Beziehungsgestaltung geprägt. Sie schützte Herrn A. vor massiven Fragmentierungsängsten der paranoid-schizoiden Position mit einer unzureichenden Trennung zwischen Selbst und Objekt und half, ausgeprägte paranoide Ängste in Schach zu halten. Besonders unter Alkoholeinfluss gelang es Herrn A. oft nur unzureichend, zwischen Freund und Feind zu unterscheiden. Die Realitätsprüfung war dann herabgesetzt, es kam zu Bedrohungssituationen, in denen er aufgrund einer paranoiden Verarbeitung andere Menschen mit einem Messer bedrohte.

Nach Abschluss seiner Lehre und dem Scheitern einer Liebesbeziehung in der Adoleszenz gelang es ihm weder eine Arbeitsstelle zu behalten noch stabile überdauernde private Beziehungen einzugehen. Er zog sich immer wieder in eine Isolation zurück, vermied die Intensivierung sozialer Kontakte oder versuchte die entsprechenden Personen zu kontrollieren.

Die Gegenübertragung war oft durch das Gefühl bestimmt, vom Patienten dazu gedrängt zu werden, sich rezeptiv nur als Container oder bestätigender Spiegel zur Verfügung zu stellen, ihm zuhören und dabei kontrolliert zu werden. Alternativ blieb nur die Möglichkeit, sich in einen Machtkampf zu verstricken, um das Wort an sich zu reißen. Dann entstand das Gefühl, zu einem eindringenden Aggressor zu werden, den der Patient als bedrohlich erlebt und der zu einem überwältigenden Objekt zu werden schien. Vor allem Deutungen der inneren Konflikte des Patienten oder der momentan aktualisierten Beziehungsdyaden wurden als Versuch der Unterwerfung und des bedrohlichen Eindringens erlebt. Am ehesten tolerierbar blieb, das Containing damit zu verbinden, zu untersuchen, wie der Patient den Therapeuten erlebt, und anschließend nur sehr vorsichtig die projektiven Anteile zu benennen. Genetische Zusammenhänge zu den frühen Beziehungen herzustellen, ließ der Patient lange überhaupt nicht zu.

Mit der zunehmenden Therapiedauer rang der Patient jedoch immer mehr darum, seine narzisstische Abwehr aufzugeben, und schwankte zwischen Bewegungen in Richtung depressiver Position und der vertrauten paranoid-schizoiden Position. Die folgenden transkribierten Sequenzen aus einer videographierten Therapiesitzung zeigen, wie dieses Ringen innerhalb einer einzelnen Therapiestunde sichtbar wird.

Therapiesitzung

Herr A. eröffnete die Therapiesitzung mit der Feststellung, dass wir uns bei der Begrüßung in letzter Zeit häufiger freundlich anlächelten. Eine Vertiefung des Themas ließ er zunächst nicht zu. Er sagt dann Folgendes.

Sequenz 1

> A: Ich möchte heute zuhören und von Ihnen lernen. Wie kann ein Mensch wie mein Vater so geworden sein, was herrscht in ihm. Ich brauche einen Freund, Sie sind nicht mein Freund. Darum kann ich noch so lange nach Ihnen greifen, ich bekomme das nicht. Ich habe niemanden, mit dem ich reden kann. Etwas fehlt mir. Ein Therapeut hat mir einmal gesagt, mein Vater lebt in einer Welt mit sich selber. Er bekommt keine Rückmeldungen von anderen Menschen, wie man sich verhält, wie man sich gibt. Bei mir findet das auch nicht statt. Und Sie haben das, was ich nicht habe. Dann kommt so ein Mensch wie Sie. Dann lächeln wir beide, so wie ich mir das ansatzweise wünsche mit einem Menschen auf der

Erde. Aber ich gebe Ihnen Geld oder irgendjemand in meinem Namen. Deshalb habe ich gedacht, bevor wir heute einen auf Freund machen und ich Ihnen im Kreis nachlaufe und Sie nie erreiche, dürfen Sie mir heute etwas erzählen und ich darf etwas von Ihnen lernen, sowie ich das bei Youtube mache oder bei anderen Menschen, die irgendwelche Sachen machen und zeigen und dann lerne ich von Ihnen.
T: Hier geht es ja darum, gemeinsam zu verstehen, was ist in Ihrem Vater los und was ist in Ihnen los und wie hängt das vielleicht zusammen. Wenn es so wäre, dass Ihr Vater nicht in einen wirklichen Austausch mit anderen Menschen kommt, dann ist ja die Frage, in welcher Art konnte er sich auf Sie einlassen. Und wie haben Sie es erlebt.
A: Spiegeln sie mich, um wieder Sympathie hervorzurufen?
T: Haben Sie das Gefühl, es ist manipulativ, was ich mache?
A: Sie haben abgewartet. An ein bis zwei Stellen, damit in mir eine Reaktion aufkommt.
T: Es interessiert mich, wie es Ihnen geht, wenn Sie das hören.
A: Sie haben einen schönen Einstieg gemacht, aber Sie fahren mit dem direkt wieder zu mir hin. Das ist nicht das, was ich wollte.

Herr A. formuliert zunächst ein Interesse, seinen Vater besser verstehen zu wollen. Er kündigt an, in dieser Sitzung zuzuhören, und gestattet dem Therapeuten, dem Patienten etwas zu erzählen. Eine solche Lehrer-Schüler-Rollenverteilung soll ihn defensiv vor einem schmerzhaften Erleben der Begrenztheit der therapeutischen Beziehung schützen, das ihn quält (»Sie sind nicht mein Freund«). Der Neid auf den Therapeuten, dessen Beziehungen reicher seien und der ihm seine Liebe vorenthalte, wird deutlich und auch die Verachtung des eigentlich Ersehnten, aber Unerreichbaren. Wichtig ist aber auch: Er teilt in dieser Sitzung seine Enttäuschung über die Beziehung zum Therapeuten mit und scheint nach einem Weg zu suchen, deren Begrenztheit anzuerkennen und die Phantasie der idealen versorgenden Beziehung aufzugeben. Oft hatte er versucht, den Therapeuten dazu zu bringen, ihm ganz real und konkret zu helfen, beispielsweise mit dem Sozialamt oder der Wohnungssuche, und reagierte immer wieder enttäuscht und massiv vorwurfsvoll anklagend, wenn das nicht geschah.

Der Therapeut steht am Ende der Sequenz unter Manipulationsverdacht. Der Patient greift das Thema, über sich und seine Beziehung zu seinem Vater nachzudenken, nicht auf. Er nimmt die Äußerungen des Therapeuten weniger als einen empathischen Gedanken zur Vater-Sohn-Beziehung des Patienten auf, sondern unterstellt eine manipulierende Absicht. Hier deuten sich die eingeschränkte Symbolisierungsfähigkeit und eine paranoide Verarbeitung an. Der angedeutete Zusammenhang zwischen seinem Vater und ihm sowie die Fokussierung seines eigenen Erlebens wirken bedrohlich (»Sie fahren direkt wieder zu mir hin«). Der Wunsch nach Kontrolle des Themas und der therapeutischen Beziehung sind deutlich.

Sequenz 2

A: Ich bin zu dem Punkt gekommen, über Psychotherapie nachzudenken. Ich komme hierher, habe immer wieder eine Einstellung in meinem Kopf, gleiche das immer wieder mit Ihnen ab und orientiere mich an Ihnen. Ich habe das Gefühl als Mensch, was mich ausmacht, ist wie ein Stein, nicht einmal wie ein Stein, sondern wie ein Stück Scheiße, das einfach vom Wasser weggewaschen wird und nichts mehr ist. Es ist so schwach, dass es sich vom Wasser mittreiben lässt und wird wie Sie. Ich mache meinen Weg, ich mache mir Gedanken mit mir und ernähre mich aus meinen eigenen Gedanken und aus meinen eigenen Schlussfolgerungen, unabhängig von dem, was andere Menschen sagen. Dann komme ich hierher, zahle noch Geld dafür, dass mir jemand zweimal in der Woche das Gehirn wäscht. Wie viel von dem Kern, der mich ausmacht, gibt es denn überhaupt?

T: Was ich gehört habe: Es muss schwierig für Sie sein hier. Auf der einen Seite erleben Sie den starken Wunsch nach einer echten Freundschaft. Den Wunsch nach einer Beziehung, die eigentlich viel weniger Grenzen hätte ...

A: (unterbricht T) Es ist gar nicht schwierig. Sie erzählen mir heute etwas und ich höre zu und lerne etwas und lasse mich gar nicht auf den ganzen Beziehungsscheiß ein. Erledigt. Zack. So schwierig ist es gar nicht.

T: (setzt Satz fort) ... auf der anderen Seite ist das, was hier passiert, schon viel zu viel. Sie erleben, dass ich Ihnen das Gehirn wasche. Die Schwierigkeit scheint doch zu sein, was Sie in einer Beziehung aushalten. Sie sagen doch: Ich bin allein und wünsche mir eine enge Beziehung, eine echte Freundschaft. Aber in dem Moment, wo sich die Beziehung hier verdichtet und sich nicht kontrollieren lässt, erleben Sie mich als machtvolle Bedrohung, dass ich Ihnen das Gehirn wasche und Ihren eigenen Kern bedrohe. Es scheint für Sie nur die beiden Möglichkeiten zu geben: Entweder bin ich allein und ernähre mich von meinen eigenen Gedanken oder ich bin in einer Beziehung, aber dann ist mein eigener Kern bedroht.

A: Es ist etwas schwierig zu beschreiben. Ich stehe nicht auf der Welt und sage, ich will unbedingt einen Freund. Ich will am liebsten allein sein, am liebsten ohne Freunde auskommen. Aber ich merke, irgendwie gelingt mir das nicht. Deshalb ist das Lächeln das Gegenteil von dem, was ich wollte. Ich wollte mir heute kein Kasperletheater anschauen von irgendeinem Menschen, der aussieht, als ob er mein Freund wäre, es aber nicht ist. Das ist so, wie wenn ich Hunger habe und durch einen Ort durchlaufe, wo alle Menschen essen. Auf das habe ich heute keinen Bock. Ich merke, es geht mir nicht gut. Ich habe weniger Energie. Ich bin nur noch am Aushalten. Früher hatte ich die Drogen, Alkohol, Diebstähle, Partys. Jetzt halte ich nur noch aus. Und dann noch ein Möchtegern-Freund wie Sie. Das zeigt mir, was ich nicht habe. Das macht mich traurig.

In der zweiten Sequenz werden neben der massiven Selbstentwertung und der zeitweiligen Entwertung des Therapeuten die Schwierigkeiten der Separierung von Selbst und anderem thematisierbar. Der riesigen Sehnsucht nach einem liebenden Objekt, das seinen Hunger stillt, steht die Angst gegenüber, von diesem Objekt zugleich überwältigt und zerstört zu werden. Hier werden die Spaltung und die Projektion deutlich. Beide Selbst-Objekt-Beziehungsanteile werden voneinander getrennt gehalten. Durch deren Projektion kann der Therapeut einerseits das ersehnte und beneidete idealisierte Objekt sein, das enttäuscht, weil es seine Liebe und seine Versorgung vorenthält, und andererseits das jeden eigenen Selbstkern zerstörende aggressive Objekt sein.

Es gibt im Erleben des Patienten hier aber offenbar eine Intensivierung des Konflikts zwischen Rückzugstendenz aus Angst vor der Überwältigung durch den anderen und dem Wunsch nach einem nur liebenden Objekt, den er aktuell nicht durch Drogen oder Alkohol löst, sondern aushält. Es wird ansatzweise möglich, Trauer zu erleben, auch ein depressiver Affekt ist spürbar. Sehnsucht und die Angst vor der völlig ausgelieferten Abhängigkeit sind beide präsent.

In dieser Sequenz ringt Herr A. darum, eine rezeptive Haltung und das Erleben von Abhängigkeit vom Therapeuten auszuhalten. Steiner (2014) beschreibt die Schwierigkeit narzisstischer Patienten, eine rezeptive Haltung gegenüber einem Therapeuten einzunehmen und Gefühle von Abhängigkeit zu tolerieren. Die Bereitschaft, eine solche Beziehung einzugehen, ist aus seiner Sicht ein wichtiger, aber konfliktreicher Schritt in Richtung der depressiven Position: »*Einem guten Objekt gegenüber eine rezeptive Haltung einzunehmen ist doppelt schwierig, wenn dafür auf narzisstische Überlegenheit verzichtet werden muss*« (Steiner 2014, S. 38).

Sequenz 3

T: Irgendetwas bringt das Lächeln hier durcheinander.
A: Das Lächeln verwirrt emotional. Es gehört hier nicht her, es ist eine Verführung. Ich stelle mir vor, wie Sie hier mit Frauen umgehen. Ihre Gelüste werden befriedigt werden. Sie werden nichts mit denen anfangen wollen, weil sie sich überlegen, dass die krank sind und mühsam. Außerdem würden Sie dann Ihren Job verlieren, Ihren Beruf, Ihre Familie. Aber die Frauen geben ein schönes Bild ab. Sie werden begehrt werden. Ein angenehmes Gefühl. Aber das brauchen Sie dann weniger, wenn Sie eine stabile Beziehung zu Ihrer Mutter gehabt haben. Dann werden Sie selbstbewusster sein und nicht so abhängig davon, begehrt zu werden. Sie werden sich lieber als Lüstling an den schönen Frauen erfreuen. So würde ich das beschreiben, das Leben eines Psychotherapeuten, mega spannend. Sind Sie Psychiater? Nein? Schade, ich würde Sie gerne meinen Psychiater nennen können. Was braucht es noch, dass Sie das machen können? Wie kann ich Sie dabei unterstützen?
T: Jetzt haben sie sehr deutlich gemacht, dass es wichtig ist, dass ich hier auf die Grenzen achte. Die Grenzen sind wichtig. Sie haben auf die Ge-

fahr hingewiesen, dass ich hier meine Bedürfnisse lustvoll auskoste und Patienten, zu denen auch Sie gehören, dafür missbrauche.

Hier ist wieder eine Bewegung weg von der eigenen Verwirrung aufgrund des Beziehungsangebots des Therapeuten in Richtung der vertrauten paranoid-schizoiden Position mit der narzisstischen Abwehr sichtbar. Er verlässt, nachdem er in der Sequenz zuvor seine Verwirrung benannt hat, die rezeptive Haltung. Er begibt sich wieder in die Position der narzisstischen Überlegenheit und spricht über ein mögliches inneres Erleben des Therapeuten, besser über seine eigene Projektion des Erlebens und Verhaltens des Therapeuten. Der traurige und depressive Affekt ist nicht mehr zu spüren. Er identifiziert sich mit einem lustvoll zur Schau gestellten Größenselbst und dreht die Abhängigkeiten um (»Wie kann ich Sie dabei unterstützen«). Dieses Verhalten war über lange Zeit typisch für den Patienten und zeigt die Art, wie er sich auch in sozialen Situationen außerhalb der Therapie oft verhalten hat.

Sequenz 4

A: Ich will meine Scheiß-Ruhe haben. Eigentlich hätte ich heute daheim bleiben können. Ich habe keine Energie für Kontakt. Nachher muss ich streiten und kämpfen hier. Dann sage ich Ihnen, ich will heute etwas anderes machen und etwas von Ihnen lernen. Aber ich würde Patienten auch nicht alle Wünsche erfüllen.
T: Ich glaube, es hat viel mit ihrer Beziehung zu Ihrem Vater zu tun, worüber wir heute gesprochen haben.
A: Mit meinem Vater habe ich nie so reden können, wie mit Ihnen heute. Mein Vater ist gelähmt gewesen und er konnte nichts machen. Meistens bin ich betrunken gewesen und habe hilflos Fragen gestellt. Mein Vater log mir dann einfach ins Gesicht und ich habe immer weitergemacht. Ich habe ihn an die Wand gespielt. Dann bin ich irgendwann überfordert gewesen und ausgerastet. Ich habe seine Sachen kaputt gemacht, einmal habe ich in sein Auto getreten. Er konnte nicht reagieren.

In der letzten Sequenz kurz vor Ende der Stunde wird deutlich, wie konflikthaft und anstrengend Herr A. die Therapiesitzung erlebt. Es wird aber auch erstmals möglich, dass er über seine eigene Destruktivität gegenüber seinem Vater spricht und er sich nicht nur als Opfer der Angriffe des Vaters erlebt. Für den Moment ist die Anerkennung der eigenen Wut und des Hasses auf den Vater möglich.

Nach Beendigung der Therapie, beim Aufstehen sagt Herr A.: »Noch ein kleiner Austausch zum Abschluss. Ich habe mir zum ersten Mal eine Babymilch gekauft. Hat viele Vitamine drin.« Bereits während der Sitzung hat Herr A. immer wieder aus einer Milchflasche getrunken. Zum Schluss benennt er mit der Babymilch symbolisch den Wunsch danach, in der therapeutischen Beziehung versorgt und genährt zu werden, löst ihn aber auf konkretistische und autonome Weise. Er trinkt während der Therapie Babymilch, versorgt sich selber und scheint sich der symbolischen Bedeutung nicht bewusst zu sein.

8.6 Schluss

In dem Stundenverlauf lässt sich beobachten, wie ein Patient mit einer schweren Persönlichkeitsstörung mit dem Übergang zwischen einer paranoid-schizoiden Position und einer depressiven Position ringt. Die zunehmende Integration intensiviert sein Erleben der Konflikte in der Übertragungsbeziehung. Das Aushalten dieser Konflikte, vor allem der erlebten Abhängigkeit und der Anerkennung der Realität der Begrenztheit der Beziehung und der Unerreichbarkeit eines projizierten idealen Objekts, führt zu Trauer und depressiver Stimmung. Eigene Destruktivität und Schuld können ansatzweise zur Sprache kommen. Zugleich gibt es die Gegenbewegung in die vertraute Position narzisstischer Überlegenheit mit Angriffen gegenüber dem Therapeuten. Das Konzept der beiden Positionen ermöglicht uns, solche Übergänge und Veränderungen nicht nur über den gesamten Verlauf einer Therapie, sondern auch über kürzere Zeiträume hinweg oder wie hier innerhalb einer Sitzung zu beobachten und zu verstehen. Veränderungen finden nicht als kontinuierliche oder einmalige Entwicklungsprozesse statt, sondern in Form oszillierender, widersprüchlicher Bewegungen zwischen den Positionen.

Literatur

Bateman AW, Fonagy P (2014) Psychotherapie der Borderline-Persönlichkeitsstörung. Ein mentalisierungsgestütztes Behandlungskonzept, 2. Auflage. Giessen: Psychosozial Verlag.
Bianchi R (2006) Die schizoide Position und das Problem der Aggression. In: Hensel BF, Scharf DE, Vorspohl E (Hrsg.) W.R.D. Fairbairns Bedeutung für die moderne Objektbeziehungstheorie. Giessen: Psychosozial. S. 141-160.
Bion WR (1963) Elements of Psycho-Analysis. London: Heinemann.
Caligor E, Clarkin J F (2010) An Object Relations Model of Personality and Personality Pathology. In: Clarkin JF, Fonagy P, Gabbard GO (Hrsg.) Psychodynamic Psychotherapy for Personality Disorders: A Clinical Handbook. Washington, DC: American Psychiatric Publishing. S. 3-35.
Guntrip H (1968) Schizoid Phenomena, Object Relations and the Self. London: Hogarth Press.
Kernberg OF (1984) Severe Personality Disorders: Psychotherapeutic Strategies. New Haven: Yale University Press.
Klein M (1960) Das Seelenleben des Kleinkinds. Psyche – Z Psychoanal 14:284-316.
Ogden TH (2000) Frühe Formen des Erlebens, 2. Auflage. Wien: Springer.
Steiner J (2014) Seelische Rückzugsorte verlassen. Stuttgart: Klett-Cotta.
Steiner J (1993) Orte des seelischen Rückzugs. Stuttgart: Klett-Cotta.
Steiner J (1990) Die Wechselwirkung zwischen pathologischen Organisationen und der paranoid-schizoiden und depressiven Position. In: Bott Spillius E (Hrsg.) Melanie Klein

Heute. Entwicklungen in Theorie und Praxis. Band 1, Beiträge zur Theorie. München; Wien: Verlag Internationale Psychoanalyse. S. 408-431.

Weiß H (2003) Zeiterfahrung und depressive Position Psyche – Z Psychoanal 57:857-883.

Yeomans FE, Clarkin JF, Kernberg OF (2015) Transference-Focused Psychotherapy for Borderline Personality Disorder. A Clinical Guide. Arlington: American Psychiatric Publishing.

9 Die Psychodynamik und Behandlung der schizoiden Persönlichkeitsstörung[8]

Otto F. Kernberg

Die Erforschung der schizoiden Persönlichkeitsstörung ist erschwert, weil sich die konkrete Definition der deskriptiven Merkmale der schizoiden Persönlichkeit in der klassischen deskriptiven Psychiatrie, die das Syndrom anhand des beobachtbaren Verhaltens unter Verzicht auf eine Erklärung der zugrunde liegenden Dynamiken definiert, von der psychodynamischen Erklärung der schizoiden Abwehrmechanismen und ihrer klinischen Entstehungsursachen unterscheidet. Psychoanalytische Erklärungsansätze lieferten zwar Tiefenanalysen der schizoiden Abwehrmechanismen, der zugrunde liegenden Psychodynamiken und korrespondierenden intrapsychischen Konflikte, jedoch fiel die Definition des Syndroms eher diffus aus und sie wurde zu unpräzise umschrieben. Die schizoide Abwehrstruktur und das in der klinischen Psychiatrie umschriebene Syndrom stimmen nicht mehr überein. Meines Erachtens sollten zunächst die deskriptiven Merkmale der schizoiden Persönlichkeitsstörung präzise definiert und anschließend die typischen, korrespondierenden unbewussten Abwehrmechanismen und betreffenden Konflikte behandelt werden, im Gegensatz zu anderen Ansätzen, die die schizoiden Abwehrmechanismen in der psychoanalytischen Literatur zwar beschrieben haben, ohne jedoch die zugehörige Persönlichkeitsstruktur zu beachten. Die psychoanalytische Forschung hat das Konzept der schizoiden Abwehr bereichert, jedoch geriet im Forschungsprozess der spezifische Zusammenhang zwischen der unbewussten Abwehrdynamik und der deskriptiven Psychopathologie aus dem Blick.

Diese Diskrepanz kommt vielleicht am deutlichsten durch die deskriptive Formulierung der schizoiden Persönlichkeit im DSM-System zum Ausdruck: »*Diese Patienten haben kein Interesse an zwischenmenschlicher Nähe und engen Liebesbeziehungen*« (DSM-5 2013). Psychodynamisch gesehen zeigen schizoide Patienten häufig eine Dynamik zwischen einem Wunsch und einer verzweifelten Suche nach Nähe und Intimität bei gleichzeitiger Angst vor Überwältigung durch den anderen – eine Konstellation, die am deutlichsten von Fairbairn (1954), Guntrip (1968) und McWilliams (2011) herausgearbeitet wurde. Im Rahmen der Entwicklung der heutigen Objektbeziehungstheorie, die sich auf die Abwehrmechanismen und die abgespaltenen Objektbeziehungen der frühen »paranoid-schizoiden Position« (Klein 1946) bezieht, griff man auf das Konzept von Fairbairn zurück und erweiterte es, indem man eine mehr allgemeine frühe psychologische Ausgangssituation beschrieb, die generell für die

---

[8] Übersetzung aus dem Amerikanischen: Dr. rer. nat. Benjamin Kraus, Dipl.-Psych., Psychiatrische Klinik Münsterlingen.

menschliche Entwicklung gelten soll und sich in pathologischer Form in einem weiten psychopathologischen Spektrum manifestiert. Indem man die paranoiden und schizoiden Mechanismen nun breiter betrachtete, wurden jedoch die Zusammenhänge zwischen den spezifischen schizoiden Mechanismen der schizoiden Persönlichkeitsstörung und den allgemeinen schizoiden Mechanismen der paranoid-schizoiden Position verwässert. Die spezifischen Dynamiken und die konkreten Abwehrvorgänge der schizoiden Persönlichkeitsstörung müssten präzise beschrieben werden. Eigentlich sollten die Spaltungsvorgänge, die idealisierte und verfolgende internalisierte Objektbeziehungen voneinander trennen und die typisch für die frühe Entwicklungsstufe sind, von der generellen Affektfragmentierung bei der schizoiden Persönlichkeitsstörung differenziert werden, jedoch liegt bei beiden Phänomenen eine tiefgreifende Spaltung und ein diesbezüglich spezifischer und eindeutiger Abwehrmechanismus vor, den Melanie Klein einfach in Zusammenhang mit einer extremen Angst brachte.

Verkürzt dargestellt beinhalten die deskriptiven Merkmale der schizoiden Persönlichkeitsstörung (Akhtar 1992; McWilliams 2011) sozialen Rückzug, Tendenz zur sozialen Isolation, Mangel an intimen Beziehungen, Hypersensitivität in der Interaktion mit anderen mit erhöhter Empfindlichkeit gegenüber aversiven, feindlichen Reaktionen in diesen Interaktionen, eine Vulnerabilität, sich missverstanden, abgelehnt oder verletzt zu fühlen. Letztgenannte Merkmale beeinflussen wiederum den sozialen Rückzug dieser Patienten, sie verstärken die Aufmerksamkeit auf den Gefühlsausdruck und die Bedeutung subtiler Verhaltensweisen des anderen sowie der Interaktionen mit ihnen. Diese Patienten schützen sich durch einen inneren Selbstbestätigungsmechanismus vor sozialer Zurückweisung und befürchteter schlechter Behandlung. Dies fördert die Ausbildung einer inneren Fantasiewelt, in der das reale Leben und die ersehnten Erfahrungen in ihrer Vorstellung zusammenfallen, während das objektive soziale Leben verarmt wirkt.

Bei der psychodynamischen Exploration ihrer Fantasiewelt stieß man auf verzweifelte Sehnsüchte nach engen und abhängigen Beziehungen und gleichzeitig auf Ängste, dann von anderen massiv beeinflusst und fremdbestimmt zu werden. Diese Patienten können ganz im Gegensatz zu auch empathischen und liebevollen Beziehungen im realen Leben daneben dissoziierte, sexuell und aggressiv-impulsiv gefärbte Beziehungen führen, die von den bewussten Erfahrungen und der Fantasiewelt dieser Patienten so abgespalten werden. Sie zeigen einen Mangel von modulierter Affektaktivierung mit einer globalen Fragmentierung und Zerstreung sowohl positiver als auch negativer Affekte, sodass nicht nur andere Personen, sondern auch sie selbst völlig im Unklaren darüber sein können, was sie momentan innerlich erfahren. Dies steht unter dem Wechsel von starken, dissoziierten positiven und negativen Gefühlsausbrüchen und impulsiven Verhaltensweisen, die in deutlichem Widerspruch zu dem gewöhnlichen Auftreten der Patienten stehen.

Die dominanten Konflikte, die diese Patienten hinsichtlich ihrer inneren Objektrepräsentationen und ihrer realen Elternfiguren ausbilden, sind aus psychodynamischer Sicht dadurch gekennzeichnet, dass sie die korrespondierenden intensiven Affektdispositionen nur schwer aushalten. Wenn starke affektive Zustände aufkommen, folgt ein unmittelbarer Prozess der Affektzerstreuung oder -abschwächung, der mit einer tiefgreifenden Fragmentierung der gesamten psychischen Erfahrung endet, was wiederum die Denkprozesse und die Angemessenheit des Affektes beeinträchtigt und zu einer kognitiven und emotionalen Verwirrung führt. Dem Patienten ist unklar, was er gerade erfährt, er fühlt sich innerlich leer und es fehlt ihm ein innerer Kompass, wie die Beziehung zum anderen, mit dem er gerade zu tun hat, letztlich affektiv zu bewerten ist. Kurz gesagt äußert sich die strukturelle Disposition der schizoiden Persönlichkeitsstörung durch eine defensive Reaktion gegenüber der gesamten affektiven Erfahrung des korrespondierenden Konfliktes, indem einerseits eine systematische Fragmentierung der kognitiven und emotionalen Erfahrung sowie andererseits ein charakteristischer Zustand völliger Isolation hinsichtlich der inneren Beziehung mit signifikanten anderen stattfindet, unabhängig davon, welcher ödipale oder präödipale unbewusste Konflikt bei dem Patienten auch aktiviert ist. Diese emotionale Situation führt dann zu einem intensiven Wunsch nach Kontakt, Abhängigkeit und einer erneuten liebevollen Beziehung, wobei die Suche nach einem echten Kontakt mit bedeutungsvollen anderen durch die Angst gebremst wird, vom anderen überrollt, eingenommen und gänzlich kontrolliert zu werden. Diese spezifische Abwehrkonstellation der schizoiden Persönlichkeitsstörung muss von der paranoid-schizoiden Position gemäß Melanie Klein abgegrenzt werden, bei der das gesamte affektive Erleben positiver triebhafter Impulse vollständig von negativen, feindlichen Erfahrungen und internalisierten Objektbeziehungen abgespalten wird, einschließlich der korrespondierenden Mechanismen der primitiven Idealisierung, projektiven Identifikation, Verleugnung, Entwertung, Omnipotenz und omnipotenter Kontrolle.

Die folgenden klinischen Fallbeispiele illustrieren die spezifischen Zusammenhänge zwischen der deskriptiven Psychopathologie der schizoiden Persönlichkeitsstörung und den Abwehrvorgängen, die für die Regulation der entsprechenden dominanten unbewussten Konflikte typisch sind.

9.1 Der Fall Jennifer

Die deskriptive Diagnose lautete schizoide Persönlichkeitsstörung. Jennifer war eine Frau Anfang zwanzig, die zeitlebens schüchtern und ziemlich verschlossen war. Dies verstärkte sich in der Highschool-Zeit und führte in den letzten zwei Jahren der Highschool und in den ersten zwei Jahren des Studiums zu einer zunehmenden Isolation. Am Ende des zweiten Studienjahres konnte sie ihr Studium nicht fortführen, weil sie sich zunehmend zurückzog, ihr Lernpensum unzureichend war und sie Prüfungsvorbereitungsschwierigkeiten entwickelte. Im nächsten Jahr wurden ihre diskreten Selbstverletzungen durch kleine, oberflächliche, dann über den ganzen Körper verteilte Schnittwunden stärker. Sie faszinierte es, zu beobachten, wie Blut aus den Schnittwunden tropfte, und sie sagte, dass dadurch das Angstgefühl reduziert würde, das sie fast durchwegs verspüre. Sie war zwar im letzten Jahr der Highschool in der Lage, flüchtige Bekanntschaften zu führen, jedoch hielten diese Beziehungen nicht lange, weil sie scheinbar keinerlei Interesse an sexueller Intimität hatte. Sie ließ zwar ein gewisses Ausmaß an Petting zu, jedoch ohne emotionale Beteiligung oder sexuelle Erregung zu spüren, was zum Scheitern der Beziehungen mit den jungen Männern beitrug.

Die dominierende Familiendynamik war geprägt von einem mächtigen, kontrollierenden und zugleich verführerischen Vater, der sich scheinbar warmherzig für sie interessierte, jedoch gleichzeitig eine überwältigende Dominanz zeigte. Er versuchte, ihr Verhalten ihr gegenüber detailliert zu beschreiben, und er erörterte mit ihr, wie ihr beruflicher Werdegang aus seiner Sicht auszusehen habe. Die Mutter ergänzte das Verhalten des Vaters und seine allumfassende Kontrolle, sie blieb jedoch in kühler Distanz zur Tochter und machte ihr Schuldgefühle, wenn sie sich gegen Familienwerte, -regeln und -vorschriften auflehnte. Auf eine kurze Rebellionsphase in der frühen Adoleszenz folgte die einer stillen Unterwerfung gegenüber den Eltern, wobei sie sich in der Schule zunehmend sozial isolierte und in den späteren Studienjahren begann, sich selbst zu verletzen. In ihrer Kindheitsbiographie wurde deutlich, dass sie ihrem Vater phasenweise sehr nah kam, viel näher als ihr Bruder und ihre Schwester, jedoch geriet sie anschließend in einen enormen Konflikt bezüglich seiner Kontrolle und bezüglich des unterstützenden Verhaltens der Mutter, woraufhin sie sich von beiden zurückzog.

Ich behandelte die Patientin mit der Übertragungsfokussierten Psychotherapie (Yeomans, Clarkin und Kernberg 2015) mit zwei Sitzungen pro Woche, wobei ich ihr ermöglichte, an einigen College-Kursen teilzunehmen, mit der Absicht, dass sie das Hochschulstudium erst wieder langsam intensivieren und dann in einer späteren Behandlungsphase in vollem Umfang fortführen könnte. Während der ersten Monate der Behandlung sprach die Patientin mit einem Ausdruck von Ekel über den Versuch des Vaters, sein emotionales Interesse für sie zum Ausdruck zu bringen, indem er ihr die Hand hielt, was sie anekelte. Sie beklagte sich darüber, dass er sie gegen ihren Willen umarmte. Gleichzeitig entwickelte sie eine gekränkte Ablehnung gegenüber ihrer Mutter. Sie hasste sie nicht nur, sondern sie fühlte sich auch schuldig, weil sie sie so sehr hasste. Mit dem Voranschreiten der Therapie über die ersten sechs Monate wurde sie allmählich weniger gesprächig, sie schwieg länger und ihre Sprache schien zunehmend fragmentiert. Beim Durcharbeiten der freien Assoziation erschien sie mir in ihrem Verhalten mir gegenüber zunehmend distanziert und gleichgültig, was nach sich zog, dass sie sich in der Beziehung von mir entfernte. Ich wurde abgelenkt und durchlebte immer wieder flüchtige Fantasien, die für mich nichts mit der Patientin noch mit der unmittelbaren Situation zu tun hatten. In bestimmten Sitzungen empfand ich ihr Verhalten und ihre Interaktion mit mir auf subtile Weise erotisch, jedoch verschwand diese Empfindung ebenso so rasch wie sie in der Sitzung aufgetaucht ist.

Vor diesem Hintergrund hatte ich einmal die unvermittelte, eindringliche Fantasie eines Filmes (Elio Petri 1970), den ich vor vielen Monaten gesehen hatte: »Investigation of a Citizen Without Suspicion« (dt. »Ermittlungen gegen einen über jeden Verdacht erhabenen Bürger«). Ein Staatsanwalt sollte einen Mörder fassen, der seine weiblichen Opfer beim Sex tötete, und er entpuppte sich schließlich als der wahre Mörder. Ich erinnerte mich an eine Szene, in der eine Frau während dem Geschlechtsakt auf ihm saß und dem Orgasmus nahe war, als er ein Messer zog, ihr die Kehle durchschnitt und Blut über ihre Brüste rann. Dieses Bild war mir lebendig in Erinnerung, wobei ich eine Mischung aus Erregung und Ekel empfand. Die Merkwürdigkeit und Heftigkeit dieser Erinnerung war ein Signalgeber dafür, was in der Übertragung und Gegenübertragung vor sich ging. Nun wurde mir der Zusammenhang zwischen den subtilen erotischen Andeutungen in den Sitzungen, dem zunehmenden selbstverletzenden Verhalten und der Schilderung des Ekels in Bezug auf den »sexuellen« Vorstoß des Vaters klarer. Ich fragte mich in den nächsten Wochen, inwiefern ihre kühle Distanz dazu diente, sie vor bedrohlichen Fantasien mir gegenüber zu schützen.

Die Patientin konnte mir schließlich mitteilen, dass sie den Wunsch fantasierte, dass ich sie erschieße. In ihrer Vorstellung wären wir für immer vereinigt, wenn ich sie ermorden würde, weil ich dann ihr Mörder würde und dadurch den Rest meines Lebens an sie denken müsse. Diese Phantasie gab ihr eine starke Befriedigung. Sie berichtete mit einer derartigen Intensität und Überzeugungskraft, dass hierdurch eine zwar beständige, enge Beziehung mit mir entstand, es mir aber gleichzeitig auch schwermachte, das entsetzliche und selbstzerstörerische Ausmaß dieser Fantasie zu explorieren. Schließlich konnte die schwerwiegende masochistische Beziehung zu ihrer aggressiv-verführerischen Vaterfigur sowie ihre tiefgreifenden Schuld- und Angstgefühle vor einer verfolgend-rachsüchtigen Mutterfigur aufgedeckt werden. Kurz gesagt, zeigte dies die dominierende aggressiv-ödipale Konfliktkonstellation auf, mit der sie innerlich rang.

Ich muss betonen, dass in den ersten Monaten der Therapie ihr kognitives Denken in der freien Assoziation völlig diffus war, wobei nur isolierte Bruchstücke von Gedächtnisinhalten, Fantasien oder Beobachtungen ersichtlich waren und es quasi unmöglich war, ein Hauptthema zu identifizieren, was zusätzlich durch eine Atmosphäre von emotionaler Distanz und Unerreichbarkeit der Patientin verstärkt wurde. Im Laufe der ersten Monate führte jeder Versuch zu erfragen, über was sie sprach, oder zu verstehen, was vor sich ging, oder ihr deutlich zu machen, dass ich versuchte, das Geschehen zu verstehen, zu ihrem unmittelbaren Rückzug. Es fühlte sich fast so an, als hätte sie mich »trainiert«, Distanz zu halten, um zu verhindern, dass sie sich noch mehr zurückziehen musste. In den ersten sechs Monaten zeigte sie eine massive schizoide Abwehr, wobei ihr Hauptkonflikt, mit dem sie beschäftigt war, erst allmählich durch die bereits aufgezeigte, recht intensive Entfaltung der Gegenübertragung ersichtlich wurde. Die schwerwiegende Fragmentierung der kognitiven Prozesse und die emotionale Distanz lösten sich zeitweilig, als der regressive ödipale Konflikt in der Übertragungsbeziehung auftauchte. Die Abwehrbewegungen wiederholen sich über den Zeitraum von mehreren Jahren wieder und wieder mit fortschreitender Einsicht in andere infantile Konfliktbereiche und deren Auswirkungen auf ihr bisheriges Leben.

9.2 Der Fall Sarah

Sarah war eine Frau Anfang dreißig. Sie graduierte an einer angesehenen Hochschule, wo sie sich auf die Sprachwissenschaft einer bestimmten, nicht-westlichen Kultur spezialisiert hatte. Sie hat den Abschluss mit Auszeichnung durch einen führenden Experten in diesem Fachgebiet bestanden, sie scheiterte jedoch in der Folge darin, eine Stelle in der Lehre oder Wissenschaft auf diesem Gebiet zu erhalten. Stattdessen übernahm sie reihenweise Verwaltungs- und Bürojobs auf Anfängerniveau in unterschiedlichen Institutionen, die sie jedoch aus Langeweile nach ein paar Monaten wieder beendete. Auf diese Weise hangelte sie sich von Job zu Job, die allesamt unter ihren Fähigkeiten und unter ihrem akademischen Ausbildungsgrad lagen. Sie arbeitete, um sich über Wasser zu halten mit zusätzlicher finanzieller Unterstützung durch ihre Eltern, jedoch ohne erkennbares Interesse oder Engagement. Der Vater war ziemlich enttäuscht, da er sie anfänglich unterstützt hatte, und er zog sich schließlich zurück, was sie ihm verübelte. Ihre Mutter war ein sozial eher zurückgezogener Mensch. Sie schien ihre Rolle als Frau und Mutter von mehreren Töchtern nur als Pflichterfüllung anzusehen und verlor das Interesse an ihren Töchtern, sobald sie das Elternhaus verlassen hatten. In dieser ziemlich lieblosen Umgebung, in der es auch an zwischenmenschlicher Beteiligung fehlte, zeigte man sich anderseits verträglich, verantwortlich und pflichterfüllend, aber ohne innere tiefere Beteiligung. Die Mischung aus Verträglichkeit und Gleichgültigkeit kam auch dadurch eindrucksvoll zum Ausdruck, wie die Patientin ihre Familiengeschichte beschrieb.

Sarah kam zur Therapie aufgrund einer chronischen, charakterologisch bedingten Depression und einer langjährigen Vorgeschichte an unbefriedigenden sexuellen Beziehungen mit Männern und Frauen. Obwohl sie hauptsächlich an heterosexuellen Beziehungen interessiert schien, zeigte sie sich offen für Beziehungen mit beiden Geschlechtern. In allen Beziehungen zeigte sie sich höchst abhängig und rasch enttäuscht, woraufhin sie sich dann zurückzog. Auf diese Weise löste sie bei der betreffenden Person das Gefühl aus, abgelehnt zu werden, und sie vermittelte den Eindruck, dass sie zu wenig in die Liebesbeziehung investierte, woraufhin ihre Partner sie verließen. Auf diese Weise blieb sie in allen Beziehungen enttäuscht zurück. Sie vermittelte den Eindruck, dass sie sich niemals wirklich ernsthaft verliebte.

Mein erster Eindruck war, dass es sich hier um eine eher seltene narzisstische Persönlichkeitsstörung handeln könnte, bei der eher der soziale Rückzug als die offensichtliche Überschätzung der eigenen Wichtigkeit und Überlegenheit im Vordergrund steht. Diese Einschätzung wurde rasch korrigiert, weil sie ziemlich unter ihrer Kontaktlosigkeit litt, wenngleich sie offenbar nicht in der Lage war, ihre Wünsche, die sie an andere richtete, zu äußern. Im Gegenteil, sie reagierte kritisch und abweisend, wenn sie sich schlecht behandelt fühlte, wie bereits erwähnt wurde. Auf den ersten Blick vermittelte sie einen sexuell recht freien und offenen Eindruck, da sie mit Männern und Frauen schlief, doch dann wurde deutlich, dass diese Beziehungen lediglich erotische Erfahrungen ohne emotionalen Gehalt waren. Sie neigte zu Beziehungen, die frei von Erwartungen nach emotionaler Nähe waren, als sei Sex ihre Ausdrucksform für eine intime Beziehung gewesen, ohne tiefere emotionale Beteiligung von ihr oder seitens ihres Partners. Dennoch fühlte sie sich schrecklich allein. Ihre Depression drehte sich um ihr Einsamkeitsgefühl, obwohl offensichtliche Gelegenheiten bestanden haben, soziale Kontakte im Zusammenhang mit ihren intellektuellen Interessen zu knüpfen, und sie vernachlässigte ihr berufliches Engagement für nicht-westliche Kulturen.

In der Übertragung dominierte von Anfang an ihre Wahrnehmung, dass ich in der Behandlung gar nicht existiere. Was sie betraf, war ich gar nicht da. Sie kam vier Tage pro Woche zur Psychoanalyse. Zunächst fragte ich mich, inwieweit jemand mit derart starken schizoiden Tendenzen das analytische Setting verkraften könne. Für das Gelingen einer psychoanalytischen Standardpraxis sprach, dass ihre Persönlichkeitspathologie stabil war und dass sie ihre Ich-Stärke vielfältig bewiesen hatte. Auf der Couch erlebte sie hingegen meine technische Abstinenz als fürchterlichen Rückzug und als implizite Ablehnung, Distanzierung und Gleichgültigkeit durch mich, wodurch sie sich alleine und irritiert fühlte, was sie nur schwer ertragen konnte. Mein Bemühen zu verstehen, welche Rolle ich in ihrer Innenwelt spielte, verbunden mit der vorläufigen Annahme, dass hier sehr frühe Konflikte mit einer abweisenden Mutter relevant sein könnten, ließen sie befürchten, dass ich sie mit intellektuellen und lehrbuchartigen Hypothesen bombardieren würde, die nichts mit ihr zu tun hätten.

Immer dann, wenn ich mich für sie interessierte oder innere Zusammenhänge herzustellen versuchte, reagierte sie mit Panik und sie fühlte sich einer »Gehirnwäsche« unterzogen. Es dauerte lange Zeit, bis mir angesichts der voranschreitenden Frustration hinsichtlich ihrer scheinbar unveränderten emotionalen Erreichbarkeit in den Sitzungen klar wurde, dass hinter ihrem Erleben, von mir gleichgültig oder bedrohlich-invasiv behandelt zu werden, ihre Annahme steckte, dass ich sie hinter meiner Fassade von Gleichgültigkeit zutiefst hasste. Ich versuchte, diesen Gegenübertragungshass mit jener Gleichgültigkeit zu bekämpfen, die sie bei mir wahrnahm, jedoch konnte ich nicht verhindern, dass ich sie gelegentlich aggressiv und invasiv behandelte. Es stellte sich heraus, dass ihre Affekte vollständig aufgelöst und fragmentiert waren, weil sie ihre kalte Mutter und ihren schwachen Vater so sehr hasste, der nicht in der Lage war, die Mutter zu ersetzen und ihre Liebesbedürfnisse zu erfüllen. Die emotionale Fragmentierung – die schizoide Abwehr der affektiven Erfahrung – interferierte mit der projektiven Identifikation des auf meine Person projizierten Hasses und führte zu einer omnipotenten Kontrolle der gesamten therapeutischen Situation. Die Patientin konnte zwar Abhängigkeitswünsche gegenüber einem Liebesobjekt zulassen, dennoch wurden ihre Affektzerstreuung wie auch ihre Unfähigkeit, etwas anderes wahrnehmen zu können als invasiven Hass hinter jeder Annäherung durch jeglichen anderen, durch ihre tiefe Überzeugung aufrechterhalten, dass ein solches Liebesobjekt gar nicht existieren und dass ihr eigenes Bedürfnis nach Liebe in einer endlos erscheinenden Umgebung ohne jegliche Antwort verloren gehen würde. Jedwede Deutung des Analytikers bezüglich der Bedeutung ihrer konfusen emotionalen Erfahrung erschien ihr als invasive Attacke.

In diesem Fallbeispiel traf die tiefgreifende Deprivation der frühesten Bedürfnisse nach einer sicheren und abhängigen Beziehung und die daraus entstandene rachsüchtige Feindseligkeit auf die zusätzliche Schwierigkeit, dass Sarah eine gewöhnliche paranoid-schizoide Abwehr nicht aushielt. Der Mangel an kompensierenden, guten Beziehungserfahrungen mit dem Vater interferierte mit der Ausbildung abgespaltener idealisierter und verfolgender innerer Objektbeziehungen und an deren Stelle trat einerseits die spezifische schizoide Überzeugung, dass kein vertrauenswürdiges Objekt existiert, sowie andererseits die Fragmentierung ihrer Gefühlswahrnehmung gegenüber jeden intensiven affektiven Reaktionen. Nach und nach wurde es für Sarah in der Behandlung möglich, ihre intensiven feindseligen Gefühle ihrer Mutter gegenüber auszuhalten, und sie wurde sich darüber im Klaren, warum sie sich infolge kleinster Frustrationen, erlebter Zurückweisungen und Unzulänglichkeiten von mir jeweils unmittelbar zurückgezogen hatte. Statt der anfänglichen Distanz und Fragmentierung zeigte sich jetzt allmählich in den Sitzungen eine hohe Anspruchs- und ärgerliche Erwartungshaltung in Bezug darauf, dass ich ihre Bedürfnisse sofort erfüllen sollte. Durch das schmerzliche Durcharbeiten in der Übertragung gelang es, dass sie ihre intensive feindselige Anspruchshaltung besser aushalten konnte, und es wurde ihr bewusst, dass sie das, was sie vom anderen bekam, unbewusst aus Rache zerstörte, weil sie davon ausging, dass dies mit Zwang und Forderungen belegt war.

9.3 Der Fall Robert

Robert, ein 19-jähriger Jugendlicher, begab sich in Therapie, weil er aufgrund aggressiver Verhaltensweisen im Elternhaus und in der Schule auffiel, sich aus freundschaftlichen und familiären Beziehungen zurückzog und eine bedrohlich wirkende »Lasst mich in Ruhe«-Einstellung an den Tag legte. Er gab zu erkennen, dass er sich wehren könne, wenn er provoziert oder angegriffen würde. Er hatte mehrere Menschen verbal angegriffen und war durch einige leichtere Raufereien in der Schule körperlich bedrohlich gewesen. Seine Angriffe auf die Eltern beschränkten sich auf verbale Wutausbrüche. In der Schule kam er mit bestimmten Lehrern gut zurecht und er erzielte hier auch gute Noten, während er in anderen Fächern erfolglos blieb und Lehrer wie Schüler provozierte. Er wurde zur Behandlung überwiesen, da er in all seinen Beziehungen paranoid und rigide reagierte und er in der Schule und bei den Eltern zunehmend Besorgnis auslöste. Seine Verhaltensprobleme nahmen zu und seine Leistungen in der Oberstufe verschlechterten sich zunehmend.

Sein Vater war ein sehr dominanter, aufbrausender und misstrauischer Mensch, der fortwährend die schulischen Autoritäten und den Therapeuten seines Sohnes hinterfragte, jedoch ein grundsätzliches Interesse dafür aufbrachte, seinem Sohn zu helfen, sein Verhalten zu normalisieren. Es erschien mir realistisch, mit ihm und seiner Mutter zu arbeiten, die mir depressiv und recht gleichgültig vorkam, so als hätte sie sich mit dem aggressiven Verhalten ihres Kindes abgefunden. Sie zeigte sich ihrem Mann gegenüber gefügig, aber dies mit einer Haltung, als hoffe sie, dass man sie »in Ruhe« lassen würde, wenn sie sich nur genug unterordnete. In der psychopathologischen Befunderhebung erschien der Patient paranoid, trotzig und explosiv. In den ersten Stunden pendelte der Patient zwischen Angstzuständen, als wäre er ein Gefangener im Polizeiverhör, und einer bedrohlichen oppositionellen Haltung, die die Gegenübertragung auslöste, dass man einen Angriff fürchtete. Er wurde mit Übertragungsfokussierter Psychotherapie zweimal pro Woche behandelt und eine paranoide Persönlichkeitsstörung und eine mittelgradige charakterologisch bedingte Depression wurde diagnostiziert. Er stabilisierte sich allmählich im Behandlungsverlauf, was wie eine distanzierte Leere wirkte. Er empfand sich innerlich konfus und er vermied den Kontakt mit seinem Therapeuten, was seinem sozialen Rückzug in den letzten zwei Jahren glich.

Typischerweise erschien er schwarzgekleidet zur Sitzung, was ziemlich bedrohlich wirkte, nahm mit ermüdeter und erschöpfter Miene Platz und wirkte dann jedoch in seiner Mimik und Gestik unsicher und ängstlich. Seine Kommunikation offenbarte seine Unfähigkeit, mit irgendjemandem eine tiefere emotionale Beziehung einzugehen, ausgenommen den Schilderungen, die sich ausschließlich um seine basale Erfahrung von Interessenlosigkeit und Entscheidungsunfähigkeit drehten, und der Bereitschaft, jederzeit von einer erschöpften, hoffnungslosen Position in eine trotzige Rückzugshaltung oder wachsame Angriffshaltung dem Therapeuten gegenüber zu wechseln. Ich nahm deutlich wahr, dass er gegen seine stetige Angst vor Aggression ankämpfte, die in ihm oder in den Menschen um ihn herum auszubrechen drohte, wobei er sich nicht erklären konnte, warum er oder die anderen ärgerlich sein könnten, sodass seine Angst vor Wut keiner bestimmten Erfahrung zugeordnet werden konnte. Er oszillierte auch zwischen Momenten, in denen er eine Attacke von mir fürchtete, und solchen, in denen er mich als ungefährlich, jedoch als gleichgültig und uninvolviert erlebte. Ich denke, dass wir beide in eine Kollusion geraten waren, gemeinsam die Erfahrung von Bedeutungslosigkeit, die zu keinerlei Konsequenzen führen würde, zu erfahren.

Interessanterweise zeigte sich in der Übertragungsanalyse, dass die furchtvolle und hasserfüllte Interaktion mit mir, die eindeutig mit der missgünstigen, ängstlichen und aufbegehrenden Haltung gegenüber dem explosiven und dominierenden Vater zu tun hatte, auch eine spezifische Abwehr gegenüber unaushaltbaren homosexuellen Wünschen an den Vater enthielt, die er nicht zulassen konnte. Jegliche Bemühung, diesen Punkt seiner Schwierigkeiten zu beleuchten, führte unweigerlich zu einem generellen Gefühlsverlust und zu einem Verlust von emotionaler Bedeutung in unserer Beziehung.

In solchen Situationen spürte ich eine verstörende Leere, Robert lächelte mich dann inhaltslos an und er konfrontierte mich damit, dass sich seine Überzeugung ironischerweise bestätigte, dass hier nichts weiter verstanden oder erlebt werden konnte. Schließlich entwickelte ich ein besseres Gespür dafür, dass ich mich wie eine gleichgültige Mutter verhielt, während ich nicht sehr überzeugend glauben machen wollte, dass seine Gleichgültigkeit und sein Rückzugsverhalten angesichts einer derart frustrierenden, schmerzlichen Situation nur angemessen sei.

Auf diese Weise erschien die globale Fragmentierung des emotionalen Erlebens des Patienten, die zu einem Gefühl der Leere und Bedeutungslosigkeit in den Sitzungen führte, als einzige Alternative zu einem möglichen bedrohlichen Wutausbruch gegenüber dem Vater. Seine Regression auf ein schizoides Organisationsniveau wurde dadurch deutlich, dass er mich als gleichermaßen unerreichbar und distanziert wahrnahm, ohne Hoffnung, dass sich unsere Beziehung je verbessern könnte, was auch mit der Tatsache korrespondierte, dass er sich in den letzten Jahren massiv sozial zurückgezogen hatte. Es waren mehrere Monate Arbeit notwendig, bevor er den Wunsch nach einer liebevollen Beziehung mit seinem Vater, die er so nie erhalten hatte, und den tieferen Wunsch nach einer liebevollen Beziehung mit mir im Sinne einer gleichzeitigen und primitiven Mutter-Vater-Figur zulassen konnte, wobei diese jedoch weit entfernt schien, da er zutiefst davon überzeugt war, dass ich gemäß seines frühen Mutterbildes ebenso unerreichbar, gleichgültig und zurückweisend sei und sogar Abscheu ihm gegenüber empfinden würde.

9.4 Psychodynamische Überlegungen und Behandlung

Initial wies Fairbairn (1954) darauf hin, dass es Spaltungsmechanismen sind, die bei der Internalisierung früher idealisierter und verfolgender oder guter und böser Objektbeziehungen von Bedeutung sind für die fragmentierte emotionale Erfahrung bei schizoiden Persönlichkeiten und dass die affektive Verarmung des Kern-Ichs aufgrund von Abspaltung und wechselseitiger Dissoziation idealisierter und verfolgender Anteile zustande kommt. Weiterhin kam er zu dem Schluss, dass schizoide Patienten sowohl ein intensives Bedürfnis danach zeigen, von einem idealen Objekt geliebt zu werden, dabei aber gleichzeitig fest davon überzeugt sind, dass dieses Objekt emotional unerreichbar ist und dass ihre Liebe nicht vom Objekt erwidert wird, weshalb sie verzweifeln und psychisch in Rückzug gehen. Seine Analyse des schizoiden Mechanismus veranlasste Melanie Klein (1946, 1952, 1958) dazu, die Definition der frühesten paranoiden Position um die paranoid-schizoide Position zu erweitern, sodass die Kleinianische Theorie der frühen Entwicklungsstadien schließlich vollständig ausgearbeitet werden konnte. Guntrip (1961, 1968) entwickelte die Überlegungen von Fairbairn in seinen Studien weiter, indem er die frühe Pathologie der Mutterbeziehung ins Zentrum stellte. Das Vorliegen schizoider Abwehrmechanismen weist aus zeitgenössischer Sicht eindeutig darauf hin, dass die frühen Bindungskonflikte und ihre Auswirkungen auf das erotische Leben der Patienten unzureichend bewältigt wurden. Aber das Schizoidie-Konzept wurde durch die Weiterentwicklung des Wissens um die paranoid-schizoide Position von Klein zu einer umfassenden Pathologie ausgeweitet – der Fixierung auf eine frühe Stufe der psychischen Entwicklung unter Beibehaltung dissoziierter idealisierter und verfolgender Anteile –, wodurch die spezifischen Merkmale der schizoiden Persönlichkeit im Vergleich zur allgemeinen schizoiden Position in der frühen Entwicklung vernachlässigt wurden.

Die schizoide Persönlichkeitsstörung verdeutlicht, wie frühe Konflikte, die sich auf frustrierte Abhängigkeitswünsche, Angst vor Invasion oder Überwältigtwerden beziehen und die ödipale Situation beeinträchtigen, die weitere pathologische Entwicklung bestimmen und zu dem Vorherrschen einer spezifischen schizoiden Abwehrstruktur führen.

Die drei von mir aufgezeigten Fälle illustrieren die Gemeinsamkeiten dieser schizoiden Grundstruktur. Sie umfasst eine generalisierte Fragmentierung der Affekte, die Überzeugung der Unerreichbarkeit des Liebesobjektes, die Angst vor Invasion oder Überwältigtwerden, die Flucht in einen inneren Rückzug sowie einen konfusen, fragmentierten Selbstzustand, der Schutz vor jeder gerichteten emotionalen Bindung bietet. Die Abwehrstruktur war bei den Patienten einheitlich, jedoch traten verschiedene Übertragungsdispositionen auf: im Fall von Jennifer die vorherrschende schwerwiegende masochistische Tendenz gegenüber den Eltern, im Fall von Sarah die Abwehr gegen ihre Ambivalenz bezüglich einer unsicheren und höchst konflikthaften Abhängigkeit und beim Fall Robert der hasserfüllte ödipale Wettkampf sowie seine Auflehnung gegenüber der homosexuellen Unterwerfung gegenüber einem ödipalen Rivalen. In den drei Fallbeispielen liegen zwar jeweils unterschiedliche emotionale Konflikte unter der vorherrschenden protektiven Abwehrstruktur, jedoch liegt bei allen eine schwerwiegende Pathologie der internalisierten Objektbeziehungen und eine Identitätsdiffusion vor (Kernberg 2012). In ihrer Behandlung bestand die Notwendigkeit, diese Identitätsdiffusion Schritt für Schritt aufzulösen, indem die konflikthaften, idealisierten und verfolgenden Wahrnehmungsinhalte integriert wurden. Die charakteristische Auflösung oder Zerstreuung der dominierenden affektiven Erfahrung verhindert jegliche gerichtete Objektbeziehung im Sinne einer affektiven Verbindung der Selbst- und Objektrepräsentanzen, was die schizoide Struktur von allen anderen Borderline-Pathologien unterscheidet. Es hängt stark von der Analyse der Gegenübertragung, der äußeren Realität und der Fantasiewelt dieser Patienten ab, ob die schizoide Zerstreuung (»dispersal«, gemeint als das Gegenteil der Fähigkeit, psychisch zu containen) in der Übertragung geklärt und bearbeitet werden kann.

Dies wirft die Frage nach den Ursachen der Affektzerstreuung oder -auflösung auf, zumal dies im Widerspruch mit der starken frühen Aktivierung der Affektdispositionen zu stehen scheint. Lassen sie sich durch eine bestimmte genetische, konstitutionell-bedingte temperamentale Dysfunktion oder durch eine bestimmte Pathologie der Bindungsprozesse erklären? Diese chronische schizoide Disposition unterscheidet sich eindeutig von einer vorübergehenden Depersonalisationserfahrung, die mit der Aktivierung von bestimmten Stimmungszuständen verknüpft ist. Bei Stimmungszuständen kann ebenfalls eine

Affektzerstreuung eintreten, jedoch ohne Eliminierung des spezifischen beteiligten Affektes und ohne die gleichzeitige Fragmentierung der Wahrnehmung des Selbst und der Denkprozesse. Diese Zerstreuung unterscheidet sich auch von der narzisstischen Entwertung der Objektbeziehungen, da schizoide Persönlichkeiten eine hochdifferenzierte und intuitive Wahrnehmungskapazität der Affekte und Verhaltensweisen von anderen haben. Sie zeigen keine Entwertung der Objekte, sondern erfahren eher ein schmerzhaftes Verlassenheitsgefühl durch diese. Schizoide Persönlichkeiten haben die Fähigkeit, wichtige emotionale Beziehungen wiederzubeleben, sobald es gelungen ist, die schizoide Abwehrstruktur aufzulösen.

Kurzum, die schizoide Affektauflösung oder -zerstreuung kann von den gewöhnlichen Abwehrmechanismen der Objektbeziehungen der paranoid-schizoiden Position abgegrenzt werden. Der Kliniker wird auf diese Konstellation aufmerksam, indem er die typische, sich entwickelnde Leere in den Übertragungsmitteilungen diagnostiziert und die zentrale Gegenübertragung unter diesen Bedingungen aufdeckt. Betty Joseph (1989) erachtet es als relevant, dass der Analytiker registriert, wenn und wie der Patient versucht, den Analytiker zu beeinflussen; hier könnten die Bemühungen des Patienten hilfreich sein, beim Analytiker in einem bestimmten Licht erscheinen zu wollen. Schizoide Patienten könnten dem Analytiker unbewusst vermitteln, dass keine Gefühlsrealität vonstattengeht und dass die Verwirrung, die dadurch entsteht, es für beide vernünftigerweise rechtfertigt, sich zurückzuziehen.

Zusammenfassend vermittelten die Übertragungsentwicklungen in allen drei Fällen den Anschein von Unerreichbarkeit oder Trivialität, sodass es nicht möglich war, die gegenwärtig aktivierte Objektbeziehung zu diagnostizieren, wohingegen die jeweilige Gegenübertragung die unterschiedlichen zugrunde liegenden Konflikte deutlich zum Vorschein brachte: der erotisch-masochistische Konflikt von Jennifer, die passiv-aggressive Abhängigkeit von Sarah, die paranoide Angst vor einer Attacke im Fall von Robert. Alle drei Patienten hatten sich sozial zurückgezogen, wenn sich auch im Fall Jennifer in diesem Rückzug eine nicht-kommunikative Dimension, im Fall Sarah eine empörte Zurückweisung und im Fall Robert eine provokative Kampfbereitschaft zeigte. Als die innere Fantasiewelt der Patienten hinter der Fragmentierung der Denkprozesse genauer exploriert werden konnte, zeigten sich die erotischen Träume von Jennifer, die empörte Zurückweisung von Sarah und die gefährlichen Angriffe in der Fantasiewelt von Robert. Die Gegenübertragungsanalyse machte es möglich, die anfängliche Trivialität der verbalen Mitteilungen zu überwinden, die schizoide Abwehrstruktur schrittweise in der Übertragung zu deuten und die tieferen erotischen, abhängigen und aggressiven Konflikte aufzudecken.

9.5 Weitere Anmerkungen zur Behandlung

Sollten Patienten mit einer schizoiden Persönlichkeitsstörung klassisch psychoanalytisch oder mit einer spezialisierten psychoanalytischen Therapie wie der Übertragungsfokussierten Psychotherapie (TFP) für schwere Persönlichkeitsstörungen behandelt werden? Auf Basis der klinischen Erfahrungen des Personality Disorders Institute profitieren die schweren Fälle, die auf einem offenen Borderline-Organisationsniveau funktionieren, vor dem Hintergrund der sekundären Schwierigkeiten, die sich aus der objektiven Distanz von Behandlungen auf der Couch bezüglich der Analyse der schizoiden Leere ergeben, vermutlich am meisten von der Übertragungsfokussierten Therapie. Es ist jedoch bei allen Fällen darauf zu achten, dass die Behandlung einige zentrale technische psychoanalytische Bedingungen erfüllt: die Erwartung, dass der Patient frei assoziiert, die Bereitschaft des Therapeuten, die sich entfaltenden Übertragungsmanifestationen aus einer technisch neutralen Position heraus zu deuten, und die besondere Beachtung der Gegenübertragungsentwicklung. Deutung, Übertragungsanalyse, technische Neutralität und Nutzung der Gegenübertragung erweisen sich folglich bei allen Patienten als essenzielle Werkzeuge, unabhängig von der Behandlung mit TFP oder klassischer Psychoanalyse.

Die Übertragungsanalyse ist über eine längere Anfangsphase erschwert, weil die Übertragung aufgrund der vorherrschenden Affektfragmentierung scheinbar gar nicht auftaucht. Die Deutung sollte sich auf die Affektzerstreuung und die damit einhergehende kognitive Fragmentierung beziehen, wobei es hilfreich ist, die Gegenübertragungsimpulse besonders zu beachten und zu nutzen. Falls der Therapeut anhand seiner Gegenübertragung in den Sitzungen eigene subtile, flüchtige affektive Entwicklungen bemerkt, könnte dies ein Hinweis auf den vorherrschenden Hauptaffekt sein. Besonders hilfreich erscheint es in diesen Fällen, das psychoanalytische Feld zu analysieren, das meint: die dominante implizite Beziehung zwischen Patient und Therapeut, die die gesamte therapeutische Situation bestimmt. Es ist wichtig, technisch neutral zu bleiben, wobei dies durch teilweises Ausagieren der Gegenübertragung erschwert wird, sobald sich eine affektive Beziehung zu entfalten beginnt. Wie immer ist es wichtig, den Rahmen des analytischen Settings zu halten und wachsam zu sein, wenn der Patient die Realität sehr stark verleugnet, was bedeuten könnte, dass er den dominanten, jedoch fragmentierten Affekt ausagiert.

Während der Anfangsphase der Therapie kann die Abwesenheit von Phantasien des Patienten bezüglich zentraler Aspekte seiner Lebensrealität darauf verweisen, was vermieden wird: Die Lebenssituation bezüglich Arbeit und Beruf, Liebe und Sex, sozialem Leben und Kreativität muss sorgfältig exploriert werden, weil dies ein Hinweis darauf sein könnte, was in der Übertragung vermieden wird. Die Vermeidung jeglicher sexueller Beziehungen und Andeutungen könnte ein Hinweis auf eine zugrunde liegende extreme sadomasochistische Komponente der frühen Erogenität sein. Der Umstand, dass sich der Patient von jedem zurückgewiesen fühlt und aus Wut die meisten wichtigen Menschen in seinem Umfeld ablehnt, deutet darauf hin, dass er fürchtet, dass sich dies in der Übertragung entfalten könnte. Dissoziierte Feindseligkeit des Patienten weist auf die Vermeidung von Gewalt in den Sitzungen hin und auf die Notwendigkeit, sich auf solche Entwicklungen einzustellen.

In erster Linie sollte das zentrale Dilemma der Patienten – die Suche nach Intimität und Angst vor Invasion, Verschlungenwerden oder sadistischer Kontrolle – im Kopf behalten und sorgfältig in der Übertragung exploriert werden. Es sollte geklärt werden, wann sich der Patient infolge kleinster Enttäuschungen durch den Therapeuten brutal zurückgewiesen oder nach einer klärenden Frage des Therapeuten sadistisch und invasiv behandelt fühlt. Dies sind häufige Herausforderungen im Umgang mit dem zentralen Dilemma dieser Patienten. Es ist wichtig, dass der Therapeut bereit ist, sich Fehler oder Irrtümer einzugestehen, gerade wenn der Patient zu erkennen gibt, dass er sich einer dogmatischen Gehirnwäsche unterzogen fühlt. Es kann helfen, dem Patienten zu verdeutlichen, dass man Interesse daran hat, genauer zu verstehen, was in ihm vorgeht, dass man es respektiert, wenn er diesem Interesse misstraut und dass man sich darüber im Klaren ist, dass er sich in diesem Prozess missachtet fühlen könnte.

Ich denke, dass die bisherigen Ausführungen den Unterschied zu Patienten mit narzisstischer Grandiosität verdeutlichen, bei denen es zum Rollentausch zwischen Therapeut und Patient kommt sowie grandiose und entwertete Selbstanteile des Patienten in der Übertragung abwechseln. Ich glaube zudem, dass diese Fälle im Weiteren den Unterschied zu einem symbolischen Triangulierungsdefizit aufzeigen, bei dem der Patient auf die Wichtigkeit beharrt, dass der Therapeut völlig mit ihm übereinstimmt und dieser keine Vorstellungen entwickelt, die anders oder unabhängig vom Denken des Patienten sind. Die schizoiden Übertragungen zeigen in der psychoanalytischen Behandlung deutliche Unterschiede zu den Spaltungsphänomenen der paranoid-schizoiden Position der Borderline Persönlichkeitsorganisation und sie unterscheiden sich deutlich von den »gewöhnlichen«, intensiven Entwicklungen neurotischer Übertragungen, in denen sich der Patient mit einem infantilen Selbstanteil identifiziert und die korrespondierende elterliche Objektrepräsentation auf den Analytiker projiziert hat.

Literatur

Akhtar S (1992) Broken Structures. Northvale, NJ: Jason Aronson, S. 123-147.
American Psychiatric Association (2013): Diagnostic and Statistical Manual of Mental Disorders. Fifth Edition. DSM-5. Washington DC: American Psychiatric Press, S. 652-655.
Fairbairn W (1954) Object-Relations Theory of the Personality. New York: Basic Books.
Guntrip H (1961) Personality Structure and Human Interaction. London: Hogarth Press.
Guntrip H (1968): Schizoid Phenomena, Object – Relations and the Self. London: Hogarth Press.
Joseph B (1989) Object Relations in Clinical Practice. In: (dies.) Psychic Equilibrium and Psychic Change. London: Routledge, S. 203-215.
Kernberg OF (2012) Identity: Recent Findings and Clinical Implications. In: The Inseparable Nature of Love and Aggression. Washington, DC: American Psychiatric Publishing, S. 3-30.

Klein M (1946) Notes on some Schizoid Mechanisms. International Journal of Psychoanalysis 27:99-110.

Klein M (1952) Some Theoretical Conclusions regarding the Emotional Life of the Infant. In: Klein M, Heimann P, Isaacs S, Riviere J (Hrsg.) Developments in Psychoanalysis. London: Hogarth Press, S. 198-236.

Klein M (1958) On the Development of Mental Functioning. International Journal of Psychoanalysis 39:84-90.

McWilliams N (2011) Psychoanalytic Diagnosis 2nd Edition. New York: Guilford Press, S. 196-213.

Yeomans FE, Clarkin J.F, Kernberg OF (2015) Transference Focused Psychotherapy for Borderline Personality Disorder. Washington DC: American Psychiatric Publishing.

Teil III Spezialfragen der Schizoidie

10 Schizoidie bei schwerer Delinquenz

Fritz Lackinger

10.1 Persönlichkeitspathologie und Delinquenz

Dass Delinquenz hochgradig mit dem Vorhandensein einer Persönlichkeitsstörung korreliert, ist bekannt (Herpertz und Saß 2003). Die Angaben schwanken wie bei allen Prävalenzstudien und liegen zwischen 26,3 % (Watzke et al. 2006) und 80 % (Dudek et al. 2009). Die bisher größte Untersuchung zu diesem Thema ist ein Review, in dem 62 Studien aus 13 Ländern verwendet wurden, und die eine Prävalenz von 65 % persönlichkeitsgestörter Strafgefangener fand (Fazel und Danesh 2002). Unter Gefängnisinsassen herrscht die antisoziale Persönlichkeitsstörung deutlich vor, gefolgt von Insassen mit narzisstischen und Borderline-Persönlichkeitsstörungen. Insassen mit der Diagnose einer schizoiden Persönlichkeitsstörung sind seltener (Uskere 2012). Bei Sexualstraftätern ist die Prävalenz von Persönlichkeitsstörungen deutlich erhöht. So haben bereits Berner und Karlick-Bolten (1985) bei einer Gruppe chronischer Sexualstraftäter (N = 44) in 93 % der Fälle eine oder mehrere Diagnosen einer Persönlichkeitsstörung nach ICD-9 gefunden. Auch Lehne (1993) untersuchte die Persönlichkeitspathologie von Sexualstraftätern. Mit 34 % wurde die Diagnose der dependenten Persönlichkeitsstörung am häufigsten vergeben. Gehäuft fand sich hier aber mit 18 % auch die schizoide Persönlichkeitsstörung.

Ich habe in einer Schematisierung der psychopathologischen Hintergründe von Gewalt- und Sexualverbrechen drei Dimensionen unterschieden, deren Zusammenwirken in unterschiedlichen Proportionen eine Vielzahl von Delinquenzformen und Straftätertypen erklären kann (Lackinger 2008, 2009) (▶ Abb. 10.1).

Die drei hervorgehobenen psychopathologischen Bereiche reflektieren jeweils die Störung einer fundamentalen psychischen Funktion. Die Impulskontrollstörung verweist v. a. auf die Dysfunktion des Ichs bei der Regulation von Affekten; die Psychopathie ist der quintessentielle Ausdruck für schwere Störungen des Über-Ichs und die Perversion ist das Resultat einer misslungenen Triebmischung, in der die Sexualität in den Dienst aggressiver oder sogar destruktiver Regungen gestellt wird. Diese Konzeptualisierungen folgen einem psychodynamischen und objektbeziehungstheoretischen Ansatz, den ich andernorts ausführlicher dargestellt habe (Lackinger 2008, 2009, 2017, 2018a, 2018b). Wesentlich ist auch die dimensionale Auffassung der Persönlichkeitsorganisation, wie sie Kernberg (1975; Kernberg und Caligor 2005) entwickelt hat. Hier werden Kriterien für die Unterscheidung mehrerer Strukturniveaus der Persönlichkeitsorganisation dargestellt, die insbesondere die Abgrenzung auch von niedrig

- Impulskontrollstörung
- Psychopathie
- Perversion

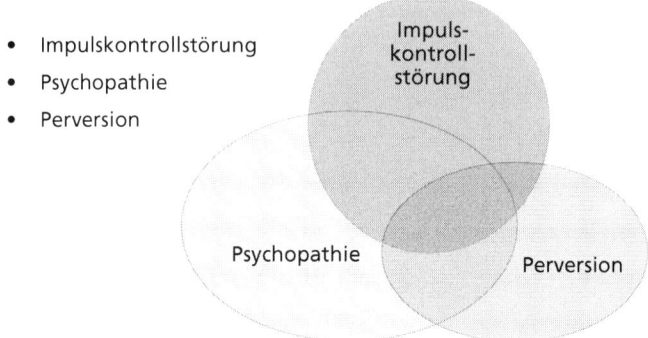

Abb. 10.1: Die drei zentralen psychopathologischen Ursachen von Delinquenz

strukturierten Borderline-Persönlichkeiten vom psychotischen Funktionsniveau klären.

Auf der Basis dieser strukturellen und ätiologischen Überlegungen lassen sich einige Grundtypen von Straftätern benennen und in ihren Grundzügen beschreiben, die je nach Mischungsverhältnis der Störungsbereiche weitere Untertypen beinhalten.

**Psychodynamische Prototypen von Straftätern
(für eine detailliertere Aufschlüsselung siehe Lackinger 2017)**

Offene Borderline-Delinquente

- Identitätsdiffusion im Bereich des Selbst- und des Objektbildes
- starke Impulsivität und affektive Dysregulation
- Vorherrschen von Angst und Wut im Kontext des Deliktes
- geringer Planungsgrad bei impulsiven Delikten

Narzisstische und psychopathische Täter

- Diffusion des Selbstbildes durch pathologisches Größenselbst überdeckt
- Neid führt zur Objektabwertung
- Machtanspruch und Zerstörungslust als Deliktmotive
- begehen tendenziell geplante und erniedrigende Delikte

Perverse Täter

- sexuelle Identitätsdiffusion und Rachebedürfnis
- Funktionalisierung der Sexualität zur Abwehr von Intimität, zur Identitätsstabilisierung und Aggressionskanalisierung
- mittels Fetischisierung, sexueller Nötigung, Missbrauch und Gewalt

Psychotische Täter

- Vernichtungsangst infolge von unsymbolisierter Trennung oder Nähe
- omnipotente Ersetzung der äußeren Realität durch die innere
- paranoide Projektion und Aufbau von Wahnsystemen
- Abwehr der Vernichtungsangst durch Gewalt

10.2 Schizoide Faktoren

Straftäter ausschließlich mit der Diagnose einer schizoiden Persönlichkeitsstörung sind relativ selten. Allerdings spielen schizoide Faktoren bei vielen Delinquenten eine mehr oder weniger große Rolle. Doch was ist eigentlich – unter einem psychoanalytischen Gesichtspunkt – unter dem »schizoiden Faktor« zu verstehen? In der Tabelle werden die allgemeinmenschlichen Voraussetzungen und einige Varianten von pathologischen Entwicklungen dargestellt (▶ Tab. 10.1).

Tab. 10.1: Ausprägungsformen des schizoiden Faktors

Allgemeinmenschliche Dispositionen zur Schizoidie		
Introversion	hereditäre temperamentale Betonung des Innerpsychischen	
schizoid-paranoide Position	primäre Disposition zur Organisation des psychischen Innen-Außen-Verhältnisses, ermöglicht Abwehr und Trennung; bildet eine basale Schicht in jeder Persönlichkeit, besteht aus zwei Elementen:	
	• schizoides Element	steht für Spaltung und Introjektion von Partialobjektbeziehungen sowie für deren Überbesetzung zur Abwehr der äußeren Realität
	• paranoides Element	Projektion und projektive Identifizierung von verfolgenden Partialobjektbeziehungen
Pathologische Entwicklungen		
schizoide Züge	▶ *im Kontext von höher strukturierten Persönlichkeitsstörungen:* Rückzugstendenz sowie Überbesetzung innerer Objektbeziehungen werden als sekundäre und ich-syntone Abwehrstrategien verwendet	
	▶ *im Kontext schwerer extravertierter Persönlichkeitsstörungen:* sind meist eine komplementäre, aber nicht-dominante Abwehrstrategie	
Schizoidie	▶ *im Kontext schwerer introvertierter Persönlichkeitsstörungen:* komplementäre oder dominante Abwehrstrategie im Rahmen des niederen Borderline-Strukturniveaus	
	▶ *im Kontext der Schizophrenie:* führt zu einer Zerstörung der Realitätsprüfung. Die Omnipotenz der inneren Welt überwältigt die strukturelle Unterscheidungsfähigkeit.	

10.3 Der schizoide Faktor und die Delinquenz

Die Diagnose einer schizoiden Persönlichkeitsstörung ist im forensischen Kontext wie erwähnt relativ selten, sie spielt aber bei sehr schwerwiegenden Delikten manchmal eine Rolle, v. a. bei Serienmördern und Amokläufern.

Es gibt eine Diskussion in einschlägigen Internetforen, ob es überhaupt rein schizoide Persönlichkeiten gibt, die kriminell werden, oder ob Delinquenz bei Schizoiden immer ein Zeichen einer Komorbidität bzw. einer kombinierten Persönlichkeitsstörung ist, etwa zusammen mit antisozialen oder narzisstischen Zügen. Die Argumente für eine derart friedliche Konzeption der schizoiden Persönlichkeitsstörung fokussieren völlig auf den basalen schizoiden Mechanismus des Rückzugs, der immer einer aggressiven Handlung nach außen entgegenstehe. Tatsächlich findet man bei den als schizoid diagnostizierten Serienmördern oder Amokläufern immer auch deutlich psychopathische, narzisstische, paranoide oder sadistische Persönlichkeitsanteile, was aber auch damit zusammenhängt, dass es reine Ausprägungen einzelner Persönlichkeitsstörungen überhaupt nicht so häufig gibt.

Bedeutung schizoider Faktoren bei den vier Straftäter-Prototypen

Offene Borderline-Delinquenz

- Schizoide Züge spielen eine untergeordnete Rolle, da Affektivität extravertiert ist.

Narzisstische und psychopathische Täter

- Häufige Komorbidität zwischen pathologischem Narzissmus und Schizoidie.
- Gefahrenpotential steigt, wenn zusätzlich paranoide Züge auftreten.
- Serienmörder sind manchmal schizoide Psychopathen.

Schizoide Züge bei perversen Tätern

- Auch perverse Straftäter können zugleich schizoide Persönlichkeiten sein.
- Wenn zusätzlich psychopathische Züge vorkommen, wird die ausufernde Phantasietätigkeit irgendwann »realisiert«.

Schizophrene Täter

- Delikte geschehen in der Regel im Kontext eines Wahnsystems.
- Extrem omnipotente innere Beziehungsvorstellungen werden im akuten Zustand der äußeren Realität übergestülpt.

10 Schizoidie bei schwerer Delinquenz

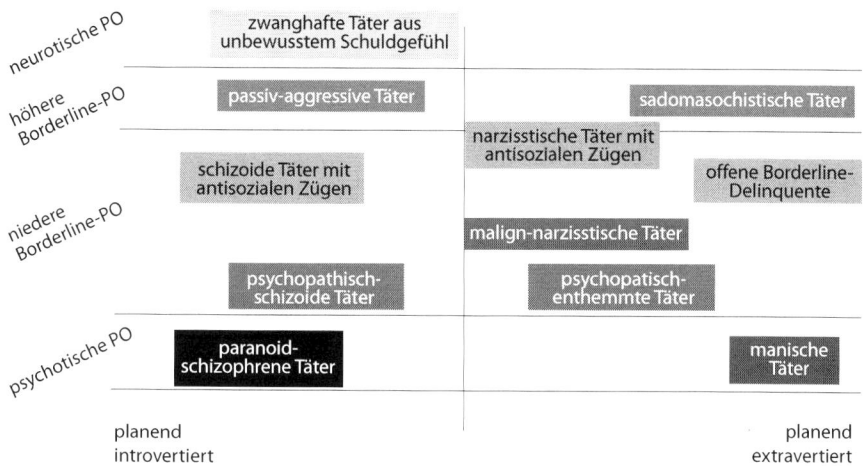

Abb. 10.2: Delinquenztypen und Persönlichkeitsniveau

Auf eine genauere Diskussion der verschiedenen forensischen Diagnosen und deren Zusammenhang mit einem Konzept der psychodynamischen Strukturniveaus kann hier nicht näher eingegangen werden. Die folgende grafische Darstellung stellt das Strukturniveau mit der temperamentalen Polarität von Introversion und Extraversion in Zusammenhang.

10.4 Fall Georg R.

Nehmen wir ein Beispiel: Im Prozess gegen den 19-jährigen Amokläufer Georg R. von Ansbach, der 2009 zwei Schülerinnen schwer verletzt sowie zahlreiche weitere Schüler und einige Lehrerinnen durch die von ihm gezündeten Molotow-Cocktails leicht verletzt hatte, haben die psychiatrischen Gutachter eine schizoide Persönlichkeitsstörung bei ihm festgestellt. Georg R. hatte sich schon in der 9. und 10. Klasse ausgegrenzt gefühlt, was sich in der Collegestufe noch verschlimmert und zu einer fast kompletten Isolation geführt hat. Georg R. hatte einen einzigen Freund, der ebenfalls sehr isoliert war. Beide hätten oft über Amokläufe gesprochen, wobei Georg R. den Täter von Erfurt als »coolsten Ossi« bezeichnete. Er wird als Außenseiter beschrieben, ruhig und zurückhaltend. Er lebte in einer Parallelwelt, v. a. aber, er wurde von Mitschülern gemobbt und fühlte sich dabei im Stich gelassen. Denn auch die Lehrer scheinen negativ auf ihn reagiert zu haben. Er baute einen Hass gegen die Welt im Allgemeinen, aber v. a. gegen die Schule auf. Georg R. trug am Tattag ein T-Shirt mit der Aufschrift »Made in School«. »Die ganze Schule soll bezahlen«, notierte er in seinen Briefen an eine fiktive Freundin. Darin zeigt sich ein apokalyptischer Hass, der an und für sich nicht typisch schizoid, sondern eher narzisstisch-psychopathisch ist. Auch der Auftritt von Georg R., schwer bewaffnet mit Axt und Molotow-Cocktails baute er sich vor der Klassenzimmertür auf und verbreitete demonstrativ Angst und Schrecken, ist eine narzisstische Inszenierung. Georg R. war dementsprechend – meines Erachtens – keine rein schizoide, sondern eine kombinierte narzisstisch-schizoide Persönlichkeitsstörung.

Es bleibt aber die Frage, ob der schizoide Faktor alleine auch zu Gewalthandlungen führen kann, und ich würde das bejahen. Obwohl schizoide Personen aufgrund ihrer spezifischen Abwehrstrategie des Rückzugs in eine überwertig besetzte innere Welt dazu neigen, Konflikten aus dem Weg zu gehen, können sie auch eine spezifische Wut entwickeln, die nach außen ausagiert wird. Die schizoide Wut unterscheidet sich aber von der narzisstischen, sie zielt nicht auf Inszenierung und globale Rache an der Welt, sondern auf Schutz der eigenen Sphäre und eventuell punktuell auf Rache für deren Zerstörung.

Ein schizoider Patient schrieb auf der Internet-Seite »*Schizoide Wesenswelten – Das SPS-Forum*«: »*Die uns bekannte Abspaltung von Gefühlen kann durchaus zu hemmungsloser Gewalt befähigen, es fehlt oft nur einer, der es unbedingt wissen will. Im Alltag (leider auch beim Sport) habe ich eine Beißhemmung gegen Schwächere, ich nehm' die einfach nicht ernst. Ein richtiger Gegner muss glaubhaft Überlegenheit darstellen, damit fühle ich mich in eine Position gedrängt, in der Alles erlaubt ist, er muss mich zum Kampf zwingen, dann überwinde ich meine Abneigung gegen diese Intimität*« (soblu19 2015).

Tab. 10.2: Gegenüberstellung psychodynamischer Merkmale von schizoiden und narzisstischen Straftätern

schizoide Täter	narzisstische Täter

• Primäre Abwehrstrategien sind Spaltung und Rückzug in die Innenwelt.
• Aggression und Gewalt spielen in bewussten Tagträumen und unbewussten Phantasien eine große Rolle.
• Hauptangst ist die Vernichtung durch die destruktive Nähe des emotionalen Selbst zu einem äußeren Objekt.
• Aggression und Gewalt können agiert werden, wenn der Rückzugsweg durch andere abgeschnitten wird.
• Unter starkem äußerem Druck kann es zum Ausagieren schizoider Gewaltphantasien kommen, komorbide narzisstische Züge erleichtern dies.
	• Primäre Abwehrstrategien sind Spaltung und Bildung eines pathologischen Größenselbst.
	• Entwertete Selbstrepräsentanzen, eigene Abhängigkeit und Neid werden identifikatorisch projiziert.
	• Tagträumen ist unüblich.
	• Hauptangst bezieht sich auf die Demütigung durch die eigene Abhängigkeit
	• Aggression und Gewalt können agiert werden,
	  – wenn eigene Hilflosigkeit/Selbstentwertung nicht mehr mit üblichen Mitteln projiziert werden können,
	  – und das unreife Überich durch die exzessive Projektion unwirksam wird.

10.5 Fall Theodore Kaczynski

In einem Interview sagte der US-amerikanische Una-Bomber Theodore Kaczynski, nachdem er einige Bücher erwähnt hatte, die seinem Kampf gegen die technologische Gesellschaft Nahrung gegeben hatten:

> »But what first motivated me, wasn't anything I read. I just got mad seeing machines ripping up the woods and so forth ... . The honest truth is that I am not really politically oriented. I would have really rather just be living out in the woods. If nobody had started cutting roads through there and cutting the trees down and come buzzing around in helicopters and snowmobiles I would still just be living there and the rest of the world could just take care of itself« (Clarke 2006, 329f.).

Kaczynski war ein außerordentlich intelligenter Mathematiker, der über ein mathematisches Problem dissertierte, das angeblich nur 10–12 Leute in den USA verstehen konnten. Nach einigen Liebesenttäuschungen gab er seine Universitätskarriere auf und zog sich in die Wälder Montanas zurück. Da sich Kaczynski aber in seinem einsamen Exil in den Wäldern nachhaltig gestört fühlte, als eine Entwicklungsgesellschaft die Gegend für Industrie- und Wohnungsbau aufschloss, entwickelte er eine weit über den Anlass hinausgehende Kritik an der techno-industriellen Gesellschaft und der Naturzerstörung, worüber er auch ein Manifest formulierte.

Kaczynski unterscheidet sich von Georg R. nicht zuletzt darin, dass er nicht unter seiner Einsamkeit litt, sondern diese suchte und aus eigenem Antrieb immer weiter verstärkte. Nicht die Ablehnung durch andere machte ihn wütend, sondern das Eindringen von Baumaschinen in seine abgezirkelte Welt.

Die darin ausgedrückte Weltsicht zeigt exzessive paranoide Züge, sodass davon ausgegangen werden muss, dass auch Theodore Kaczynski nicht als reine schizoide Persönlichkeitsstörung aufgefasst werden kann. In einem späteren Gutachten wird ihm sogar eine paranoide Schizophrenie attestiert, eine Diagnose, die von außen und aus der Entfernung zwar nicht nachvollzogen werden kann, die aber ebenfalls die paranoide Dimension hervorhebt. Es scheint so zu sein, dass bei Kaczynski die schizoide Problematik früher und anfangs dominanter in Erscheinung trat als die paranoide. Letztere scheint gewissermaßen getriggert worden zu sein, muss dann aber auch vorher schon latent und potentiell aktivierbar gewesen sein. Ein enger Zusammenhang zwischen schizoiden und paranoiden Persönlichkeitszügen ist für Psychoanalytiker nicht überraschend. Es ist meiner Meinung nach aber doch so, dass die beiden Facetten keineswegs immer gepaart geschweige denn gleichgewichtig auftreten.

Es gibt meiner Beobachtung nach auch einen Typus von Delinquenz, der schizoid motiviert ist und fast ohne paranoide Ausgestaltung auskommt. Schizoide Aggression entsteht bei schizoiden Persönlichkeiten durch die Wirkung von aufgedrängter oder gar aufgezwungener Nähe. Physische und soziale Nähe kann von schizoiden Patienten grundsätzlich nur schwer ertragen werden, weil das äußere Objekt auf unsymbolisierte, automatische Weise mit dem verinnerlichten bösen Objekt identifiziert und mit vernichtender Bedrohung assoziiert wird. Wenn nun die primäre Strategie des Rückzugs und des Ausweichens nicht funktioniert, weil das Objekt als zudringlich und subjektiv verfolgend erlebt wird, kann als sekundäre Strategie schizoide Wut mit dem Ziel des Wegstoßens und Unterbrechens des Kontakts mobilisiert werden.

Die schizoide Wut amalgamiert sich in solchen Situationen natürlich mit den Abwehrstrategien anderer Persönlichkeitszüge, wenn solche vorhanden sind. Z. B. können paranoide Tendenzen, die bisher nur latent gewesen waren, angefacht werden und die schizoide Wut wird durch die paranoide Angst weiter eskaliert. Sind auch narzisstische und insbesondere malign-narzisstische Tendenzen vorhanden, dann kann die schizoide Aggression in eine Rachephantasie einmünden, die zugleich alte Kränkungen heimzahlen, verfolgend-bedrohliche Objekte ausschalten und die frühere Ruhe wiederherstellen will. Eine derartige Mischung der Motivationen könnte bei Theodore Kaczynski vorhanden gewesen sein.

Tab. 10.3: Gegenüberstellung psychodynamischer Merkmale von schizoiden und paranoiden Straftätern

schizoide Täter	paranoide Täter
• Primäre Abwehrstrategien sind Spaltung und Rückzug in die Innenwelt. • Aggression und Gewalt spielen in bewussten Tagträumen und unbewussten Phantasien eine große Rolle. • Aggression und Gewalt können agiert werden, wenn der Rückzugsweg durch andere abgeschnitten wird. • Bei Komorbidität mit paranoiden Zügen: »Vorwärtsverteidigung« möglich, wie bei Ted Kaczinsky. • Bei Komorbidität mit psychopathischen Zügen: rücksichtsloses Ausagieren schizoider Machtphantasien.	• Primäre Abwehrstrategien sind Projektion und projektive Identifizierung. • Bedrohung von außen und Verteidigung spielen in Phantasien eine große Rolle. • Aggression und Gewalt können impulsiv agiert werden, wenn Bedrohungsgefühl durch exzessive Projektion überhandnimmt. • Bei Komorbidität mit schizoiden Zügen: Ausagieren bei exzessivem Bedrohungsgefühl wird planmäßiger. • Bei Komorbidität mit psychopathischen Zügen: Ausagieren paranoider Rachephantasien.

10.6 Fall Joel Rifkin

Den Fall dieses Prostituiertenmörders bringt Michael Stone (2007) als Beispiel für einen schizoiden Serienmörder. Rifkin war mit drei Wochen adoptiert worden und erfuhr – soweit wir wissen – niemals Missbrauch oder Vernachlässigung. Er war immer ein begabter, aber sozial auffälliger Einzelgänger, der in der Schule wegen seiner Unfähigkeit dazuzugehören gehänselt wurde. Nach Erzählungen von ehemaligen Schulkollegen war er ein schüchternes und unbeholfenes Kind, es war leicht, sich über ihn lustig zu machen, und er hatte – trotz eines IQs von 129 – schlechte Schulnoten. Wegen seines eigenartigen Ganges und seiner Unzugänglichkeit wurde er »Schildkröte« genannt. Nach einem Uni-Abschluss in Politikwissenschaften hatte er Gelegenheitsjobs, zog sich immer mehr zurück und ging zu Prostituierten.

Nach dem Selbstmord seines Vaters 1987 wurde Rifkins soziale Abschottung noch stärker. Angeregt durch literarische und filmische Darstellungen (z. B. Hitchcocks »Frenzy«), phantasierte er zunehmend über Gewalt und Prostitution, sammelte einschlägige Zeitungsausschnitte und wurde im selben Jahr wegen Anstiftung zur Prostitution erstmals verhaftet. Zwischen 1989 und 1994 tötete er vermutlich 17 Prostituierte, nachdem er mit ihnen Sex gehabt hatte, und sammelte sogenannte Trophäen von ihnen, Kreditkarten, Schmuckstücke und Kleidungsstücke. Nachdem er wegen einer fehlenden Auto-Nummerntafel verhaftet wurde, wurden Leichenteile bei ihm Auto gefunden. 1996 wurde er zu de facto lebenslanger Haft verurteilt.

Rifkin zeigt zwar viele typisch schizoide Persönlichkeitszüge, auch die Delikte wurden nicht – wie bei den Amokläufern – demonstrativ in der Öffentlichkeit begangen. Allerdings sammelte Rifkin Zeitungsausschnitte, er war also sehr wohl an der öffentlichen Reaktion interessiert. Auch suchte er seine Opfer auf und wurde nicht von ihnen bedrängt. Schließlich verweist das Sammeln der Trophäen auf eine weitgehende Desobjektalisierung (Green 2001; Dammann 2014) gegenüber den Opfern. Diese Tatmerkmale sprechen deutlich eine narzisstische und psychopathische Sprache. Die Schizoidie hat also Rifkins Persönlichkeit geprägt und seine Isolation mit sich gebracht, der Hass auf die Prostituierten entspringt aber narzisstischen Kränkungen und die Morde selbst reflektieren eine psychopathische Kälte und Omnipotenz.

Tab. 10.4: Gegenüberstellung psychodynamischer Merkmale von schizoiden und im engeren Sinne psychopathischen Straftätern

schizoide Täter	psychopathische Täter
• Primäre Abwehrstrategien sind Spaltung und Rückzug in die Innenwelt. • Aggression und Gewalt spielen in bewussten Tagträumen und unbewussten Phantasien eine große Rolle. • Aggression und Gewalt spielen im Alltagsleben keine Rolle. • Aggression und Gewalt können agiert werden, wenn der Rückzugsweg durch andere abgeschnitten wird. • Bei Komorbidität von schizoider und psychopathischer Persönlichkeitsstörung kommt es zum Ausagieren schizoider und paranoider Machtphantasien.	• Primäre Abwehrstrategien sind Spaltung und die Verkehrung von ›gut‹ in ›böse‹. • Tagträume spielen keine Rolle, Phantasien sind im Wesentlichen unbewusst. • Aggression, Gewalt und Parasitismus spielen aber in allen realen Beziehungen eine große Rolle. • Aggression und Gewalt werden ständig agiert, da alle guten Objektbeziehungen als schwach abgelehnt werden.

10.7 Fall Sebastian S.

Ich möchte aber noch ein Beispiel bringen, in dem meiner Meinung nach die narzisstischen und paranoiden Komponenten gering ausgeprägt und für Tatsache und Form des Delikts nicht maßgeblich gewesen sind. Es geht um eine schwere Körperverletzung an einem Beamten bei einer Amtshandlung. Der Fall wurde von Kastner (2012) publiziert.

Sebastian S. schilderte seine Kindheit und Jugend als vollkommen unauffällig. Er sei in einem ruhigen Umfeld mit seinen Eltern und seinem Bruder aufgewachsen. Weder habe man sich in der Familie gestritten, noch habe es überhaupt jene dramatischen Emotionen gegeben, die er gelegentlich bei seinen Schulkollegen mitbekam. Es wäre ihm beispielsweise nie in den Sinn gekommen, heulend zu seinen Eltern zu laufen, weil irgendetwas nicht passte. Von der Volksschulzeit (entspricht der deutschen Grundschule) erinnert er sich, dass er schon gerne zu den Geburtstagen der Alterskollegen eingeladen worden wäre, in der Hauptschule habe er sich aber damit abgefunden, ein Außenseiter zu sein, und sei sogar froh gewesen, wenn man ihn in Ruhe ließ. Schule und dann das Technik-Studium bereiteten ihm keine Schwierigkeiten. Obwohl er keine Freunde besaß, fühlte er sich nicht einsam, denn er hatte ja seine Familie. Von zuhause ausziehen wollte er nicht.

Auch an seinem Arbeitsplatz gefiel es ihm zunächst gut, weil er eine klar abgegrenzte Aufgabe hatte und es zu keinen Reibereien mit Arbeitskollegen kam. Schwierig wurde es mit einer Dienstreise nach Frankreich, die der Arbeitgeber trotz der plötzlichen Erkrankung seiner Mutter von ihm verlangte. Die Reise wurde zu einem Desaster. Seine Koffer gingen am Flughafen verloren und da er kein Französisch sprach, konnte er sich mit niemandem verständigen, was umso schlimmer war, als plötzlich auch ein Problem mit der Firmenkreditkarte auftrat und er zu wenig Geld für seinen Aufenthalt hatte. Der Patient erlebte eine unlösbare Überforderung und musste schließlich von seinem Bruder abgeholt werden, der nach Paris kam und auf für ihn undurchschaubare Art und Weise für alles eine Lösung fand.

Zurück an seinem Arbeitsplatz fühlte er sich ab nun schief angeschaut und als der neue Abteilungsleiter eine neue Arbeitsorganisation einführte, der zufolge auch er an mehreren Teambesprechungen teilnehmen musste, reichte es: Er kündigte. Der Tod seiner Mutter sei v. a. für seinen Vater schlimm gewesen, und so passte es gut, dass er nun zuhause war und dem Vater das Kochen abnehmen konnte. Vater und Sohn bewohnten unterschiedliche Stockwerke in dem großen Haus und trafen sich v. a. zu den Mahlzeiten, während sonst jeder seinen Beschäftigungen nachging. In seinem Fall waren dies Privatstudien im Internet, die er penibel betrieb und durch die er sich auch technisch auf dem Laufenden hielt. Da er kaum Geld ausgab, konnte er einige Zeit von seinen Ersparnissen leben. Er mied das Arbeitsamt und allfällige Vorstellungsgespräche bei Firmen, indem er auf die staatliche Arbeitslosenunterstützung verzichtete und sich in Selbstgenügsamkeit übte.

In dieser zunehmend isolierten Situation häuften sich die Missverständnisse mit dem Gemeindeamt. Man schickte ihm Rechnungen über Dinge, die er angeblich nie bestellt hatte. Als er sich bei der Polizei darüber beschwerte, dass das Protokoll über einen fahrerflüchtigen Autofahrer, der das Haus, in dem er mit dem Vater lebte, beschädigt hatte, 15 Fehler enthielt, bedrohte man ihn mit einer Anzeige wegen Beamtenbeleidigung. Er hielt das alles für Blödheiten, v. a. aber für einen Beweis dafür, dass man mit der Welt am besten auskam, wenn man möglichst großen Abstand zu ihr hielt.

Leider sollte man ihm diesen Abstand nicht zugestehen. Es kam zu einem Streit mit dem Gemeindeamt über die Müllgebühren. Er wurde aufgefordert, die Müllgebühren einzuzahlen, obwohl diese nach seiner Überzeugung vom Vater per Abbuchungsauftrag bezahlt wurden. Später stellte sich heraus, dass der Abbuchungsauftrag storniert worden war, aber dessen Neueinrichtung gelang nicht. Es entstanden Mahnspesen und Zinsen und diese zahlte der Patient nicht nur nicht ein, er begann auch seine eigenen Kosten an Telefon- und Internetgebühren sowie seine Arbeitszeit, die er mit der Causa verbrauchte, von den Müllgebühren abzuziehen, bis er schließlich mit einer Exekution (Zwangsvollstreckung) bedroht wurde. Der Patient hatte das Gefühl, einer willkürlichen und übermächtigen Bürokratie gegenüber zu stehen, ähnlich wie Josef K. in Kafkas Prozess. Mit jedem Erlagschein wuchsen seine Wut und seine Verzweiflung. Er befürchtete seinen bevorstehenden Ruin, weil er ja kein laufendes Einkommen hatte und auch die aufgelaufenen Schulden gar nicht mehr zahlen konnte. Die in ihm entstandene Rage mischte sich mit Hoffnungslosigkeit und Gleichgültigkeit. Da ihm die Vernichtung ohnehin unvermeidbar erschien, wollte er ein Zeichen des Widerstandes setzen und die als sinnlos erlebte Quälerei beenden. V. a. aber wollte er, dass Ruhe und Regelmäßigkeit in sein Leben zurückkehrten.

Als der Exekutor klingelte, öffnete zuerst der Vater des Patienten die Tür, bat ihn herein und holte dann seinen Sohn. Der hielt wortlos ein Messer in der Hand und begann ohne Vorwarnung auf den Exekutor einzustechen, bis dieser um sein Leben ins Freie rannte. Der Patient verfolgte den Exekutor bis auf den Gehsteig, aber nicht weiter. Er wartete dann im Haus auf die Polizei und ließ sich widerstandslos festnehmen. Später erklärte er der Gerichtsgutachterin seine Motive, verteidigte sich aber während des Prozesses mit keinem Wort und schien zufrieden damit zu sein, in der forensischen Unterbringung wieder seine Ruhe zu finden.

10.8 Schizoide Gewaltdynamik

Ich möchte zusammenfassend die im engeren Sinne schizoide Gewaltdynamik noch einmal kausal und intentional beschreiben und deren Unterschiede zu der viel häufigeren narzisstischen Gewaltdynamik herausarbeiten.

In der allerfrühesten Kindheit kann das primäre Beziehungsbedürfnis eines Kindes, z. B. durch eine unerreichbare (tote) Mutter, massiv frustriert werden, bevor es noch ganz zur Entfaltung gekommen ist. Die primäre Bindung war gerade noch stark genug, um eine basale Separation vom Primärobjekt zu tragen, sodass die Unterscheidung von innen und außen und damit die Etablierung der Ich-Funktion der Realitätsprüfung eben noch möglich wird. Aber die elementare Beziehungsenttäuschung mobilisiert auch ein Gefühl der Vernichtung und – reaktiv – eine primitive Aggression, die das Objekt (wenn nicht zerstören, so doch) für immer aus seinem Leben ausschließen will. In solchen Fällen können sich (bei entsprechender introvertierter Disposition) die ersten Ansätze der Objektlibido bzw. das kaum erwachte Beziehungsinteresse wieder weitgehend in die gleichzeitig entstehende Innenwelt zurückziehen. Das Subjekt entwickelt das Gefühl, gerade noch der Vernichtung entkommen zu sein, die vom anderen ausgeht. Das Fantasieleben spielt bei solchen Kindern von früh an eine überdimensionale Rolle. Die radikale Abkapselung in die Cyberwelt, z. B. in die Welt von Ego-Shootern und anderen Internet-Solospielen, ist heutzutage auch eine typische Erscheinungsform. Die schizoide Fantasiewelt hat keinen psychotischen Charakter, sondern entfaltet sich in einer vom Lust-Unlust-Prinzip geprägten dichotomisierenden Entstellung der Realität, die im Ernstfall von dieser unterschieden werden kann.

Damit ist die primäre Besetzung der Außenwelt sehr fragil, wodurch auch intensive Beziehungserlebnisse in Latenz und Pubertät weitgehend ausbleiben. Das schizoide Selbst lebt im Rückzug, besetzt fast nur innere Objekte und meidet die Außenwelt. Der Rückzug wird nicht als Einsamkeit erlebt, weil eine durchaus vielfältige Innenwelt für die äußeren Kontakte entschädigt, in der Regel setzt sich das Gefühl durch, am liebsten in Ruhe gelassen zu werden, weil zwischenmenschliche Kontakte doch nur Schwierigkeiten und psychische Schmerzen mit sich brächten.

Wenn der Rückzug von der Umwelt in dem gewünschten Maße respektiert wird und gelebt werden kann, entsteht bei den Betroffenen keine manifeste Angst. Unvermeidliche Kontakte, Abhängigkeiten von Familienangehörigen, Lehrern, Behörden etc. geben aber fast immer Anlass zur Unruhe. Solange für diese Kontakte eine relative glatte, routinierte Form gefunden werden kann, die zu keinen tieferen Gefühlsverstrickungen zwingt, bringen diese aber meist keine offen aversiven oder aggressiven Auffälligkeiten im Verhalten der Betroffenen mit sich. Soweit wie möglich wird der unvermeidliche Kontakt zur Außenwelt auf die kognitive Schiene eingeengt.

Wirklich schwierig wird es, wenn Familienangehörige auf bestimmten emotionalisierenden Kontaktformen bestehen, die der schizoide Jugendliche nicht will, oder – noch schlimmer – wenn sich jemand aus seiner Altersgruppe in ihn verliebt. Ernste Probleme können auch mit nachgehenden Lehrern oder Betreuern und mit intervenierenden Behörden entstehen. Dies kann die zentrale Angst des schizoiden Menschen mobilisieren, nämlich die Angst vor der Vernichtung seines emotionalen Selbst durch die Nähe zu einem äußeren Objekt. Die Vernichtungsangst kann dann in vielen Fällen nicht als Angst ertragen werden, zu schmerzhaft oder traumatisch ist seine emotionale Reaktion. Denn hinter der Angst verbirgt sich ja das in frühester Kindheit verlorene Objekt. Der ansatzweise reaktivierte, traumatische Verlustschmerz wandelt sich automatisch, d. h. gesteuert durch unbewusste Affektumkehr, in Ärger, Wut und sogar Hass gegen das sich nähernde Objekt.

Aufgezwungene Nähe wird von schizoiden Persönlichkeiten im Extremfall mit Aggression abgewehrt. Gewalttätiges Ausagieren ist in den Fällen, wo keine narzisstischen, geschweige denn psychopathischen Züge gefunden werden, auf jene Situationen begrenzt, wo die Person mit einer schizoiden Persönlichkeitsstörung zu der eingeengten Überzeugung gekommen ist, es gäbe keine Lösung für die angestauten Probleme mehr und das Leben könne nur noch in einer Katastrophe enden.

Der Unterschied zur narzisstischen Entwicklung zur Gewalt kann folgendermaßen verstanden werden: Das später narzisstische Subjekt hat in der allerfrühesten Kindheit eine erste Beziehung aufbauen können. Sein positives Selbstbild und seine idealisierten Beziehungsvorstellungen erfahren aber in einer darauffolgenden Phase keine befriedigende Unterstützung und werden beständig von entwerteten Selbst- und von verfolgenden Beziehungsbildern bedroht. Die Anhängigkeit von einem nicht-bestätigenden, im-Stich-lassenden Objekt wird als fundamentale Kränkung erlebt und so gut wie möglich bekämpft. Phasenspezifisch normale idealisierte Selbstvorstellungen müssen bei einer solchen Ausgangslage defensiv forciert und durch verleugnende Abwehrmaßnahmen gestützt werden.

Aus dem normalen kindlichen Narzissmus entwickelt sich noch in der Kindheit ein pathologischer Narzissmus. Hier ist das grandiose Selbst (Größenselbst) nicht nur ein situationsabhängiges Kompensationsphänomen, vielmehr benützt es die Identifizierung mit den idealisierten Elternaspekten und die Projektion aller negativen Selbstaspekte zur Festigung einer grandiosen inneren Struktur, die Anhängigkeit zu verleugnen hilft und gegensätzliche Erfahrungen nicht mehr zulässt. Das pathologische Größenselbst verzerrt systematisch die Beziehungen zur Außenwelt durch Projektion und Introjektion.

Der narzisstische Jugendliche zieht sich also nicht als Ganzer von der Außenwelt zurück, vielmehr versteckt er nur bestimmte Selbstanteile (z. B. durch Verleugnung und Projektion) und verzerrt die Außenwelt, damit die Realitätserfahrungen nicht so leicht die verletzten und schmerzempfindlichen Seiten seiner Innenwelt erreichen können. Die Hauptangst der narzisstischen Persönlichkeit bezieht sich auf die Demütigung durch seine eigene Abhängigkeit von anderen. Mit anderen Worten hat sie auch (wie die schizoide Persönlichkeit) Angst vor der Nähe des anderen, aber keine Vernichtungsangst, sondern Angst vor der Kränkung der Abhängigkeit. Deshalb werden im Kontakt zur Außenwelt Abhängigkeit und Neid defensiv und identifikatorisch auf andere projiziert. Wenn diese Abwehr zusammenzubrechen droht, wenn der Extremfall eintritt, kann die eigene Hilflosigkeit mit Gewalthandlungen externalisiert werden. Im Falle von psychopathischen Gewalttätern ist dieser Extremfall allerdings (mangels korrigierendem Einspruch eines funktionsfähigen Über-Ichs) zur Normalität geworden.

10.9 Fall Lenny

Zum Abschluss noch ein Beispiel aus der klinischen Forensik, in dem die Schizoidie nicht im Zusammenhang mit einer Gewaltdynamik, sondern mit einer sexuellen Deliktdynamik steht. Es wurde eingangs ja auf die drei Hauptbereiche in der Psychopathologie von Straftätern hingewiesen und vermerkt, dass schizoide Tendenzen und Komorbiditäten in allen Bereichen vorkommen.

Melitta Schmideberg beschrieb in ihrem Aufsatz ›Delinquent Acts as Perversions and Fetishes‹ einen Jungen, der durch schizoide Charaktermerkmale, aber auch durch eine fetischistische Perversion auffiel:

> »*Lenny, a schizoid youth of 15, was referred to me for treatment after his release from a reformatory. He had been arrested ten times since the age of 7, the charge being always stealing women's underclothing. First he stole such items as panties from five- and ten-cent stores and from clothes lines, but he got more skilful as he grew older. He stole new merchandise by the boxful, and when he was arrested the police found his room filled with boxes of women's underclothing, which he stole and sold for his living*« (Schmideberg 1956, S. 423).

Hier haben wir also einen jugendlichen Täter, bei dem die schizoide Persönlichkeitsstruktur den Rahmen für eine perverse Entwicklung bildet. Gerade fetischistische Praktiken ermöglichen der schizoiden Person das Abstandhalten vom Objekt und das Vermeiden emotionalen Engagements in einer Beziehung. Meiner Erfahrung nach spielen bei perversen Straftätern immer auch sadomasochistische Persönlichkeitszüge eine große Rolle. Es wird sich vielleicht auch bei Lenny um keine reine schizoide Persönlichkeitsstörung gehandelt haben. Aber schizoide Tendenzen sind bei Sexualstraftätern insgesamt häufiger als bei den Straftätern im Allgemeinen (Lehne 1993). Ihre tiefere Psychodynamik ist in diesen Fällen aber die gleiche, die oben für die Gewaltdynamik beschrieben worden.

Literatur

Clarke JW (2006) Defining Danger: American Assassins and the New Domestic Terrorists. New Jersey: Transaction.
Dammann G (2014) Desobjektalisierung: Theorie und Klinik eines Konzepts von André Green. Psyche 68:886-921.
Dudeck M, Kopp D, Kuwert P (2009) Die Prävalenz psychischer Erkrankungen bei Gefängnisinsassen mit Kurzzeitstrafe: Ergebnisse aus einer norddeutschen Haftanstalt. Psychiatrische Praxis 36:219-224.
Esbec E, Echeburua E (2010) Violence and personality disorders: clinical and forensic implications. Actas Esp Psiquiatr 38:249-261.
Fazel S, Danesh J (2003) Serious mental disorder in 23 000 prisoners: a systematic review of 62 surveys. Lancet 359:545-550.
Green A (2001) Todestrieb, negativer Narzißmus, Desobjektalisierungsfunktion. Psyche 55:869-877.
Herpertz S, Saß H (2003) Persönlichkeitsstörungen. Stuttgart: Thieme.
Kastner H (2012) Schuldhaft. Täter und ihre Innenwelten. Wien: Kremayr & Scheriau.

Kernberg OF (1989) Die narzißtische Persönlichkeitsstörung und ihre differentialdiagnostische Abgrenzung zum antisozialen Verhalten. In: Kernberg OF (1989) (Hrsg.) Narzißtische Persönlichkeitsstörungen. Stuttgart: Schattauer. S. 52-71.
Kernberg OF (1975/2009) Borderline-Störungen und pathologischer Narzissmus. Franfurt am Main: Suhrkamp.
Kernberg OF, Caligor E (2005) A Psychoanalytic Theory of Personality Disorder. In: Lenzenweger MF, Clarkin JF (Hrsg.) (2005) Major Theories of Personality Disorder. Second Edition. New York: Guilford. S. 114-156.
Lackinger F (2008) Psychodynamische Strukturdiagnostik und Deliktanalyse bei persönlichkeitsgestörten Delinquenten. In: Lackinger F, Dammann G, Wittmann B (Hrsg.) Psychodynamische Psychotherapie bei Delinquenz. Praxis der Übertragungsfokussierten Psychotherapie. Stuttgart: Schattauer. S. 3-37.
Lackinger F (2009) Psychoanalytische Überlegungen zur Pädophilie. Psychotherapeut 54:262-269.
Lackinger F (2017) Zur psychodynamischen Diagnostik antisozialer Störungen. In: Dulz B, Kernberg OF, Briken P, Rauchfleisch U (Hrsg.) Handbuch der antisozialen Persönlichkeitsstörung. Stuttgart: Schattauer, S. 219-238
Lackinger F (2018a) Perversionen. In: Burian W, Grossmann-Garger B (2018) Lehrbuch der Psychoanalytisch orientierten Psychotherapie. Wien: Mandelbaum. Im Druck.
Lackinger F (2018b) Übertragungsfokussierte Psychotherapie. In: Burian W, Grossmann-Garger B. Lehrbuch der Psychoanalytisch orientierten Psychotherapie. Wien: Mandelbaum. Im Druck.
Lehne GK (1993) The NEO-PI and the MCMI in the Forensic Evaluation of Sex Offenders. In Costa PT, Widiger TA (Hrsg.) Personality Disorders and the Five Factor-Mode of Personality. Washington: APA.
Lieberz K, Geiser F (1996) Narzißmus und Schizoidie. Z Psychosom Med 42:358-374.
Schmideberg M (1956) Delinquent Acts as Perversions and Fetishes. Int. J. Psycho-Anal. 37:422-424.
soblu19 2015 Re: Kriminelle Schizoide in den Schlagzeilen. (http://www schizoide-forum de/viewtopic php?t=260&start=20, Zugriff am 16.6.2017).
Stone M (2007) Violent crimes and their relationship to personality disorders. Personality and Mental Health 1:138-153.
Uskere A (2012) Zur Prävalenz von Persönlichkeitsstörungen bei Strafgefangenen. Dissertation, Universität Ulm.
Watzke S, Ullrich S, Marneros A (2006) Gender- and violence-related prevalence of mental disorders in prisoners. Eur Arch Psychiatry Clin Neurosci 256:414-421.

11 Schizoidie und Verbindungslinien zur Alexithymie und zur pensée opératoire

Harald Gündel

11.1 Einleitung

Sowohl Schizoidie als auch Alexithymie gehen klinisch oft mit einer speziellen Art des subjektiven Erlebens und der Gestaltung von zwischenmenschlichen Beziehungen einher. Es liegt daher nahe, Unterschiede und Gemeinsamkeiten beider Begrifflichkeiten und klinischer Bilder zu beschreiben. Etwas überraschend ist, dass zu diesem Thema kaum wissenschaftliche Beiträge, z. B. in der Literaturdatenbank Pubmed, zu finden sind. Vielleicht liegt es daran, dass beide Begriffe sehr unterschiedlichen klinischen Beobachtungs- und Erstbeschreibungssituationen entstammen. In jeden Fall erscheint es interessant, der oben skizzierten Frage weiter auf den Grund zu gehen.

Im Beitrag von Hans-Peter Kapfhammer (▶ Kap. 1 in diesem Band) wird der Begriff der Schizoidie umfassend und in seiner psychiatriehistorischen Genese erläutert. Darauf aufbauend werde ich im Folgenden einige Beschreibungen und Befunde speziell zur Emotionalität bei Menschen mit Persönlichkeitszügen aus dem schizoiden Spektrum zusammenstellen und anschließend auf den Begriff der Alexithymie eingehen. Abschließend sollen dann Gemeinsamkeiten wie auch Unterschiede zwischen Schizoidie und Alexithymie dargestellt werden.

11.2 Der Begriff der Schizoidie

Der Begriff »schizoid« wurde wohl erstmals vom Züricher Psychiater Eugen Bleuler eingeführt (Bleuler 1908). Er sah bei Menschen, die diesen von ihm so benannten Persönlichkeitszug aufwiesen, u. a. eine tiefgehende zwischenmenschliche Kontaktstörung, eine fehlende emotionale Authentizität, eine in sich gekehrte Zurückhaltung, einen Rückzug von affektiven, sozialen und anderen Kontakten sowie eine besondere Distanz und auch ein Misstrauen in zwischenmenschlichen Kontakten. Dies bedeutet nicht, dass in der Tiefe der Persönlichkeit nicht auch Wünsche nach der Nähe eines anderen Menschen bestehen, diese können aber eben nicht gezeigt werden. Eugen Bleuler beobachtete auch, dass nicht wenige schizoide Menschen nur ein begrenztes Vermögen haben, ihre Gefühle auszudrücken und z. B. Freude zu zeigen. Er wies außerdem darauf hin, dass manche Betroffene eine lebhafte Phantasie zu besitzen scheinen, also durchaus über ein reiches und facettenreiches Innenleben verfügen können (Bleuler 1908).

Sein Sohn, Manfred Bleuler, beschrieb über 60 Jahre später, in der dann 12. Auflage des von seinem Vater begründeten Psychiatrielehrbuches (Bleuler 1972), sog. schizoide Persönlichkeiten als einerseits scheinbar trocken, unzugänglich, emotional kalt und/oder starr. Er hob aber auch hervor, dass bei gutem Kontakt ein reiches, durchaus bewegtes Innenleben spürbar wird, das im ersten oder oberflächlichen Kontakt völlig verborgen bleibt. »*Kennt man sie gut, erfährt man, dass ihr Innenleben reich und bewegt ist*« (1972, S. 557). Manfred Bleuler beschrieb weiter häufig bestehende positive Charaktereigenschaften schizoider Menschen wie Eigenständigkeit und Unbeugsamkeit, durchaus wichtige Bedingungen für originelle und kreative Leistungen. Überhaupt sah er ein breites Spektrum an möglichen konkreten Wesenszügen.

Als mittlerweile historischer Vertreter der deutschen Psychoanalyse beschrieb Fritz Riemann 1961 schizoide Persönlichkeiten ebenso als distanziert von den Mitmenschen, möglichst unabhängig, mit einer ausgesprochenen Angst vor persönlicher Nähe, bis hin zu einer so bezeichneten Kontaktlücke. Dies werde gerade in engen Beziehungen, besonders natürlich in der Liebe, immer wieder spürbar und den Betroffenen bewusst. Allerdings könne es im breiten Spektrum schizoider Persönlichkeiten auch immer wieder zu tiefen und liebevollen Begegnungen kommen.

Moderne psychiatrische Konzepte (▶ Kap. 1 in diesem Band) sprechen eher von einer »Schizophrenia spectrum pathology«, die immerhin ca. 10 % der Bevölkerung betrifft (Cohen 2015). Dies macht noch einmal die Breite der möglichen klinischen bzw. subklinischen Erscheinungsbilder verständlich, die ja auch schon von den oben zitierten Autoren gesehen wird. Menschen innerhalb dieses schizotypischen bzw. schizoiden Spektrums können nach Cohen durchaus erfolgreiche Akademiker, kreativ, erfolgreich in einem ihren Wesen passenden Beruf sein. Ein typisches Merkmal, ein häufiges Defizit liege aber gerade im emotional-zwischenmenschlichen Bereich: eine Art soziale Anhedonie in zwischenmenschlichen bzw. sozialen Beziehungen, viele Betroffene würden sich allein wohler fühlen als in Kontakt zu anderen Menschen, ein Leben in sozialen Beziehungen verursache ein subjektives Stresserleben (»*Socializing is stressful*«, Cohen 2015).

Immer wieder werden bei der Schizoidie bzw. Schizotypie Auffälligkeiten und Defizite gerade im emotionalen, zwischenmenschlichen Kontakt beschrieben: Blain et al. (2017) untersuchten z. B. die emotionale Wahrnehmungsfähigkeit (anhand der Erkennung von experimentellen Gangmustern) von 107 gesunden Menschen und bestimmten gleichzeitig deren Ausprägung an zum Autismus-Spektrum oder zum Schizotypie-Spektrum gehörenden Persönlichkeitseigenschaften. Tatsächlich zeigten die Probanden mit den höchsten Autismus-Spektrum- bzw. kognitiv-perzeptuellen Schizotypie-Werten deutliche Defizite in der eigenen emotionalen Wahrnehmungsfähigkeit. Die Autoren schlossen daraus, dass bei grundsätzlich gesunden Menschen mit aber ausgeprägteren Zügen aus dem autistischen oder schizoiden/schizotypen Persönlichkeitsspektrum die Wahrnehmung emotionaler Signale beeinträchtigt ist. Ohnehin seien Defizite in der Emotionserkennung zentrale Merkmale schizophrener Erkrankungen (Blain et al. 2017). Giokoumaki (2016) kommt in einem Review über Emotionalität bei schizotypen Persönlichkeiten zu dem Schluss, dass die vorliegenden Befunde klar dafür sprechen würden, dass Menschen mit deutlichen schizotypen Zügen (auch in der Allgemeinbevölkerung) eine verminderte Fähigkeit für »emotionale Funktionen« (»emotional disposition«) hätten. Er spricht hier ausdrücklich – was in Beiträgen zur Schizoidie selten zu finden ist – von einer »erhöhten Alexithymie« in dieser schizotypen (schizophrenia spectrum) Untergruppe.

11.3 Der Begriff der Alexithymie

Intensive und/oder langanhaltende emotionale Erlebnisse können bei vielen Menschen doch immer wieder – zumindest zeitlich korrelierend – eine wichtige Rolle in der Entstehung und ggfs. auch für den Verlauf körperlicher Symptome oder Erkrankungen spielen. Dies ist schon von vielen Generationen von Psychosomatikern (Internisten etc.) und Psychotherapeuten beschrieben worden. Manche von ihnen, gerade zu Beginn der psychosomatischen Disziplin meist psychoanalytisch ausgebildete Psychosomatiker, haben sich klinisch und wissenschaftlich intensiv mit dieser Patientengruppe beschäftigt und dabei auch hypothetische Erklärungsmodelle zum Bedingungsgefüge »psychosomatischer« Erkrankungen entwickelt. Dies gilt z. B. für Freuds Modell der Konversion oder Franz Alexanders Auffassung von der wichtigen ätiologischen Rolle spezifischer psychischer Konflikte bei verschiedenen körperlichen, den damals sogenannten »psychosomatischen« Erkrankungen. In der Reihe dieser um ein ätiologisches Verständnis bemühten psychosomatischen Konzepte – also auch der Suche nach einer möglicherweise spezifischen Persönlichkeitsstruktur der psychosomatisch Kranken – steht auch der Alexithymie-Begriff.

Der Begriff »Alexithymie« wurde erstmals von dem griechisch-stämmigen amerikanischen Psychiater Peter Sifneos geprägt, frei übersetzt also »der keine Worte hat«. Sifneos war aber nicht der Erste, der dieses klinisch häufige Phänomen beschrieben hat. Klinisch wurde eine entsprechende Persönlichkeitsstruktur erstmals 1948 von dem schweizerisch-amerikanischen Psychiater Jürgen Ruesch hervorgehoben, allerdings unter dem Namen »infantile personality«. Die zentrale Aussage von Jürgen Ruesch zu dieser Patientengruppe war, dass davon betroffene Menschen eben gerade nicht wie bei den anderen damals sogenannten neurotischen Erkrankungen spezifische intrapsychische Konflikte aufweisen, die grundsätzlich vorhandene individuelle Fähigkeiten quasi blockieren. Vielmehr sei speziell die emotionale Entwicklung (und damit auch die Fähigkeit zur zwischenmenschlichen Beziehungsgestaltung) bei diesen Menschen quasi »steckengeblieben« (»primarily arrested«). Es bestehe also primär ein

Mangel oder eine Verzögerung der emotionalen Entwicklung, eben eine »infantile Persönlichkeit«, im Gegensatz zu einer der Neurose zugrundeliegenden »pathologischen« Entwicklung. Manche Menschen mit einer solchen infantilen Persönlichkeit würden sich primär körperlich ausdrücken.

Ruesch schildert den Kern des klinischen Phänomens wie folgt: Betroffene Menschen könnten im zwischenmenschlichen Kontakt entstehende »Signale« gerade in ihrer differenzierten emotionalen Bedeutung oft nicht vollständig verstehen. Es gehe den betroffenen Menschen häufig insbesondere um Sicherheit in ihren Beziehungen, dafür würden sie sich den Wünschen der für sie wichtigen Menschen auch oft anpassen. Veränderungen in wichtigen, gerade zwischenmenschlichen Lebensbedingungen könnten nicht selten mögliche Auslösebedingungen für körperliche Symptome und Erkrankungen darstellen, da es den betroffenen Menschen oft sehr schwerfalle, sich auf diesbezügliche neue Situationen einzustellen. Es sei schwierig für die Betroffenen, gerade wichtige Gefühle deutlich und ggfs. auch differenziert auszudrücken. Anstelle der bewussten Wahrnehmung entsprechender Empfindungen käme es zum Auftreten körperlicher Symptome. Diese körperlichen Symptome könnten dann gerade interaktionelle »Botschaften« für andere Menschen beinhalten. Betroffene würden daher nicht selten emotional unlebendig und entsprechend wenig im Kontakt mit anderen Menschen wirken. Gerade wegen ihrer Unfähigkeit, emotionale Zeichen wahrzunehmen, würden sich diese Menschen besonders in zwischenmenschlichen Situationen oft unsicher fühlen, häufig selbst nicht wissen, wie eine bestmögliche, passende eigene Reaktion aussehen könne, und sich daher in ihrem Verhalten stark an die vermeintlichen Wünsche und Erwartungen der wichtigen Bezugspersonen in ihrer Umgebung anpassen. (Gerade das letztgenannte Merkmal wurde dann später von Joyce McDougall als »Pseudonormalität« beschrieben; McDougall 1974.)

In seinem Buch »Disturbed communication« (1957) schildert Ruesch seine Beobachtung, dass bei dieser Gruppe von Betroffenen (»infantile personality«) besonders zwischenmenschliche Trennungserlebnisse Auslösesituationen für körperliche Symptome und Erkrankungen darstellen können. Die betroffenen Menschen würden mit einer Art »Körpersprache« reagieren, also quasi mit ihrem Körper anstelle einer bewussten Wahrnehmung »fühlen«. Eine körperliche Erkrankung sei außerdem für nicht wenige Betroffene durchaus sozial akzeptabel, subjektiv weit mehr als eine offene Kommunikation gerade negativer Affekte. Es könne dabei auch zu einer überstarken Beachtung körperlicher Signale kommen. Jürgen Ruesch (Ruesch und Bateson 1951; Ruesch und Kees 1956) hat einige noch heute zutreffende Annahmen für eine bestmögliche Psychotherapie formuliert: Da eben besonders die Fähigkeit, eigene Gefühle bewusst wahrzunehmen und anderen Menschen mitzuteilen, nicht ausreichend ausgebildet (»primarily arrested«) sei, würden nonverbale psychotherapeutische Methoden eine besonders bedeutsame Rolle für die bei dieser Patientengruppe passende Psychotherapie spielen. Es gehe hier eben gerade nicht – wie damals bei sog. neurotischen Störungen üblich – um das Auflösen eines unbewussten Konfliktes mittels Deutung, sondern vor allem um ein Nachreifen bzw. Nachlernen zentraler Fähigkeiten in der Wahrnehmung und Verwörterung eigener und fremder

Emotionen. Dabei war es für Ruesch zentral, dass der behandelnde Psychotherapeut eine lebendige und emotional authentische Haltung einnehme.

Ein bis zwei Jahrzehnte später wurde dieses Konzept von zwei verschiedenen Arbeitsgruppen, eine davon in Boston/USA, eine in Paris/Frankreich, aufgegriffen. Innerhalb der Pariser Gruppe um die Psychoanalytiker P. Marty und de M'Uzan (1963/1978) wurde der Terminus des »pensée opératoire« geprägt. Die Autoren schilderten auf der Grundlage von ausführlichen Interviews mit sieben sog. psychosomatischen Patienten ihren klinischen Eindruck, dass im Dialog mit diesen Patienten (sinngemäß) »das Wort nur wiederholt, was die Hand bei der Arbeit tut«. Damit wollten die Autoren die klinische Beobachtung beschreiben, dass betroffene Patienten auch bei der Schilderung eigener, den Gegenüber emotional berührender Ereignisse sich meist sehr faktisch und nüchtern ausdrücken, eher Handlungen beschreiben als zentralen emotionalen Empfindungen Ausdruck zu verleihen. Dies löse im Dialog mit diesen Patienten beim Gesprächspartner eine typische Reaktion (der Gegenübertragung), nämlich die (ggfs. diagnostisch nutzbare) charakteristische »Langeweile« aus. Der französische Psychiater und Psychoanalytiker de M'Uzan beschrieb in der Zeitschrift »Psyche« 1977, dass bei den betroffenen Patienten häufig eine sogenannte »Relation blanche« bestehe, also eine »Beziehungsleere«. Der Patient versuche den Wünschen des Psychosomatikers oder Psychotherapeuten Folge zu leisten, gleichzeitig entwickle sich aber kaum eine emotionale Beziehung zwischen beiden. Auch der Gesprächspartner werde ähnlich emotionsarm, eher sachlich erlebt. Betroffene Patienten würden auch nahezu nie über Phantasien oder Träume berichten. Auch ärgerliche Impulse und Empfindungen würden nicht bewusst wahrgenommen, blieben also unbewusst. Damit fehle aber auch die Möglichkeit, innerlich belastende Gefühle in irgendeiner Weise mitzuteilen und den innerpsychischen Leidensdruck sich selbst und anderen ein Stückweit bewusst zu machen.

Nahezu zeitgleich wurde 1970 das dann auch so benannte Alexithymie-Konzept von den Bostoner Psychiatern John Nemiah und Peter Sifneos beschrieben (s. o.). Nemiah und Sifneos hatten zuvor 20 transkribierte Gesprächsprotokolle von Patienten mit sog. klassischen psychosomatischen Erkrankungen ausgewertet. 16 dieser Patienten wiesen ganz ähnliche Merkmale auf, wie sie von P. Marty und M. de M'Uzan beobachtet worden waren. Peter Sifneos charakterisierte dann 1972 den Begriff Alexithymie in klinischer Weise. Wesentliche Kennzeichen waren demnach

- Schwierigkeiten im Erkennen und Verbalisieren von Emotionen
- Schwierigkeit, eigene Gefühle von den begleitenden körperlichen Veränderungen zu unterscheiden
- ein Mangel an reichem Innenleben, also ein Mangel an reicher, gerade emotional gefühlter Gedankenwelt, ein Mangel an Träumen und Phantasien
- ein extern orientierter, sehr kognitiver Modus der Kommunikation (Nemiah und Sifneos 1970; Sifneos 1972).

Im Hinblick auf den Erstbeschreiber des grundsätzlichen Alexithymie-Konzeptes Jürgen Ruesch, die Pariser Psychoanalytiker Marty und de M'Uzan sowie die Bostoner Psychiater Nemiah und Sifneos wird deutlich, dass hier ein sehr ähnliches Phänomen sehr plastisch und anschaulich beschrieben wurde. Gleichzeitig besteht jedoch eine unterschiedliche Gewichtung der einzelnen Merkmale zwischen den einzelnen Konzepten: Ruesch beschrieb vor allem die hohe Anpassungsfähigkeit in zwischenmenschlichen Beziehungen auf dem Boden einer grundlegenden persönlichen Unsicherheit (eine unselbständige, unsichere infantile personality), die Pariser psychoanalytische Schule sah demgegenüber viel stärker den Mangel an Phantasie und lebendigen Träumen im klinischen Mittelpunkt. Die Bostoner Kollegen beschrieben einen besonderen Schwerpunkt in der Schwierigkeit bzw. Unfähigkeit der betroffenen Menschen, ihre eigenen Gefühle adäquat auszudrücken.

Gerade in den 1970er Jahren wurde das Konzept der Alexithymie unter Psychosomatikern, Psychoanalytikern und überhaupt Psychotherapeuten sehr intensiv diskutiert. Michael von Rad erklärte dies auch damit, dass es gerade in der psychosomatischen »Community« den Wunsch gab, ein übergreifendes, möglichst allgemeingültiges theoretisches Modell zu finden, das die klinisch so oft beobachteten psychosomatischen Zusammenhänge und Wechselwirkungen überzeugend und schlüssig erklären kann, also eine Art psychosomatische »Kernthese« (von Rad und Grabe 2009). Schon damals gab es allerdings verschiedenste klinische Beobachtungen, die nicht zu diesem Anspruch einer »Alexithymie-Hypothese« passten und demgegenüber betonten, dass bei Patienten mit chronischen körperlichen Erkrankungen, die zumindest zum Teil auf psychosoziale Belastungen reagieren, wie Hypertonus, gastro-duodenales Ulcus, Migräne u. ä., häufig eben gerade *nicht* eine solche alexithyme Struktur zu beobachten sei (Cremerius 1977).

Diese schon damals umstrittene Behauptung, dass Alexithymie ein schlüssiges Erklärungsmodell für psychosomatische Erkrankungen liefern könne, hat sich aus heutiger Sicht eindeutig nicht bestätigt. Aus tausenden von wissenschaftlichen Beiträgen zum Thema Alexithymie wird außerdem deutlich, dass Alexithymie nicht »spezifisch« für früher »psychosomatisch« genannte Erkrankungen wie z. B. autoimmunologische Erkrankungen ist, sondern z. B. auch bei Menschen mit unterschiedlichsten psychischen Krankheitsbildern, wie etwa auch einer Suchterkrankung (Alkohol), einer Angsterkrankung etc., beobachtet werden kann. Gleichzeitig bleibt der Persönlichkeitszug an sich ein klinisch immer wieder anzutreffendes Konzept. Nach heutigem Wissen ist Alexithymie aber zunächst einmal als ein Persönlichkeitsmerkmal anzusehen – nicht sicher verbunden mit einer erhöhten Erkrankungswahrscheinlichkeit für körperliche Krankheiten. Wesentlich für den medizinischen und psychosomatischen Erkenntnisgewinn war im Laufe der Folgejahrzehnte also die Erkenntnis, dass die »infantile« oder »alexithyme« Persönlichkeit gerade nicht spezifisch für Menschen ist, die in psychosozialen Belastungssituationen körperlich erkranken, sondern eben bei Gesunden wie auch bei den unterschiedlichsten psychischen und somatischen Krankheitsbildern vorkommen kann. Michael von Rad fand dies schon vor etlichen Jahren gut nachvollziehbar und drückte dies sinngemäß mit der Metapher aus, dass ja auch nicht derselbe Schlüssel für alle Türen schließe (von Rad und Grabe 2009).

Während sich die Fachdebatte in den 1980er und 1990er Jahren des letzten Jahrhunderts zum Teil damit beschäftigte, ob es sich bei der Alexithymie tatsächlich um eine Art emotionaler Entwicklungs- und Reifungsstörung oder eher um ein mit einem neurotischen Konfliktmodell zu erklärendes Phänomen »gehemmter« Emotionalität handelt, hat sich diese Debatte aktuell nahezu aufgelöst. Die Genese der Persönlichkeit, die wir als alexithym beschreiben, ist sicher multifaktoriell. Es gibt sowohl Menschen mit einer von Beginn an wenig ausdifferenzierten Affektentwicklung im Sinne der »primarily arrested development« (Ruesch), gleichzeitig ist bei nicht wenigen Menschen mit z. T. wiederholten traumatischen Erlebnissen in Kindheit und Jugend eine eher »gehemmte«, »verborgene«, mehr unbewusste Emotionalität in Ähnlichkeit mit dem klassischen psychodynamischen Konfliktmodell zu beobachten.

Heutzutage gibt es meines Wissens auch keine empirisch gesicherten Daten, die überzeugend und eindeutig zeigen, dass Menschen mit einer alexithymen Persönlichkeitsstruktur ein erhöhtes Risiko für eine primär körperliche, früher sog. »psychosomatische« Erkrankung aufweisen.

Andersherum sind der Begriff der Alexithymie und vor allem das damit verbundene klinische Bild bis heute hochaktuell, entsprechende Patienten sind zumindest in psychosomatischen Kliniken häufig. Die Betroffenen leiden aber nicht selten auch an primär psychischen Störungen wie Depression, »Burnout« oder Angsterkrankungen, und nicht nur an primär im klinischen Mittelpunkt stehenden körperlichen Beschwerden. Wissenschaftlich wird die Alexithymie aktuell mit den unterschiedlichsten Methoden und bei den unterschiedlichsten Krankheitsbildern untersucht. Hans Grabe ist es vor kurzem in einer großen Bildgebungsstudie gelungen, auch mögliche gewisse neurobiologische Korrelate alexithymer Persönlichkeitszüge festzustellen (Grabe 2014).

Patienten mit einer alexithymen Persönlichkeitsstruktur weisen häufig ein rein somatisches Verständnis ihrer körperlichen Beschwerden auf. Hier ist es ein wichtiges psychotherapeutisches Ziel, ein einseitig körperlich orientiertes individuelles Erklärungsmodell zugunsten eines umfassenden, gerade eigenes seelisches Erleben einschließenden psychosomatischen Erklärungsmodells zu erweitern. Hierfür wurden auch durchaus störungsorientierte psychotherapeutische Techniken entwickelt (z. B. Sattel et al. 2012; Guthrie 2013). Diese weisen im Kern Ähnlichkeiten mit den schon von den Erstbeschreibern des klinischen Phänomens wie z. B. Jürgen Ruesch und Nemiah und Sifneos formulierten Behandlungsempfehlungen überein: Wichtig ist ein aktiver, auch selbst Emotionen ansprechender Therapeut, der zudem – sicher besonders bedeutsam – die (oft nur seltenen) emotionalen Momente im psychotherapeutischen Gespräch aufmerksam registriert, dann im Therapiegespräch »markiert« und so versucht, durch weiteres Verstehen und entsprechende Fragen das emotionale Erleben beim Patienten und auch den emotionalen Kontakt zwischen Patient und Therapeut bestmöglich zu entwickeln. Der zusätzliche Einsatz von nonverbalen psychotherapeutischen Verfahren wie z. B. Kunst- oder Musiktherapie, Entspannungstechniken, Feldenkrais etc. ist wie erwähnt oft sehr hilfreich: Hierdurch können ein allmähliches »Nachlernen« einer möglichen emotionalen und damit auch symbolischen Bedeutung von körperlichen Symptomen sowie eine zunehmende Wahrnehmung und Reflexion der eigenen Gefühle wirksam unterstützt werden. Die New Yorker Psychologin Landa (Landa et al. 2012) hat die bereits in der Alexithymie-Debatte beschriebenen Einflussfaktoren unter dem Titel »Developmental theory of somatoform pain« im Hinblick auf Patienten mit chronischen Schmerzerkrankungen überzeugend zusammengefasst. Die Disposition, auch im Erwachsenenalter seelischen Stress vor allem körperlich wahrzunehmen, wird hier sowohl mit einer genetischen Prädisposition als auch mit (sehr) frühen zwischenmenschlichen Beziehungserfahrungen mit einer Störung gerade des zwischenmenschlichen emotionalen Austauschs begründet. Auch Landa sieht den kombinierten Einsatz multimodaler, also nonverbaler und verbaler psychotherapeutischer Techniken zusammen, als zentral für eine störungsorientierte Psychotherapie an.

11.4 Unterschiede und Gemeinsamkeiten zwischen Schizoidie und Alexithymie

Wir haben hier ein merkwürdiges Phänomen: Obwohl sowohl in der Schizoidie/schizotypen Störungen als auch bei der Alexithymie ein Defizit im emotionalen Bereich als im Kern stehend beschrieben wird und dies nicht selten der jeweiligen klinischen Realität entspricht, erscheinen die grundsätzlichen Unterschiede fundamental und beide Persönlichkeitsausprägungen liegen meist weit voneinander entfernt. Woran liegt das?

Erstens entstammen Schizoidie und Alexithymie völlig unterschiedlichen klinischen Kontexten. Der eine Begriff Schizoidie wurde im Kontext des Übergangs einer Persönlichkeitsstörung zu einer Erkrankung des psychotischen Formenkreises beschrieben, beobachtet in einer »klassischen« psychiatrischen Klinik mit der vorwiegenden Behandlung von Menschen mit psychotischen Erkrankungen bzw. häufig psychosenahen, psychopathologisch »auffälligen« Menschen. Der Begriff der Alexithymie entstammt zumindest historisch einem psychoanalytischen Hintergrund, zum Teil dem Kontext vornehmlich ambulanter Behandlungserfahrungen (Französische Schule), zum Teil einem psychiatrisch-psychotherapeutisch/psychoanalytisch geprägten Konsiliar-/Liaisonumfeld in einer somatischen Klinik. Die Kerngruppe der beschriebenen Patienten differiert also grundlegend. Die eine Gruppe mehr psychosenah, psychopathologisch eher auffällig; die andere Gruppe mit einem primär somatischen Beschwerdebild und psychopathologisch in der Regel ganz unauffällig.

Bei der Schizoidie wird wiederholt betont, dass Menschen mit diesen Persönlichkeitszügen sich durch ein Bedürfnis nach Distanz in persönlichen Beziehungen auszeichnen und soziale Situationen eher meiden (wenngleich manche Autoren zutreffend beschreiben, dass auch schizoide Menschen ein Bedürfnis, eine Sehnsucht nach tieferen Beziehungen haben können). Menschen mit alexithymen Zügen hingegen können sich in sozialen Situationen durchaus wohlfühlen, auch in ihrer Kernfamile, zumindest solange nicht über tiefe Gefühle u. ä. gesprochen wird. Sie passen sich hier vielmehr an, wobei bewusst verwörtete, auch verbal emotional tiefere zwischenmenschliche Beziehungen eben nicht selten nicht entstehen, die Betroffenen aber durchaus feste und haltgebende Beziehungen leben können. Nicht selten bestehen äußerlich enge Beziehungen zu anderen Menschen (vgl. die infantile personality bei Ruesch, s. o.). Alexithyme Menschen können sogar durchaus nahezu symbiotische Beziehungen leben (vgl. Ruesch und Bateson 1951; Ruesch und Kees 1956. Ist überhaupt eine tiefe und verwörterbare emotionale Wahrnehmungsfähigkeit für eigene und fremde Emotionen die Voraussetzung für eine belastbare, vertrauensvolle Beziehung? Die klinische Erfahrung scheint hier zu lehren, dass auch alexithyme Menschen durchaus in engen und stabilen Beziehungen leben können, nur eben der Bereich der bewussten und verwörterbaren emotionalen Verbundenheit teilweise ausgespart ist. Letzteres kann natürlich auch bei schizoiden Menschen vorkommen und wurde auch beschrieben.

Ein weiterer Unterschied liegt – natürlich nur für die jeweiligen Kernsymptome – im Bereich der Phantasie. Bei schizoiden Menschen, zumindest bei einer Untergruppe wurde wiederholt ein »innerer Reichtum«, eine Vielfalt an Empfindungen, Wünschen und Phantasien beschrieben, während gerade die Pariser Schule betont, dass alexithyme Menschen oft wenig Phantasien aufweisen, im persönlichen Kontakt sachlich und faktisch bleiben und somit das typische Gegenübertragungsphänomen der »Langeweile« beim Gegenüber auslösen.

Es erscheint mir also, dass – zumindest in einem anzunehmenden Kernsyndrom – Schizoidie und erst recht Schizotypie durch eine klar erkennbare Neigung zu distanzierten zwischenmenschlichen Beziehungen, bei Schizotypie durch die Nähe zur Psychose gekennzeichnet sind, die eine globale Beeinträchtigung auch emotionaler Funktionen mit einschließt, aber im Wesen (oft) darüber hinausgeht. Bei der Alexithymie besteht hingegen eher eine umschriebene Beeinträchtigung der emotionalen Reflexionsfähigkeit, betroffene Menschen weisen oft aber einen direkteren, unkomplizierteren, »unauffälligeren« Umgang mit anderen Menschen auf. Ein alexithymer Wesenszug wird oft klinisch erst dann erkennbar, wenn es um deutliche seelisch belastende Situationen geht und die dann erkennbare Schwierigkeit der Betroffenen, gerade emotional und zwischenmenschlich adäquat zu reagieren.

Gemeinsam ist beiden Persönlichkeitsausprägungen, dass in irgendeiner Weise einzelne oder globale Funktionen aus dem breiten Bereich des Spektrums emotionaler Fähigkeiten gestört sind (allerdings wie beschreiben vor einem ganz anderen Hintergrund). Bei einem dimensionalen, nicht kategorialen Verständnis psychischer bzw. psychiatrischer Krankheiten erscheint es selbstverständlich, dass es klinisch auch Übergangsformen geben kann, bei denen eine Unterscheidung zwischen primär alexithymen und primär schizoiden Zügen nicht leichtfallen mag oder zusammenfällt. Schizotype Störungen mit ihrer ausgesprochenen Nähe zu schizophrenen/psychotischen Erkrankungen sind hier ausgenommen – aufgrund ihrer psychopathologisch auffälligen, ganz anderen Qualität scheint hier eine Verwechslung nicht möglich zu sein.

Literatur

Blain SD, Peterman JS, Park S (2017) Subtle cues missed: Impaired perception of emotion from gait in relation to schizotypy and autism spectrum traits. Schizophrenia Research 183:157-160.
Bleuler E (1908) Die schizophrenen Geistesstörungen im Lichte langjähriger Kranken- und Familiengeschichten. Stuttgart: Thieme.
Bleuler E (1972) Lehrbuch der Psychiatrie, Zwölfte Auflage neubearbeitet von Manfred Bleuler. Berlin: Springer.
Bleuler M (1972) Klinik der schizophrenen Geistesstörungen. In: Psychiatrie der Gegenwart, Bd. II/1. Berlin: Springer. S. 7-78.
Bräutigam W, von Rad M (1977) Towards a theory of Psychosomatic disorders. Proceedings of the 11th European Conference on Psychosomatic Research.
W. Bräutigam and M. von Rad. Basel: Karger.
Cohen A, Mohr C, Ettinger U, Chan R, Parks (2015) Schizotypy as An Organizing Framework for Social and Affective Sciences. Schizophrenia Bull 41(2):S427-S435.
Cremerius J (1997) Ist die »psychosomatische Struktur« der französischen Schule krankheitsspezifisch? Psyche 4:293-318.
Freyberger H (1977) Supportive psychotherapeutic techniques in primary and secondary alexithymia. Psychother Psychosom 28(1-4):337-342.
Giakoumaki, SG (2016) Emotion processing deficits in the different dimensions of psychometric schizotypy. Scand J Psychology 57:256-270.
Grabe HJ, Wittfeld K, Hegenscheid K, Hosten N, Lotze M, Janowitz D, Völzke H, John U, Barnow S, Freyberger HJ (2014) Alexithymia and brain gray matter volumes in a general population sample. Hum Brain Mapp 35:5932-5945.
Guthrie E, Moghavemi A (2013) Psychodynamic-interpersonal therapy: an overview of the treatment approach and evidence base. Psychodyn Psychiatry 41:619-635.
Heiberg A, Heiberg A (1977) Alexithymia – an inherited trait? Psychother Psychosom 28:221-225.
Hoppe KD, Bogen JE (1977) Alexithymia in twelve commissurotomized patients. Psychother Psychosom 28:148-155.
Landa A, Peterson BS, Fallon BA (2012) Somatoform pain: a developmental theory and translational research review. Psychosom Med 74:717-727.
Marty P, de M'Uzan M (1963) La »penseé operatoire«. Revue Francaise de Psychoanalyse 27:1345-1356.
de M'Uzan M (1974) Psychodynamic mechanisms in psychosomatic symptom formation. Psychother Psychosom 23:103-110.
de M'Uzan M (1977) Zur Psychologie der psychosomatisch Kranken. Psyche 31:318-332.
Nemiah J, Sifneos P (1970) Affect and fantasy in patients with psychosomatic disorders. Modern Trends Psychosom Med 2:26-34.
Riemann F (2007) Grundformen der Angst und die Antinomien des Lebens, 38. Auflage. Basel: Ernst Reinhardt.
Ruesch J (1948) The Infantile Personality: The Core Problem of Psychosomatic Medicine. Psychosom Med 10:134-144.
Ruesch J, Bateson G (1951) Communication: The Social Matrix of Psychiatry. New York: W.W. Norton.
Ruesch J, Kees W (1956) Nonverbal Communication: Notes on the Visual Perception of Human Relations. Berkeley: University of California Press.
Sattel H, Lahmann C, Gündel H, Guthrie E, Kruse J, Noll-Hussong M, Ohmann C, Ronel J, Sack M, Sauer N, Schneider G, Henningsen P (2012) Brief psychodynamic interpersonal psychotherapy for patients with multisomatoform disorder: randomised controlled trial. Br J Psychiatry 200:60-67.
Sifneos P (1972) Short-term psychotherapieand emotional crisis. Cambridge, MA: Havard University Press.

von Rad M, Grabe HJ (2009) Die historische Entwicklung des Alexithymie-Konzeptes, eine Kontroverse. In: Grabe HJ, Rufer M (Hrsg.) Alexithymie: eine Störung der Affektregulation. Konzepte, Klinik und Therapie. Bern: Huber. S. 41-46.

12 »Ich bin bange einen Körper zu haben, ich bin bange eine Seele zu haben« – Zur schizoid-weiblichen Weltverweigerung

Benigna Gerisch

12.1 Geschlecht, Gender und Schizoidie

Einen Beitrag zu dem Themenkomplex »Weiblichkeit und Schizoide« zu entwerfen, mutet zunächst an wie ein fast unlösbares Paradox, indes ist die Genderperspektive auch im Rahmen einer solchen Publikation unverzichtbar. Eine Perspektive, die nach ihrem Boom in den 1970er und 1980er Jahren wieder weit an die Ränder der klinischen und theoretischen Diskurse gerückt ist.

Zugleich verweist diese Diskurslücke auf eine nicht hinreichende Rezeption der implizit immer schon geschlechtsspezifischen Konnotationen oder auch Kontaminationen der psychiatrischen, empirischen und auch psychodynamischen Diagnostik. Das heißt: Schizoidie oder auch die schizoide Persönlichkeit verknüpfen wir ad hoc mit Männlichkeit und unseren klinischen Erfahrungen mit einer männlichen Klientel. Für die Frauen sind andere Diagnosen »reserviert«. Dazu gehörte früher die klassische Hysterie, nun die histrionische Persönlichkeit und allen voran die Borderline-Persönlichkeitsstörung. Die geschlechtsspezifischen Zuschreibungen, Einschreibungen und (klischierten) Etikettierungen durchziehen die alltagsweltlichen Annahmen bis hin zu Vorurteilen, auch die der Diagnostiker – und sind den Diagnoseinstrumenten nicht selten inhärent. Übersetzt heißt dies: Hier treffen wir auf den unnahbaren, sozial gehemmten, zurückgezogenen, apathischen, bindungsunfähigen, sprachlosen, emotional unterkühlten, gleichgültigen (schizoiden) Mann – und dort auf die agierende, schillernde, lärmende, dramatisierend-theatralische, verführerisch-sexualisierende, körpermanipulative Frau. Diese Befunde korrespondieren im Übrigen auch mit kulturellen Produktionen, wie etwa dem Spielfilm, in dem Borderline (oder Depression) von der weiblichen Protagonistin und Schizoidie überwiegend vom männlichen Protagonisten verkörpert und in Szene gesetzt werden.

Wird zwar für die schizoide Persönlichkeitsstörung generell eine geringe Prävalenzrate von 1–3 % konstatiert, so variieren die empirischen Angaben zur Geschlechterhäufung: Während wir empirische Befunde finden, nach denen Frauen und Männer gleichermaßen betroffen seien, so legen andere die Hypothese nahe, dass Männer in diesem Störungscluster häufiger vertreten seien.

Ein ähnliches Bild ergibt sich für die Borderline-Störung. Langzeitstudien zeigten Geschlechterunterschiede vor allem bei mehreren begleitenden Störungen, das heißt: Posttraumatische Belastungsstörungen (PTBS) und Essstörungen waren häufiger bei Frauen mit einer Borderline-Störung; Substanzmissbrauch, narzisstische Persönlichkeitsstörung und antisoziale Persönlichkeitsstörung waren wiederum häufiger bei Männern mit einer Borderline-Störung (vgl. Johnson et al. 2003). Diese Befunde decken sich durchaus mit unserer klinischen Empirie, zum Beispiel der männlichen und weiblichen Klientel, die wir über zwanzig Jahre im Therapie-Zentrum für Suizidgefährdete an der Universitätsklinik in Hamburg behandelt haben. Und auch wenn Johnson et al. (2003) ausdrücklich betonen, dass die Geschlechterunterschiede nicht Borderline-typische Erscheinungen seien, sondern nur die bekannten Geschlechterunterschiede bezüglich der Häufigkeit dieser zusätzlichen Störungen widerspiegelten, so ist, ungeachtet dieser empirisch-differenzierenden Befunde, unser Alltags- und professionelles Verständnis mithin von geschlechterstereotypen Vorannahmen durchwirkt, in denen die sozialisationstheoretischen Komponenten und entwicklungspsychologischen Differenzen von Jungen und Mädchen bzw. Männern und Frauen implizit identifizierbar sind, aber nicht hinreichend reflektiert werden: So ist der männliche Borderliner eher charakterisiert als impulsive, fremdaggressive und antisoziale oder schizoide Persönlichkeit, der weibliche Borderliner hingegen sexuell manipulativ, essgestört und autodestruktiv.

Kurz gesagt will ich auf Folgendes hinaus: Unsere traditionelle Diagnostik trägt immer schon Spuren von tief verankerten Geschlechterstereotypen, die wiederum soziokulturell präfiguriert sind, und umgekehrt gilt gleichermaßen: In dem Maße, wie sich Männer und Frauen mit eben diesen Stereotypien identifizieren, erhöht sich die Wahrscheinlichkeit der unbewussten Identifikation mit eben diesen Zuschreibungen und generiert kehrseitig die einschlägigen empirischen, auch klinisch evidenten Befunde. Diagnosen auch aus der Perspektive soziokulturell determinierter kultur- und geschlechtertypischer Artikulationsweisen zu verstehen, heißt, den zentralen Aspekt der identifikatorischen und intrapsychisch wirksamen Übernahme einer zugeschriebenen »Wirklichkeit« im Sinne der äußeren Realität in den Blick zu nehmen.

So hat bereits Habermas (1999) in seinen Studien zu Essstörungen auf profunde Weise gezeigt, dass die Bulimie ein eindeutig kulturgebundenes Phänomen ist, gegenwärtig eindrücklich zu sehen an der zunehmenden Verbreitung der Bulimie in China. Die Bulimie als Störungsbild trat erstmals mit Chinas Öffnung in Richtung des westlichen Kulturkreises auf und beginnt nun zunehmend an klinischer Relevanz zu gewinnen.

In einer eigenen theoriekritischen Sichtung wiederum habe ich die Erklärungsmodelle zur Suizidalität von der vorigen Jahrhundertwende bis zur Gegenwart mittels einer tiefenhermeneutisch orientierten Textanalyse auf ihre impliziten und expliziten Erklärungsmuster zur weiblichen Suizidalität hin befragt (vgl. Gerisch 1998, 2000, 2003, 2005). Dabei zeigte sich, dass die vermeintlich objektiven Fakten zum geschlechtsspezifischen Suizidverhalten primär eine Reproduktion von Geschlechtsrollenstereotypen und biologistischen Argumentationsfiguren sind, mit denen lediglich Mythen, lebenspraktische Annahmen, Tabus und Klischees über die Differenz der Geschlechter im Gewand einer Theoriebildung fortgesetzt bestätigt werden und im Mythos des »She died for Love and he for Glory« (Canetto 1992) verdichtet zum Ausdruck kommen.

Auch aus soziologischer Perspektive betrachtet, korrespondiert die Semantik der Geschlechter mit der strukturellen, geschlechterstereotypen Konzeptualisierung von Suizid und Suizidversuch. Verkürzt formuliert braucht der Suizid so wie der als autonom, stark und unabhängig gedachte Mann nicht die Hilfe des anderen, während die Frau mit dem als appellativ und beziehungsorientiert eingesetzten Suizidversuch das Stereotyp weiblicher Bindungsorientiertheit reproduziert (vgl. Rachor 1995).

Schauen wir mit dieser kulturkritischen Perspektive auf die schizoide Persönlichkeitsstörung, so erscheint uns die betroffene Frau wie eine, die, im Gewand einer Störung, die herkömmlichen stereotypen Geschlechterzuschreibungen unterläuft, sich verweigert und quasi eine klammheimliche Revolte agiert. Denn diese Form der weiblichen Selbstverweigerung ist gewissermaßen ein Skandalon, das mit den Traditionen der typisch weiblichen Charakteristika bricht: nämlich empathisch, sozial, fürsorglich, emotional gebend und abhängig, zugewandt, kurz: mütterlich zu sein.

Aber auch der männliche Typus ist einer, der sich den gegenwärtigen Identitätsentwürfen in einer auf Perfektion und Optimierung hin ausgerichteten Gesellschaftsstruktur entzieht, vor allem dem durch Technologien und soziale Medien generiertem ständig In-Verbindung-Sein, das hier strukturell gleichsam auf Dauer gestellt ist. Kehrseitig betrachtet repräsentiert sich in seiner Abwehrformation aber auch eine psychische Disposition, die ihn wiederum, gleichsam systemstabilisierend, anfällig macht für den Typus des sogenannten ›Digital nomads‹, der im exzessiven Gebrauch digitaler Technologien eine orts- und beziehungsunabhängige, eine gewissermaßen multilokale, autonome Lebensführung zu implementieren trachtet. Der digital nomad gilt gegenwärtig als Prototyp des Ungebundenseins.

12.2 Psychodynamische Aspekte zur geschlechtsspezifischen Ausgestaltung der Schizoidie

Nun stellt sich aber allemal aus psychoanalytischer Perspektive die Frage, wie und auf welche Weise das Zusammenspiel von gesellschaftlicher und psychischer Realität in die Tiefendimension des Unbewussten und seiner imaginären Szenarien und Phantasmen hinabreicht (vgl. Konnertz 1987). Und hier gewinnt der Körper, als erstes wahrnehmbares Objekt, eine eminente Bedeutung: als zentrale und imposante Schnittstelle, gleichsam als Scharnier zwischen Innen und Außen.

Wir (Gerisch und King 2007) haben bereits an anderer Stelle in Anknüpfung an Waldenfels (2000) – einschließlich seiner Kritik an traditionell-biologistischen und der Butlerschen Konstruktionen des Leiblichen – formuliert, dass der

Körper als eine »*Umschlagsstelle zwischen Geist und Natur, (...) zwischen Kultur und Natur*« (ebd. S. 361) zu verstehen sei.

> »*Diese Perspektive erfordert zugleich, die psychischen und psychosozialen Bedeutungen und Konnotationen des Körperlichen, wie sie mit der Subjektwerdung selbst verknüpft sind, mit den kulturellen Bedeutungen und Praxen in Beziehung zu setzen. Und solche Konnotationen können wiederum je nach individuellem psychischen und sozialen Werdegang, je nach kulturellen Werten und Normen unterschiedlich bewertet und integriert, angenommen oder verleugnet, bewusst oder unbewusst gehalten werden. In diesem Sinne gehen vom Körperlichen Bedeutungen aus, die wiederum soziale oder psychische sind und mit kulturellen Deutungen, Normen und Praxen verknüpft werden. Man könnte auch sagen, dass wir der Umschlagstelle zwischen Geist und Natur nachspüren können, indem wir uns mit der geschlechtsspezifisch konnotierten Genese und Dynamik des Psychischen befassen*« (Gerisch und King 2007, S. 264f.).

Psychodynamisch eng geführt heißt das für die »normale« Entwicklung, aber auch für die Ausformungen von Psychopathologien und hier im Speziellen für die Schizoidie, dass infolge der Sozialisierung des Leibes der Körper von Frauen und Männern in unterschiedlicher Weise besetzt und instrumentalisiert wird. Daraus resultiert die zentrale Frage: Wofür steht der Körper, wie und in welcher Weise wird er zum Austragungsort intrapsychischer Konflikte, und: Zu welcher Art und Weise der Objektverwendung kommt es in der Phantasie?

Ich gehe davon aus, und die Beiträge in diesem Band pointieren ähnliche Aspekte, dass die Schizoidie im Sinne einer strukturellen Störung zu verstehen ist, der bei seinen eigenen inneren Objekten Trost und Zuflucht finden kann (▶ Kap. 2 in diesem Band), aber auch als Abwehrformation, die gekennzeichnet ist durch eine (leibzentrierte) panische Angst vor affektiver Überwältigung, Intrusion und Kontamination durch den Anderen, dem durch die Subjektkonstruktion einer völligen Unabhängigkeit und Bedürfnislosigkeit in »freundliche Weiten« (Balint 1959) eines deobjektal-narzisstischen Universums – und bei weiblichen Patienten zudem durch *Entleiblichung* – zu entfliehen versucht wird.

Der Titel meines Beitrages, einem Gedicht von Emily Dickinson (ca. 1866/1970) entlehnt, deren Poesie gleichsam durchtränkt ist vom Topos weiblicher Selbstverweigerung und paradigmatischer *Entleiblichung*, verweist auf eben diese strukturelle Paradoxie des Schizoiden: »Ich bin bange einen Körper zu haben, ich bin bange eine Seele zu haben« (S. 149) (»*I am afraid to own a body – I am afraid to own a soul*«). Es ist diese existentielle Grundangst, die die Abwehrformation von Anbeginn durchwirkt und auf den Ursprung des Werdens zurückverweist: Denn Körperlichkeit ist immer schon auf grundlegende Weise mit Abhängigkeit, Angewiesenheit, Unverfügbarkeit und mit dem unhintergehbaren Eingebettetsein in eine Intersubjektivität verknüpft. Es ist allen voran der Körper bzw. die damit untrennbar verknüpfte psycho-physische Einheit, die unentwegt Signale der existentiellen Bedürftigkeit: Hunger, Durst, Angst und des Angewiesenseins, auf den Anderen sendet, das aufgrund der als intrusiv erlebten Abhängigkeit als bedrohlicher Angriff auf das immer schon labile innerpsychische Gleichgewicht erlebt wird. Und gerade deshalb muss Bedürftigkeit in jedweder Form eliminiert werden. Dies bedeutet übersetzt die Angst, einen Körper und eine Seele zu haben »*tiefes – gefährdetes Eigentum*« (»*profound – pre-*

carious property«), wie es Emily Dickinson (ca. 1866/1970, S. 149) beschrieb, weil dieses immerzu an eine unerträgliche Abhängigkeit vom Anderen rührt, mehr noch: rüttelt und das fragile Selbst zum Taumeln bringen und am Ende in den gefürchteten Zusammenbruch führen kann.

Im Kontext suizidalen Agierens hat auch David Bell (2008) die Bedeutung des Körpers akzentuiert: Der Körper, der gewissermaßen von Geburt an per se bedürftig ist, dient in besonderer Weise als Projektionsfläche eigener bedürftiger Anteile. In dem Maße aber, wie diese Bedürftigkeit unerfüllt bleibt und/oder als traumatisierend erlebt wurde, wird der Körper nicht nur als verfolgendes Objekt erlebt, sondern das ursprünglich zu kontrollierende Ohnmachts- und Abhängigkeitserleben wird potenziert und schlägt schließlich in eine immer radikalere Weltabgewandtheit bis hin zur Selbstzerstörung um. Die Tötung des eigenen Körpers, der hier die Gestalt des Überbringers der schlechten Nachrichten erhält, stellt den radikalen Versuch dar, sich aus dieser existentiellen Abhängigkeit und der frustranen Unerfüllbarkeit der Wünsche zu befreien.

Verengen wir diese Perspektive noch einmal hin zu ihren geschlechtsspezifischen Differenzen, so pointierte bereits Lieberz (1991), dass die Abgrenzung Schizoider von Neurotikern nur unter Berücksichtigung des Geschlechts einschließlich der divergenten identifikatorischen Prozesse mit den Primärobjekten gelänge. Doch bleibt in dieser Konzeption die Bedeutung des Körpers ausgespart, so auch bei Hillenbrand (1998). Er konstatiert in seiner Arbeit zu *Subjekt-Objekt-Repräsentanzen bei klinisch gesicherter Schizoidie*, dass vor allem die männlichen Schizoiden ein eher negativeres Mutterbild bei ambivalentem Vaterbild aufwiesen. Weibliche schizoide Patienten zeigten indes ein eher ambivalentes Mutterbild mit partiellen Identifikationen und ein negatives Vaterintrojekt. Diese Ergebnisse können durchaus in Zusammenhang mit der vermuteten Pathogenese der schizoiden Persönlichkeitsstörung durch eine »schwache« Mutter bzw. ein negatives Muttererleben gebracht werden, die sich in bisherigen klinischen und empirischen Forschungsarbeiten gezeigt hätten und in Einklang stünden mit Analysen der Familienstruktur von Patienten mit schizoider Persönlichkeitsstörung (vgl. Lieberz 1991).

Ich möchte den Akzent vor dem Hintergrund meiner klinischen Erfahrungen und dem Aspekt der paradigmatischen weiblichen *Entleiblichung* daher etwas anders setzen, um die Relevanz der Aneignung von Körperlichkeit und ihrer Sozialisierung herauszuarbeiten. Denn verknüpfen wir diese empirischen Befunde mit geschlechtsspezifischen und entwicklungspsychologischen Grundannahmen, so darf allein deshalb eine divergente Ausgestaltung der männlichen und weiblichen Schizoidie erwartet werden, weil es, abgesehen von den unbewussten und bewussten Geschlechtercodierungen und Zuschreibungen seitens der Eltern, in der Genese der Geschlechtsidentität eine, wenn nicht die zentrale Rolle spielt, dass das erste Liebesobjekt im Leben des Kindes, nämlich die Mutter, für das Mädchen ein gleichgeschlechtliches, für den Jungen ein gegengeschlechtliches ist. Schon aufgrund dieser basalen und unveränderbar konstanten Voraussetzung unterscheiden sich die Entwicklungen und damit verbundenen Anforderungen und Bewältigungsmuster von Mädchen und Jungen grundlegend.

Für den Jungen ist es aufgrund dieser zentralen Ausgangskonstellation immer schon schwieriger, den Weg seiner männlichen Identitätsentwicklung zu beschreiten und sicher zu finden. Denn er macht von Beginn an die Erfahrung, sich aufgrund seines Geschlechts von der Mutter zu unterscheiden, d. h. die Erfahrungen von Getrenntheit und Andersartigkeit bezogen auf die Mutter sind die prägenden Aspekte der männlichen Geschlechtsidentität. Es ist diese Spannung, mit der ein Junge ein Leben lang fertig werden muss, und seine (regressiven) identifikatorischen Wünsche, mit der Mutter eins zu sein, aktualisieren einerseits immer schon die Angst vor der latenten Gewissheit der Andersartigkeit und sind andererseits stets mit einer Bedrohung seiner Geschlechtsidentität, also seiner andersartigen Männlichkeit, verbunden.

Für das Mädchen hingegen sind die prägenden Erlebnismodalitäten in der Beziehung zum Primärobjekt Mutter die Erfahrung von Einssein, Gleichheit und Ungetrenntheit. Das Gleichsein mit der Mutter impliziert weitaus weniger Schwierigkeiten im Hinblick auf seine Entwicklung einer weiblichen Geschlechtsidentität. Die Spannung aber, mit der ein Mädchen ein Leben lang ringen muss, umfasst die Konfliktthematik, sich aus der primären Gleichheit zu einer individuierten, von der Mutter getrennten weiblichen Persönlichkeit zu entwickeln und sich in Besitz eines eigenen, von der Mutter separierten Körpers erleben zu können.

Ferner ist die weibliche psychosexuelle Entwicklung fortan in einem stärkeren Maße von morphologischen Umwälzungen des subjektiven Körperbildes und der spezifischen Körpererfahrungen geprägt, die in inniger Verbindung zur eigenen Mutter stehen und der psychopathologischen Indienstnahme des Körpers (s. u.) Vorschub leisten. Letztlich kann die Mutter, als erstes Liebes- und Identifikationsobjekt, nicht so ohne weiteres symbolisch repräsentiert und »verneint« werden, wie es an anderer Stelle Löchel (2000) und Gast (2000) ausgeführt haben.

Während demnach die präödipale Beziehung zur Mutter beim Jungen durch Trennung charakterisiert ist und seine regressiven Verschmelzungswünsche eine Bedrohung seiner Geschlechtsidentität darstellen – daher auch die auffallende Häufung von sexuellen Perversionen bei Männern –, droht dem Mädchen nicht der Verlust seiner Weiblichkeit, wohl aber der seiner individuierten und autonomen Weiblichkeit und Körperlichkeit.

Zusammengefasst vertrete ich die Hypothese, dass die männliche Schizoidie vor allem mit der Angst korrespondiert, in den Körper der Frau/Mutter einzudringen und den weiblichen Körper passager lustvoll »wie in Besitz zu nehmen«, was mit einem totalen Selbstverlust unbewusst assoziiert ist und perverse Ausgestaltungen des Sexuellen produzieren kann, im Sinne der Kehrseite vordergründiger sexueller Unlust. Denkbar ist aber auch die Inanspruchnahme von ›beziehungsloser‹ Prostitution, in der die Phantasie beherrschend ist, das Objekt zu kontrollieren und sich deshalb nicht in ihm zu verlieren. Die weibliche Schizoidie wiederum geht in ihren Artikulationsweisen mit spezifischen Körperpathologien – das heißt am und mit dem Körper agierten intrapsychischen Konfliktdynamiken (z. B. Essstörungen) – und der konstanten Angst vor leibnaher Objektüberwältigung einher. Der sexuell-perverse Modus, gewissermaßen als

Beziehungssurrogat, würde hier eher in Form des Voyeurismus seinen Ausdruck finden (vgl. Hurlbert 1992; Jellinek 1983). Auf der affektiv-emotionalen Ebene haben wir es bei weiblichen Patienten nicht selten mit einem Zweiweltensystem zu tun, das aufgetrennt ist zwischen einer einsamen, isolierten, autarken, beziehungslosen Welt auf der einen und einem phantasmatisch ausgestalteten Universum der leidenschaftlichen, zuweilen obsessiven, gleichwohl präsexuellen Ungetrenntheit auf der anderen Seite. Das heißt: Zumindest in den Phantasmen bleibt bei den Frauen ein Rudiment von durchaus intensiver Objektbezogenheit erhalten.

12.3 Falldarstellungen

Im Hinblick auf diesen Beitrag bin ich immer wieder mein Fallmaterial aus den vergangenen 30 Jahren durchgegangen, auf der Suche nach geeigneten Fallvignetten von weiblichen Patienten: Es erstaunt sicher kaum, dass das Ergebnis eher dürftig ausgefallen ist. Am ehesten fand ich schizoide Strukturen bei schwer traumatisierten, sexuell missbrauchten Frauen, deren einzige Überlebenschance darin zu bestehen schien, eine maximale Objektunabhängigkeit zu erreichen, die verknüpft war mit einem gewissermaßen auf null gestellten Körper, dem nur das Nötigste zum Überleben zugeführt wurde.

12.3.1 Fallvignette Frau A.

So erinnere ich mich nur zu gut an Frau A., die jahrelang von ihrem Vater und später auch von seinen Arbeitskollegen sexuell missbraucht worden war. Sie lebte in einer kleinen Einzimmerwohnung, die auch im Winter kaum geheizt war. Sie ernährte sich von Wasser, Trockenfrüchten und Nüssen, wie ein Tierchen im Wald, dachte ich oft. Da sie als Kind auch faktischen Hunger hatte erleiden müssen, träumte sie oft davon, wie es wäre, sich im Supermarkt alles Essbare leisten und genießen zu können. Als sie später dazu durchaus in der Lage gewesen wäre, ertrug sie die Pracht und Fülle an Waren nicht, weil sie an körperliche Primärbedürfnisse mahnte, die ursprünglich so schwer traumatisierend kontaminiert worden waren, dass deren Eliminierung die einzige Chance war, nicht affektiv überwältigt zu werden.

Green (2011) hat plastisch beschrieben, was geschieht, wenn die realen Objekterfahrungen so frustrierend und traumatisierend waren, dass das Subjekt – gefangen in Ressentiment, Hass und Verzweiflung – es aufgibt, nach der Verschmelzung mit einem idealisierten Objekt zu streben.

> »(In einem solchen Zustand geht es) nicht mehr um ein Streben nach Einheit, sondern nach dem Nichts; das heißt, um eine Verminderung der Spannungen zum Nullniveau hin, was Annäherung an den psychischen Tod bedeutet. (...) An dieser Stelle wird der

Tod zur Figuration eines absoluten Seins. Das Leben wird gleichbedeutend mit dem Tod, insofern er Erlösung von allem Begehren ist« (Green 2011, S. 23f.; Hervorhebung von mir, B. G.).

Bezogen auf meine Patientin bedeutete »Erlösung von allem Begehren« und ihr »Streben nach dem Nullniveau« nicht nur die völlige Aufgabe des Sehnens, Wünschens und Wollens, sondern sie erreichte damit eine für sie erträgliche maximale Objektautonomie.

Der Rückzug der Patientin war nicht nur aus ihrem äußeren Leben erfolgt, sondern fundamentaler war ihre innere Emigration, in der nicht Unlust den Platz der Lust eingenommen hatte, sondern das Neutrale. »Ich fühle buchstäblich gar nichts mehr, alles ist grau, dumpf«, formulierte sie nicht selten. Aber, so Green:

»Hier geht es nicht um Depression, sondern um Aphanisis, Askese, Anorexie des Lebens. *Das ist der wahre Sinn von* Jenseits des Lustprinzips. *Die Metapher einer Rückkehr zur unbelebten Materie ist aussagekräftiger als man meint, denn diese Versteinerung des Ichs zielt mit dem psychischen Tod auf Anästhesie und Stillstand«* (ebd., S. 24; Hervorhebung von mir, B. G.).

Das führt mich nun zu einer anderen Klientel, nämlich zu den Essgestörten, vor allem den anorektischen Patientinnen. Die Anorexie gleichsam als Inbegriff von auf den Körper projizierter Totalkontrolle von Bedürftigkeit und der damit zu beherrschenden Abhängigkeit vom Anderen einerseits und der reziprok eng verknüpften, als bedrohlich erlebten Weiblichkeit andererseits, die gewissermaßen in einer totalitären *Entleiblichung* gipfelt. Die unbewusste Matrix der Anorexie lässt sich verkürzt als Abwehrformation begreifen: 1. nicht so zu sein und zu werden wie die Mutter, nämlich eine Frau, und 2. nicht zum Objekt männlichen Begehrens zu werden.

Schon in der von Rudolph Bell (1985) beschriebenen *Holy anorexia*, gewissermaßen die pointierte Metapher bedürfnisloser Lebensführung in den Heiligenviten, ist weibliche, entsexualisierte Körperlichkeit allein und stets mit Spiritualität verknüpft: Die Frauen ernährten sich ausnahmslos von der konsekrierten, also der geweihten Hostie.

12.3.2 Fallvignette Frau B.

In der Lebensführung von Frau B. repräsentierte sich etwas von dieser *Holy anorexia*: Die Patientin hatte sich seinerzeit im Therapiezentrum für Suizidgefährdete der Universitätsklinik telefonisch gemeldet. In einem widerwilligen, störrisch-bockigen Gestus und einer akustisch schwer verständlichen, stakkatoähnlichen Sprachmelodie berichtete sie, dass es ihr seit Anfang des Jahres nicht sehr gut gehe, sie erst seit gut einem halben Jahr in Hamburg sei, sie erfolgreiche Biologin wäre und eine Beziehung gerade erst vor kurzem zerbrochen sei. Frau B. hatte, trotz ihrer 31 Jahre, einen kindlich-durchtrainierten Körper und einen wie draufgesetzt wirkenden, intellektuell anmutenden Kopf mit schwarzer Lockenmähne und Nickelbrille. Die Figur des Harry Potter fiel mir ein. In ihrem Sprachgestus war sie wie am Telefon äußerst verhalten, latent aggressiv, fast pampig-patzig und vorwurfsvoll. Ihre abweisende Haltung verriet, dass sie sich die Inanspruchnahme dieses Hilfsangebotes sehr übel nahm: Bisher habe sie die Forderung an sich gehabt, Probleme selbst hin zu bekommen, und nun spüre sie, dass sie es alleine nicht mehr schaffe. Nach der Trennung von ihrem Freund, mit dem es, wie sich später herausstellte, nie einen sexuellen Kontakt gegeben hatte, sondern nur gelegentliche Treffen im Café, sei sie in eine große Verzweiflung geraten, und es haben sich nicht nur erlösende Suizidphantasien aufgedrängt, sondern sie sei in impulshaft getönte Zustände geraten, in denen sie glaubte, sich aus dem Fenster stürzen oder vor die U-Bahn werfen zu müssen. Sie habe sich regelrecht ins Sofa krallen müssen, um diesen Impulsen nicht nachzugeben. Ihr Leben erscheine ihr seither mehr denn je völlig sinnlos, keiner wolle sie, keiner brauche sie. Sie sei von Selbsthass durchdrungen, ertrage ihr Zuhause nicht, könne sich nicht einrichten und bewohne eigentlich nur das Bett und die Küche. Sie stürze sich in die Arbeit und habe, um die Wochenenden nicht völlig durchzuhängen, noch ein Fernstudium für Ozeanographie aufgenommen. Wenn es ihr allerdings sehr schlecht gehe, nehme sie eine Schlaftablette und schlafe das Wochenende durch. Sie sei noch Jungfrau, habe bisher keine sexuellen Kontakte zu Männern, auch nicht zu Frauen gehabt und keinerlei Freundschaften.

Die Patientin wuchs mit ihrer Mutter auf, da sich der Vater, ein berühmter, aber gefühlskalter, schizoid anmutender Manager, wie sie mehrfach betonte, trennte, als die Patientin zwei Jahre alt war. Ihre Mutter habe sie als bedrängend, narzisstisch missbrauchend und in ihrer ganzen Art als überwältigend erlebt, den Vater insgeheim aber bewundert. Versuche der Tochter, Freundschaften zu knüpfen, seien von der Mutter stets eifersüchtig und kontrollierend unterbunden worden, insbesondere dann, als der Vater sich neu liierte, die Mutter hingegen allein blieb, bis heute. In der Schule war sie ein Überflieger, da sie auch nichts anderes tat, als zu lernen und Klavier zu üben. »Ich lebte ein Leben wie Erika«, sagte sie irgendwann einmal, knapp und lakonisch, »wie Erika aus Elfriede Jelineks Roman die Klavierspielerin« (Jelinek 1983).

Im Alter von 11 Jahren entwickelte sie eine anorektische Essstörung für etliche Monate und magerte auf unter 30 kg ab. Nur aufgrund der Androhung des Vaters, sie bei einem weiteren Gramm Gewichtsverlust ins Krankenhaus einzuweisen, veränderte sie ihr Essverhalten geringfügig. Doch schon der Gedanke an Essen bereite ihr Übelkeit, also lasse sie es, daran habe sich bis heute eigentlich kaum etwas geändert. In einer großen, dramaturgisch-theatralischen Inszenierung beichtete sie mir irgendwann einmal, gelegentlich zu masturbieren, untermalt mit Kaskaden der Selbstentwertung, religiös anmutender Selbstverwerfungen gewissermaßen, die regelmäßig in erbarmungslose Selbstbestrafungsrituale mündeten.

Zu Beginn der Behandlung, wir hatten inzwischen eine vierstündige Psychoanalyse vereinbart, stand die ausgeprägte Ambivalenz der Patientin gegenüber der Behandlung im Vordergrund. Ihr Narzissmus verbot es ihr, sich schwach, hilflos und abhängig zu erleben sowie dies zu zeigen. Andererseits spürte sie, wie gut es ihr tat, in mir jemanden zu haben, der sich für sie interessierte und der mühevoll versuchte, etwas von ihrer Innenwelt zu verstehen. Dies wiederum erzeugte ein aufkeimendes Abhängigkeitsgefühl, das sie schwer ängstigte, weil sie glaubte, einen erneuten Verlust, nämlich von mir, nicht ertragen zu können. So war sie hin- und hergerissen zwischen dem Wunsch, sich einzulassen, und dem Impuls, die Behandlung sofort abzubrechen. Einerseits hatte ich zunehmend das Gefühl, dass die Patientin, indem sie mich insbesondere zu Beginn schlecht, zurückweisend, entwertend und rücksichtslos behandelte, mich via projektiver Identifikation fühlen ließ, wie es in ihr aussah, und mich dadurch andererseits testete, ob ich sie aushalten würde, ihr gewachsen sei oder sie schließlich rausschmeißen würde. Aufgrund meiner beharrlichen Ruhe und Zugewandtheit verringerte sich das Agieren allmählich. Immer häufiger tauchten jetzt Wünsche auf, privaten Kontakt zu mir zu haben, ich sollte ihre beste Freundin sein und sie nie mehr verlassen. Mehr und mehr kam ihre Sehnsucht nach totaler Übereinstimmung und Ungetrenntheit in die Übertragung, die bis dahin mit anderen Objekten phantasmatisch ausagiert wurde und in der spezifischen, ungetrennt-destruktiven Beziehung zur Mutter wurzelt. Es entstand auf diese Weise gewissermaßen ein Zweiweltensystem: In den Stunden sprach sie über weite Strecken so gut wie gar nicht und quälte mich mit dieser Kontaktverweigerung oder sie warf mir affektentleerte, karge Brocken hin, die ich dann irgendwie aufnehmen und daraus etwas machen sollte. Ihr Narrativ war stets blutleer, wenig plastisch und mehr oder weniger stark konkretistisch an äußeren Rahmenbedingungen von Begegnungen orientiert. Außerhalb der Stunden wiederum führte sie eine leidenschaftliche, intensive Phantasiebeziehung zu mir, in denen sie mir unentwegt aus ihrem Leben erzählte und auch alltägliche Verrichtungen wie kommentierte, um mich daran teilhaben zu lassen. Mehr noch: Erst im Verlaufe der Behandlung gestand die Patientin, dass sie mich jahrelang im Internet gestalkt habe: Sie habe das Netz gewissermaßen wie ein Vampir nach Informationen über mich ausgesaugt. Sobald sie aber in die Stunde kam, war der Kontakt wie abgebrochen und buchstäblich auf Eis gelegt. Ich empfand oft eine quälende Müdigkeit, Ärger, Wut und Ohnmacht. Frau B. konnte lange Zeit nach außen hin die Fassade einer sehr leistungsstarken, sportlichen Frau aufrechterhalten, mit dem reizvollen kindlich-trotzigen Charme eines koketten Mädchens. Es gelang ihr durchaus, Männer wie Frauen für sich situativ zu gewinnen, aber sowie sich diese Objekte auch nur minimal distanzieren, verfolgt sie den anderen zunächst in rasender, zerstörerischer und narzisstischer Wut, um dann in einem unerreichbaren, autodestruktiven Rückzug zu verharren. Je dichter man mit ihr in Kontakt kam, umso mehr schreckten die Menschen vor ihrer Absolutheit, oralen Gier, Bedingungslosigkeit und Anspruchlichkeit zurück, die Kehrseite ihrer pseudoautonomen, emotionslosen und unempathischen Abwehr. Auf diese Weise zogen sich auch ursprünglich ihr nahestehende Personen immer mehr zurück, weil sie als nicht aushaltbar erlebt wurde. So reinszenierte sie beständig das, wovor sie sich am meisten fürchtete: Nämlich den Rückzug der anderen und die Bestätigung ihrer inneren Überzeugung, nicht tragbar und aushaltbar zu sein. Mehr noch: Totale Isolation, Bedürfnislosigkeit und Askese auf allen Ebenen erschienen ihr nun als die einzig erträgliche Lebensform, um den Schmerz der Unerfüllbarkeit nicht zu spüren, totalitäre Kontrolle zu gewähren und die Gefahr des potentiellen Verlustes zu moderieren.

12.3.3 Fallvignette Frau C.

Auch Frau C. war eine kleine, zarte, sportliche und beruflich sehr erfolgreiche Anorektikerin, die mich mit ihren langen Schweigephasen und ihrer emotionalen *Eiseskälte* in den Stunden quälte und erst spät ihre obsessive Beschäftigung mit mir außerhalb der Stunden eingestehen konnte. Die Mutter sei zum Zeitpunkt ihrer Geburt wegen des plötzlichen Todes der eigenen Mutter in Trauer versunken gewesen und habe sich später an sie geklammert und nicht mehr »aus den Klauen gelassen«, als der Ehemann/Vater beide verließ.

Ihre sexuellen Phantasien, die auch mich einschlossen, waren sadomasochistisch grundiert, wobei sie den masochistischen Part einnahm und insgeheim über die triebhafte Bedürftigkeit des »sadistischen Anderen« triumphierte. In Tagträumen versetzte sie sich auch gern in die Rolle der Voyeuristin, die das imaginierte Liebesspiel von uns beiden betrachtete, in einer Mischung aus Ekel und Wonne. Das Schöne daran sei, so resümierte Frau C., »man ist wie bei einem Spielfilm mittendrin, aber man wird nicht berührt und muss auch die Gefühle nicht aushalten, die müssen die anderen durchleiden«.

Eindrücklich zeigt auch die Fallvignette von Frau C., dass die primären Erfahrungen von Mangel, Verlust und Vernachlässigung einerseits *sowie* raptusartigem, affektivem Überwältigtwerden andererseits ein inneres, dilemmatöses Gefüge induzieren, in dem die Nähe-Distanz-Regulation zum Objekt nie hinreichend erträglich gelingt, weil es entweder als zu nah/überwältigend oder zu fern und »unbrauchbar« erlebt wird. Die projektive Indienstnahme des vermeintlich verfügbaren Körpers erscheint auch hier als die einzig mögliche Kompromissbildung, die mit der Phantasie eines kontrollierbaren Beziehungssurrogats einhergeht, das beliebig genährt oder in Askese gezwungen wird.

12.4 Weibliche Selbstverweigerung in der Belletristik

Ein Paradebeispiel weiblicher Selbstverweigerungen in der Belletristik sind die Erzählungen und Romane von Marlen Haushofer. Ich denke zum Beispiel an *Die Tapetentür* (1957), *Die Mansarde* (1969) und vor allem an ihren Roman *Die Wand* von 1963, der unlängst in der Hauptrolle mit Martina Gedeck verfilmt wurde (2012). Ein Roman, der seinerzeit die Frage aufwarf, ob hier eine pathologieverdächtige innere Emigration oder radikale Selbstbestimmung ausgestellt wurde.

Zum Inhalt: Eine namenlose Frau, wohl mittleren Alters, wird von einem befreundeten Ehepaar eingeladen, mit ihnen ein paar Tage in einem Jagdhaus in den Bergen zu verbringen. Hier leben sie abgeschieden mit ihren Tieren: Hund, Katze und Kuh. Das Paar macht sich am Abend nach der Ankunft noch einmal auf, um Besorgungen zu erledigen, aber sie kehren nicht zurück. Als am Morgen nur der Hund Luchs zurückkehrt, macht sie sich auf, um beide zu suchen.

Dabei stößt sie auf eine unüberwindbare, durchsichtige Wand, hinter der kein Leben mehr existiert. In welche Richtung sie sich auch immer bewegt, immer stößt sie gegen die Wand, hinter der alles wie erstarrt zu sein scheint.

Allein mit dem Hund macht sie sich daran, sich in der Jagdhütte und dem kleinen Stück Land, das ihr geblieben ist, auf ein Leben einzurichten, von dem sie zunächst noch hofft, dass sie bald jemand daraus befreien wird. Ihre Hauptaufgabe besteht nun darin, für sich und die Tiere, die immer mehr werden, die Existenz zu sichern. Je länger dieser Zustand andauert, desto unwahrscheinlicher erscheint es ihr, dass außerhalb der Wand noch Leben herrscht und sie irgendwann gefunden wird. Sie beginnt mit dem Schreiben, um die Angst, verrückt zu werden, zu zähmen, aber auch in der Vorstellung, dass es doch noch irgendwann jemanden geben wird, der ihre Aufzeichnungen lesen könnte. Zum Ende des Romans hat sie die Alm als Sommerquartier bezogen, auf der ein Mann erscheint, der grundlos die Kuh und ihren jungen Stier mit einer Axt erschlägt – und auch noch den zur Hilfe eilenden Hund tötet. Ohne zu zögern eilt die Frau zur Almhütte, bewaffnet sich mit ihrem Jagdgewehr und erschießt den Mann. Doch stellt sich unmittelbar im Anschluss eine fast paradox-hoffnungsvolle und zukunftsbejahende Stimmung ein, die indes sich nicht mehr auf ihre Befreiung oder ihren Ausbruch richtet: »*Seit heute früh bin ich ganz sicher, daß Bella ein Kalb haben wird. Und, wer weiß, vielleicht wird es doch wieder junge Katzen geben*« (Haushofer 1988, S. 275). Und so bleibt das Schicksal der Protagonistin schlussendlich im Ungewissen. Soweit zum Inhalt des Romans *Die Wand*.

Aus dem anfänglichen Unbehagen und der Irritation, ganz und gar hinter der Wand gefangen zu sein, entwickelt sich, quer zur Erwartungshaltung des Lesers, allmählich in der Bemächtigung der Natur bzw. der Aneignung von Kulturtechniken und Indienstnahme der Tiere in ihren je unterschiedlichen Funktionen, wie Nahrung, Wärme und Geborgenheit, eine erträgliche, ja geradezu angenehm-balancierte Lebensform, abseits von Konventionen, männlich codierter Gewalt und Unterdrückung, mehr noch: Von jedweder intrusiver Objektüberwältigung. Endlich geht von dem Rest der Menschheit keine Gefahr mehr aus, das idyllische Arkadien scheint endlich (wieder-)gefunden (vgl. Gerisch 2002). Für die einzige Überlebende, die namenlose Frau, gibt es in dem heidnischen Paradies nur noch Brüderlichkeit, Gleichheit, Kreatürlichkeit (vgl. auch Frieling 2012) sowie Bäume und Blumen, die, so formulierte es bereits Freud, deshalb so tröstlich anzuschauen seien, weil von ihnen keine Konflikte ausgingen. Niemand in dieser Welt kommt ihr zu nahe, sie selbst bestimmt das Verhältnis zu den Dingen, den Pflanzen, den Tieren. Hier, an diesem paradiesischen Ort, gibt es keine Konventionen oder Anforderungen, denen sie sich demütig unterwerfen müsste.

Der Topos der heilversprechenden und erlösenden, kehrseitig aber als potentiell bedrohlich erlebten Natur findet sich bereits in den großen literarischen ›Fallgeschichten‹ des Lenz von Büchner (1850) und in dem narzisstisch-depressiven, adoleszenten Werther von Goethe (vgl. Gerisch 2010).

Unübertroffen eindringlich wird in der Novelle von Büchner (1850) über den wahnsinnig gewordenen Dichter Lenz das innere und zugleich hochmoderne Drama von spannungsgeladener, intrapsychischer Überschwemmung einerseits und deprivierter Depersonalisation aufgrund des Fehlens hinreichend guter innerer Objekte andererseits aufgespannt. Schon panisch getrieben, so als sei ihm »*der Wahnsinn auf Rossen hinterher*«, hofft Lenz, in der ländlich-dörflichen Idylle und heimeligen Geborgenheit bei Pfarrer Oberlin sein Seelenheil zurückzufinden. In dem Maße aber, wie Lenz seine innere bedrängende Objektlandschaft in die Welt hinein phantasiert, verwandeln sich die Berge, Täler und Wälder in eine verschlingende Weite und in schreckenerregende Ungeheuer, die ihn hinab zu ziehen und zu verschlucken drohen. Vor denen er keuchend und atemlos in die Enge seiner Stube unterm Dache flieht, um dort aber von einer namenlosen Angst und Leere, »*die mit nichts mehr auszufüllen war*«, gepackt zu werden, die ihn erneut ins Freie treibt und in den eiskalten Dorfbrunnen stürzen läßt. »*Er konnte sich nicht mehr finden, ein dunkler Instinkt trieb ihn, sich zu retten, er stieß an die Steine, er riß sich mit den Nägeln, der Schmerz fing an, ihm das Bewußtsein wiederzugeben*« (Büchner [1839] 1980, S. 71; vgl. auch Gerisch 2002).

Auch die Frau ohne Namen in *Die Wand* kämpft unermüdlich gegen die Angst, verrückt zu werden, nur das Schreiben hilft, sie verschmilzt mit der besänftigend-bedrohlichen Natur und wird nicht nur bedürfnis-, sondern auch geschlechtslos. Erst im Prozess der sukzessiven *Entleiblichung* gewinnt sie eine utopisch-befreite Lebensform in changierenden, polymorph-geschlechtsüberschreitenden Rollenwechseln:

> »*Mein Gesicht war mager und gebräunt und meine Schultern eckig, wie die eines halbwüchsigen Knaben (...). Die Fraulichkeit der Vierzigerjahre war von mir abgefallen, mit den Locken, dem kleinen Doppelkinn und den gerundeten Hüften. Gleichzeitig kam mir das Bewußtsein abhanden, eine Frau zu sein. Mein Körper, gescheiter als ich, hatte sich angepaßt und die Beschwerden meiner Weiblichkeit auf ein Mindestmaß eingeschränkt. Ich konnte ruhig vergessen, daß ich eine Frau war. Manchmal war ich ein Kind, das Erdbeeren suchte, dann wieder ein junger Mann, der Holz zersägte, oder, wenn ich Perle (die Katze, B.G.) auf den mageren Knien haltend auf der Bank saß und der sinkenden Sonne nachsah, ein sehr altes, geschlechtsloses Wesen*« (Haushofer 1988, S. 82).

Während *Die Wand* vielfach als romantisierte Utopie der Aussöhnung mit der durch den Menschen domestizierten Natur und ihrer Tiere verstanden wurde, deutet sich hier noch eine ganz andere Perspektive an, die in Donna Haraways ›A Cyborg Manifesto‹ (1985/1990) Jahre später pointiert radikalisiert wurde. Die überzeugte Feministin entwirft hier eine visionäre, paradigmatisch *entleiblichte* Hybrid-Figur, den sogenannten Cyborg (*cybernetic organism*), der geschlechtslos ist und den traditionell weiblich-männlich-binären Strukturen entzogen. Cyborgs sind insbesondere als Mensch-Maschine oder Tier-Maschine in den Narrationen der Science-Fiction zu finden. Auch die dramaturgische Architektur von *Die Wand* wurde nicht selten als dem Science-Fiction-Genre zugehörig interpretiert. Den Cyborg können wir uns gewissermaßen als Idealtypus der schizoiden Persönlichkeit vorstellen, denn er hat keinen soziokulturell immer schon präfigurierten Körper und vor allem auch keine verstörenden Gefühle, Affekte und Bindungen mehr.

Während bei Haushofer die Tiere einerseits zur Selbsterhaltung getötet werden müssen, also unterworfen und instrumentalisiert werden, erscheinen sie andererseits als »reine Natur«, als die treuen, tröstlichen, »vermenschlichten« und verlässlichen Gefährten, von denen weder Schmerz, Kränkung noch Gewalt ausgeht. Einen *Katzenroman* habe sie geschrieben, so Haushofer, als sie ihr Manuskript an ihren Mentor Hans Weigel (vgl. Weigel 1995) schickte.

Jahrzehnte später konstatiert Haraway (2016): Besonders Hunde als »vermenschlichte« Gefährten verdeutlichen, dass es keine vorkonstituierten Subjekte oder Objekte gebe. Das heißt: Auch die klischierten Codierungen von Tieren verweisen auf die ihnen inhärente kulturspezifische Geschlechterstereotypie: Hier das weiblich codierte Schoßhündchen oder die Katze, dort der männlich-martialisch konnotierte Schäfer- oder Kampfhund. Schauen wir uns jenseits feministisch grundierter Diskurse den Roman nochmal als ein Narrativ einer weiblich-schizoiden Innenwelt an, dann wird hier auf plastische und sprechende Weise eine Lebensführung rekonstruiert, die von einem weiblichen Ich handelt, das bereits *infolge* von Kränkungen und Verletzungen und Beschädigungen wie unter einer *Glasglocke*, so bei Sylvia Plath (1963), bzw. hinter dieser Wand Zuflucht sucht und alles, was die Rudimente dieser neuen Lebensform bedroht, ohne Moralempfinden auslöscht (vgl. auch Weigel 1989). Denn hier findet sie, trotz aller Ängste und peinigender Empfindungen, einen Ort der Verpuppung und eines potentiellen Neubeginns, die *Destruktion als Ursache des Werdens* nannte Sabina Spielrein (1912) diesen Prozess. Zugleich werden die traditionellen Zeitachsen von Vergangenheit und Zukunft unterlaufen und ausgehebelt. Es gibt auch keine quasilogischen oder objektalen Bezugspunkte, keine kausalen Sinnstiftungen und symbolischen Ordnungen mehr, nur noch ein Jetzt, durch das hindurchgegangen werden muss, mit gleichwohl ungewissem Ausgang:

> »*Etwas ganz Neues wartete hinter allen Dingen, nur konnte ich es nicht sehen, weil mein Hirn mit altem Zeug vollgestopft war und meine Augen nicht mehr umlernen konnten. Ich hatte das Alte verloren und das Neue nicht gewonnen, es verschloß sich vor mir, aber ich wußte, daß es vorhanden war*« (Haushofer 1988, S. 134).

Akzentuieren möchte ich ferner, dass diese Lebensweise hinter der Wand, die, wenn man so will, quasipsychotische Züge trägt, gemeinhin als ultimative Katastrophe oder Horrorszenario eines Alptraums rezipiert wurde, während die Protagonistin nur in dieser radikalen Weltverweigerung überhaupt einen Weg zu antizipieren vermag, der so etwas wie dauerhafte Abwesenheit von Schmerz, vielleicht sogar von Authentizität versprechen könnte.

In der Erzählung *Die Mansarde* (1969) wirft Haushofer (1992) noch einmal einen erhellenden Blick auf eine solche Abwehrformation gegen die Welt und ihre potentiell bedrohlichen Objekte:

> »*Die große Häßlichkeit und der große Schrecken erreichen uns alle eines Tages. Dann kann man nicht länger davonlaufen und wird an die Wand gepreßt. Es wäre gut, dann taub, blind und gefühllos zu sein, aber damit kann man nicht rechnen*« (S. 137).

Also verharrt ihre Ich-Erzählerin zutiefst geängstigt vor dem unheilvollen Draußen in ihrem Mansardenzimmer, in dem sie daran verzweifelt, dass all ihre Vogelzeichnungen, die sie unermüdlich anfertigt, so anmuten, als seien die Vögel ganz allein auf der Welt.

Wie die Protagonistin in Haushofers Roman *Die Mansarde*, verbrachte auch die menschenscheue Emily Dickinson (ca. 1866; 1970) die überwiegende Zeit ihres Lebens in ihrem Zimmer, meist in weiß gekleidet und religiöser Demut versunken. Hier dichtete sie:

> *»Ich bin bange einen Körper zu haben –*
> *Ich bin bange eine Seele zu haben –*
> *Tiefes – gefährdetes Eigentum –*
> *Unfreiwillig empfangene Gaben –*
> *Doppeltes Gut – bestimmt nach Gefallen*
> *Einem erbarmungslosen Erben –*
> *Einen Augenblick Herrscher der Todlosigkeit*
> *Und Gott, als Grenze zum Sterben«*
> (ebd., S. 149).

Literatur

Balint M (1959) Thrills and Regressions. London: Hogarth Press.
Bell D (2008) Who is killing what or whom? Some notes on the internal phenomenology of suicide. In: Briggs S, Lemma A, Crouch W (Hrsg.) Relating to self-harm and suicide. Psychoanalytic Perspectives on Practice, Theory and Prevention. New York: Routledge. S. 45-60.
Bell RM (1985) Holy Anorexia. Chicago: The University of Chicago Press.
Büchner G (1850/1980) Lenz. Georg Büchner. Werke und Briefe. München: Hanser.
Canetto SS (1992) She died for Love and he for Glory: Gender Myths of Suicidal behavior. Omega 26:1-17.
Dickinson E (1970) Gedichte. Englisch/Deutsch. Stuttgart: Reclam.
Frieling S (2012) Die undurchdringliche Wand der Konvention: Marlen Haushofers Not, keinen Raum für sich und ihr Schreiben zu finden. In: Literaturkritik.de.
Gast L (2000) Metamorphosen des Todestriebs bei Melanie Klein – Überlegungen zum Verhältnis von Phantasie, Geschlecht und Leiblichkeit. In: Löchel E (Hrsg.) Aggression, Symbolisierung, Geschlecht. Göttingen: Vandenhoeck & Ruprecht. S. 62-84.
Gerisch B (1998) Suizidalität bei Frauen. Mythos und Realität – Eine kritische Analyse. Tübingen: edition diskord.
Gerisch B (2000) »Auf den Leib geschrieben«: Der weibliche Körper als Projektionsfläche männlicher Phantasien zum Suizidverhalten von Frauen. In: Götze P, Richter M (Hrsg.) »Aber mein Inneres überläßt mir selbst.« Verstehen von suizidalem Erleben und Verhalten. Hamburger Beiträge zur Psychotherapie der Suizidalität, Bd. 2. Göttingen: Vandenhoeck & Ruprecht. S. 78-115.
Gerisch B (2002) »Auch ich war in Arkadien«: Der traumatische Einbruch in den idyllischen Raum. Zeitschrift f. psychoanalytische Theorie und Praxis 4:343-370.
Gerisch B (2003) Die suizidale Frau. Psychoanalytische Hypothesen zur Genese. Göttingen: Vandenhoeck & Ruprecht.
Gerisch B (2005) »Nicht Dich habe ich verloren, sondern die Welt«: Obsession und Leidenschaft bei suizidalen Frauen. Psyche – Z Psychoanal 59:918-943.
Gerisch B, King V (2007) »Das Unbehagen im Körper der Moderne«: Transdisziplinäre Überlegungen zu geschlechtertypischen Körperpraktiken und autodestruktiven Symptombildungen. In: Schlesinger-Kipp G, Warsitz RP (Hrsg.) Die neuen Leiden der Seele – Das (Un-)Behagen in der Kultur. Bad Homburg: DPV-Tagungsband. S. 260-271.
Gerisch B (2010) »Ich kehre in mich selbst zurück und finde eine Welt«: Psychoanalytische Anmerkungen zur obsessiven Liebessehnsucht und Suizidalität in Goethes »Die

Leiden des jungen Werther«. In: Mauser W, Pfeiffer J, Pietzcker C (Hrsg.) Goethe. Würzburg: Königshausen & Neumann. S. 101-126.

Green A (2011) Die tote Mutter: Psychoanalytische Studien zu Lebensnarzissmus und Todesnarzissmus. 2. Auflage. Gießen: Psychosozial.

Habermas T (1999) Geliebte Objekte. Symbole und Instrumente der Identitätsbildung. Frankfurt a. M.: Suhrkamp.

Haraway D (1990) A Manifesto for Cyborgs. Science, Technology and Socialist Feminism in the 1980s. In: Nicholson L (Hrsg.) Feminism, Postmodernism. New York: Routledge. S. 190-233.

Haraway D (2016) Das Manifest für Gefährten: Wenn Spezies sich begegnen – Hunde, Menschen und signifikante Andersartigkeit. Berlin: Merve.

Haushofer M (1957/1992) Die Tapetentür. Roman. München: dtv.

Haushofer M (1963/1988) Die Wand. Roman. Frankfurt a. M./ Berlin: Ullstein.

Haushofer M (1969/1992) Die Mansarde. Roman. Frankfurt a. M.: Fischer.

Hillenbrand N (1998) Subjekt-Objekt-Repräsentanzen bei klinisch gesicherter Schizoidie. Universität Heidelberg: Medizinische Dissertation.

Hurlbert DF (1992) Voyeurism in an adult female with schizoid personality. A case report. In: Journal of Sex Education and Therapy 18:17-21.

Jelinek E (1983) Die Klavierspielerin. Roman. Reinbek bei Hamburg: Rowohlt.

Johnson DM, Shea MT, Yen S, Battle CL, Zlotnick C, Stanislow CA, Grilo CM, Sodol AE, Bender DS, McGlashan TH, Gunderson JG, Zanarini MC (2003) Gender differences in borderline personality disorder: findings from the Collaborative Longitudinal Personality Disorders Study. Compr Psychiatry 44:284-292.

Konnertz U (1983) Einführung. In: (dies.) (Hrsg.) Die übertragene Mutter. Psychoanalytische Beiträge. Tübingen: edition diskord. S. 7-10.

Lieberz K (1991) Ergebnisse zur Genese und Diagnostik schizoider Störungen. Z Psychosomatische Med Psychoanalyse 37:60-76.

Löchel E (2000) Symbolisierung und Verneinung. In: (Dies.) Aggression, Symbolisierung, Geschlecht. Göttingen: Vandenhoeck & Ruprecht. S. 85-109.

Plath S (1963/1990) Die Glasglocke. Roman. Frankfurt a. M.: Suhrkamp.

Rachor C (1995) Selbstmordversuche von Frauen. Ursache und soziale Bedeutung. Frankfurt a. M./New York: Campus.

Spielrein S (1912/1987) Die Destruktion als Ursache des Werdens. In: Dies. Sämtliche Schriften. Freiburg: Kore. S. 98-143.

Waldenfels B (2000) Das leibliche Selbst. Vorlesungen zur Phänomenologie des Leibes. Frankfurt a. M.: Suhrkamp.

Weigel H (1995) Marlen Haushofer. In: Duden A (Hrsg.) »Oder war da manchmal noch etwas anderes?« Texte zu Marlen Haushofer. Frankfurt a. M.: Neue Kritik. S. 167-177.

Weigel S (1989) Die Stimme der Medusa. Schreibweisen in der Gegenwartsliteratur von Frauen. Reinbek bei Hamburg: Rowohlt.

Verzeichnis der Autorinnen und Autoren

Benecke, Cord, Prof. Dr. phil. Dipl.-Psych.
Institut für Psychologie
Universität Kassel
Holländische Straße 36–38, D-34127 Kassel
benecke@uni-kassel.de

Buchheim, Anna, Prof. Dr. biol. hum. Dipl.-Psych.
Institut für Psychologie
Universität Innsbruck
Bruno-Sander-Haus/Innrain 52f, A-6020 Innsbruck
anna.buchheim@uibk.ac.at

Dammann, Gerhard, PD Dr. med. Dr. h.c. Dipl.-Psych. Dipl.-Soz.
Psychiatrische Dienste Thurgau (Akad. Lehrkrankenhaus der PMU Salzburg)
Psychiatrische Klinik Münsterlingen
Seeblickstrasse 3, CH-8596 Münsterlingen
gerhard.dammann@stgag.ch

Gerisch, Benigna, Prof. Dr. phil. Dipl.-Psych.
Studienbereich Intervention und Psychodynamische Beratung
International Psychoanalytic University
Stromstraße 3b, D-10555 Berlin
benigna.gerisch@ipu-berlin.de

Grimmer, Bernhard, PD Dr. phil.
Psychiatrische Dienste Thurgau (Akad. Lehrkrankenhaus der PMU Salzburg)
Psychiatrische Klinik Münsterlingen
Bereich Psychotherapie
Seeblickstrasse 3, CH-8596 Münsterlingen
bernhard.grimmer@stgag.ch

Gündel, Harald, Prof. Dr. med.
Klinik für Psychosomatische Medizin und Psychotherapie
Universitätsklinikum Ulm
Albert-Einstein-Allee 23, D-89081 Ulm
Harald.Guendel@uniklinik-ulm.de

Haker Rössler, Helene, PD Dr. med.
Translational Neuromodeling Unit
Institut für Biomedizinische Technik
Universität Zürich und ETH Zürich
Wilfriedstrasse 6, CH-8032 Zürich
haker@biomed.ee.ethz.ch

Henkel, Miriam, M.Sc.
Institut für Psychologie
Universität Kassel
Holländische Straße 36–38, D-34127 Kassel
m.henkel@uni-kassel.de

Kapfhammer, Hans-Peter, Prof. Dr. med. Dr. phil. Dipl.-Psych.
Univ.-Klinik für Psychiatrie und Psychotherapeutische Medizin
Medizinische Universität Graz
Auenbruggerplatz 31/1, A-8036 Graz
hans-peter.kapfhammer@klinikum-graz.at

Kernberg, Otto F., Prof. Dr. med. Dr. h.c. mult.
Personality Disorders Institute
New York Presbyterian Hospital, Westchester Division,
Weill Medical College of Cornell University
21 Bloomingdale Road, White Plains, NY, 10605, USA
okernber@med.cornell.edu

Lackinger, Fritz, PD Dr. phil.
Praxis für Psychoanalyse und Psychoanalytische Psychotherapie
Otto-Bauer-Gasse 20/8, A-1060 Wien
fritz.lackinger@gmail.com

Müller, Steffen, M.Sc.
Institut für Psychologie
Universität Kassel
Holländische Straße 36–38, D-34127 Kassel
s.mueller@uni-kassel.de

Weiß, Heinz, Prof. Dr. med.
Abteilung für Psychosomatische Medizin
Robert-Bosch-Krankenhaus
Auerbachstraße 110, D-70376 Stuttgart
heinz.weiss@rbk.de

Wernz, Corinna, Dr. med.
Praxis für Psychoanalyse und Psychoanalytische Psychotherapie
Agnesstraße 16, D-80798 München
cwernz@gmx.de

Stichwortverzeichnis

A

Abhängigkeit   235
– Alkohol   61
Abhängigkeitsbeziehungen   172
Abwehr   71, 115, 124, 189
– narzisstische   180
– schizoid-autistische   157
– schizoide   191
Adult Attachment Interview   127
Adult Attachment Projective Picture System   127
Affektfragmentierung   188
Affektisolierung   71
Affektzustände   175
Aggression   80, 167, 217
Alexithymie   220, 224
Ambivalenz   239
Angst   120, 146, 172, 189
– soziale   36
Angststörung   62
Anorexia nervosa   238
Arbeitsmodell   125
Askese   240
Asperger, Hans   96
Asperger-Autismus   22
Asperger-Syndrom   96
Autarkie   162
Autismus   62, 95
– Autismus-Spektrum-Störung   96
– Diagnostik   104
– schizophrener   18, 47
Autistic-contiguous position   160
Autonomiebedürfnis   135

B

Balint, Michael   75
Barriere, autistische   153
Basis-Emotionen   118
Bayesian-Brain-Theorie   100
Bedrohungsgefühl   143
Benedetti, Gaetano   19
Beziehungsprobleme   143
Beziehungssehnsucht   123

Beziehungsstörung   224
Bindung   125
– desorganisierte   132
– unsicher- verstrickte   126
Bindungsforschung   127
Bindungsmuster   130
Bindungsperson   128
Bindungsrepräsentation, distanzierte   135
Bion, W.R.   146
Bleuler, Eugen   17, 47, 220
Borderline Persönlichkeitsorganisation   200
Borderline-Pathologie   141
Borderline-Persönlichkeitsorganisation   157, 177
Borderline-Persönlichkeitsstörung   59, 205, 231
Borderline-Spektrum   21
Bowlby, John   125
Bulimie   232

C

Charakter, phobischer   61
Charakterpathologie   23
Claustrum   68, 157, 159
Cluster-A Persönlichkeitsstörungen   26
Containing   180
Cortisol   129
Cyborg   243

D

Deaktivierung   130
Delinquenz   79, 205
Depersonalisation   60, 243
Depression   157, 192, 226
Diagnostik   58
Differentialdiagnose   59, 157
digital nomad   233
Dilemma
– agora-klaustrophobes   141
– schizoides   24, 200
Diogenes von Sinope
Dissoziation   119, 196

DPG-Praxisstudie 115
DSM-5 16
Dynamik, schizoide 46

E

Emotionalität 36
- gehemmte 226
Emotionserleben 120
Emotionsregulation 118
Emotionsstörung, autistische 98
Empathie, kognitive 99
Entkoppelung, kognitive 132
Entwicklungsstörung, autistische 106
Entwicklungstheorie 36
Epidemiologie 30

F

Fairbairn, William R. D. 23, 65, 196
Faktoren, schizoide 207
Fallbeispiel 61, 122, 128, 131, 142, 147, 155, 214
Familiendynamik 190
Fantasiewelt, innere 188
Feinfühligkeit 126
Fetisch 218
fMRT-Bindungsparadigma 134
Fragmentierung 188
Freude 220

G

Gefühlsneutralisierung 63
Gegenübertragung 59, 83, 129, 146, 153, 157, 168
Genetik 33
Gen-Umwelt-Interaktion 34
Geschlechterstereotypien 232
Geschlechtsidentität 236
Gesellschaft 233
Gewaltdynamik, schizoide 215
Green, André 237
Gruppentherapie 83
Guntrip, Harry 75, 196

H

Häufigkeit 30
Hautleitfähigkeit 129
Hypersensitivität 19
Hysterie 231

I

Ich-Funktionen 71
Identifizierung, projektive 144
Identität 167
Identitätsdiffusion 171
Identitätsstörung 20, 73
Impulskontrollstörung 205
Informations-Integrations-Störung 111
Informationsverarbeitung, autistische 98
Intelligenz 213
Interaktionsstörung, autistische 99
Internet 69
Intimität 125
Introversion 119

J

Jugendliche, schizoide 216

K

Kahn, Eugen 47
Kanner, Leo 96
Khan, Masud R. 78
Kinder 127
Kinder, schizoide 64
Klassifikationssysteme, psychiatrische 16, 114
Klein, Melanie 68, 170
Kommunikation, nonverbale 166
Kommunikationsstörung 224
- autistische 99
Komorbidität 117
Konflikte 170
Konkretismus, schizoider 146, 160
Konnektivität 102, 129
Konstitution, leptosome 49
Konstitutionspsychologie 49
Konzepte, psychiatrische 107
Körper 79, 234
Kraepelin, Emil 18
Kreativität 69, 221
Kretschmer, Ernst 19

L

Liebesobjekt 235

M

Meehl, Paul E. 25
Mentalisierung 173
Mörder, schizoide 80
Mutterbeziehung 75, 236

Mutterbild 235

N

Narrativ 128
Narzisstische Störung 157
Negativsymptomatik, schizophrene 109
Neopsychoanalyse 48
Neuropsychoanalyse 131
Neuropsychologie 37, 100

O

Objektbeziehungen 157
Objektbeziehungstheorie 187
Objekte, unbelebte 167
Objektpsychologie 65, 144
Objektverwendung 234
Operationalisierte Psychodynamische Diagnostik 121
Operationalisierung 39
Orte seelischen Rückzugs 179
Oxytocin 129

P

Partnerschaft 77
Pathographie 81
Pensée opératoire 224
Persönlichkeit
– infantile 223
– prämorbide 15
– schizoide 143
– zwanghafte 59
Persönlichkeitsakzentuierungen 103
Persönlichkeitsreifung 106
Persönlichkeitsstörung
– ängstlich-vermeidende 61
– antisoziale 205
– narzisstische 59, 192
– paranoide 36, 211
– schizoide 28, 115, 187, 197, 205
– schizotype 21
– schizotypische 32
Persönlichkeitszüge, schizoide 50, 116, 123, 135
Perversion 205, 236
Phänomenologie 22, 50
Position
– depressive 173
– schizoid-paranoide 170
Prävalenz 56
Predictive Coding-Theorie 101
Probleme, interpersonelle 118
Projektion 36, 173

Psychiatrie, deskriptive 187
Psychoanalyse 147, 199
Psychodynamik 67, 115, 134, 142
Psychoedukation 110
Psychopathologie 15
Psychopharmakotherapie 162
Psychose 15, 19
Psychosomatik 222
Psychosomatosen 79
Psychotherapie 82, 109, 130, 168
– nonverbale 227

R

Rado, Sandor 24
Rationalisierung 131
Raum, innerer 141
Realitätsprüfung 162
Rejection sensitivity 61
Repräsentanzen 127
Responsivität 134
Rey, Henry 141
Riemann, Fritz 48, 221
Rückzug, sozialer 18, 216

S

Schizoidie 234
– Ausprägungsgrade 20
– Eigenschaften 66
– ICD-10-Kriterien 53
– Merkmale 51, 55
– Übersichtsarbeiten 46
– Untergruppen 58
– verborgene 52
– weibliche 76, 236
Schizophrenie 17, 20
Schizophreniespektrum 221
Schizotaxie 25
Schizothymie 19
Schizotypie 25, 38
– Differentialdiagnose 63
Schweigen 83, 134
Selbst 235
Selbstdistanzierung, emotionale 135
Selbstverlust 123, 236
Selbstwertgefühl 134
Serienmörder, schizoide 208
Sexualität 28, 78, 163, 193, 241
SKID-Interview 121
Spaltung 52, 171
Spaltungstendenzen 73
Spektrum, schizoides 220
Spezialinteressen, autistische
Strukturmodell 178
Strukturniveau 73

251

Studien, empirische 35
Suizidalität 232
Symbolisierung 145
Symptomatik, schizoide 109

T

Teilobjekte, mütterliche 175
Theory of Mind 38, 100
Tiere 244
Todestrieb 175
Trauma 127, 133
Traumatisierungen 176
Triangulierungsdefizit 200

U

Übertragung 195, 199
Übertragungsfokussierte Psychotherapie TFP 177, 190, 195
Umweltrepräsentation 101

V

Vermeidung 72
Verneinung 73

W

Wahrnehmungsstörung 222
– autistische 97
Weiblichkeit 231
Wolff, Sula 64
Wut, schizoide 210, 215

Z

Zwillingsstudien 32